國家古籍出版

專項經費資助項目

全漢三國六朝唐宋方書輯稿

顧問　余瀛鰲

神巧萬全方

佚名　撰
范行準　輯佚
梁峻　整理

中醫古籍出版社
Publishing House of Ancient Chinese Medical Books

圖書在版編目（CIP）數據

神巧萬全方 / 佚名撰；范行準輯佚；梁峻整理
. —北京：中醫古籍出版社，2022.12
（全漢三國六朝唐宋方書輯稿）
ISBN 978-7-5152-2610-1

Ⅰ. ①神… Ⅱ. ①佚… ②范… ③梁… Ⅲ. ①方書–中國–古代 Ⅳ. ① R289.2

中國版本圖書館 CIP 數據核字 (2022) 第 227873 號

全漢三國六朝唐宋方書輯稿
神巧萬全方　佚名　撰
范行準　輯佚　梁峻　整理

策劃編輯　鄭　蓉
責任編輯　李　炎
封面設計　牛彦斌
出版發行　中醫古籍出版社
社　　址　北京市東城區東直門内南小街 16 號（100700）
電　　話　010-64089446（總編室）010-64002949（發行部）
網　　址　www.zhongyiguji.com.cn
印　　刷　廊坊市鴻煊印刷有限公司
開　　本　850mm × 1168mm　32 開
印　　張　29.75
字　　數　150 千字
版　　次　2022 年 12 月第 1 版　2022 年 12 月第 1 次印刷
書　　號　ISBN 978-7-5152-2610-1
定　　價　168.00 圓

序

在國家古籍整理出版專項經費資助下，《范行準輯佚中醫古文獻叢書》十一種合訂本于二〇〇七年順利出版。由於經費受限，范老的輯稿沒有全部整理付梓。學界專家看到這十一種書的輯稿影印本後，評價甚高，建議繼續籌措經費出版輯稿。有人建議合訂本太厚，不利于讀者選擇性地購讀，故予改版分冊出版（其中包括新整理本）。

中國醫藥學博大精深，存留醫籍幾近中華典籍的三分之一。究其原因，昔秦始皇焚書，『所不去者，醫藥卜筮種樹之書』。漢興，經李柱國和向歆父子等整理，《漢書·藝文志》收載方技（醫藥）類圖書，分醫經、經方、房中、神仙四類，二〇五卷，歷經改朝換代、戰事動蕩，醫籍忽聚忽散，遭受所謂『五厄』『十厄』之命運。然而，由於引經據典是古人慣常的行文方法，所以『必托之于神農黄帝而後能入説』。前代或同代醫籍被他人引用、注明出處便構成傳承的第一個環節。唐代醫學、文獻學大家王燾就是這個環節的楷模。正是由於這個引用環節的存在，爲輯佚奠定了基礎，即一旦被引用的醫籍散佚，還可以從引用醫籍中予以輯録，這是傳承的第二個環節。范行準先生集平生精力，輯佚出全漢三國六朝唐宋方書七十一種。其中毛筆小楷輯稿五十八種一二二册，鋼筆輯稿十三種十三册。除其中有人已輯佚出版或輯稿内容太少外，本套書收載的是從未面世的輯佚稿計二十多種，十分珍貴。爲方便今人理解，特邀專家爲每種書作解題，同時也適度包含考證考異内容，前後呼應，以體現這套叢書的相對整體性。

輯稿作爲珍貴的資源，一是因爲它靠人力從大量存世文獻中精審輯出包括今人不易看到的内容。以《删繁方》爲例，該書有若干内容引自《華佗録袟》，不僅通過輯稿可以看清《删繁方》原貌，而且據此還可以看到《華佗録袟》的部分内容。這不僅對當今學術的古代溯源循證具有重要價值，對未來學術傳承也具有重大意義。二是雖然輯稿不一定能恢復原書全貌，或辨清原書作者、成書年代等項仍存在大量需要考證考異的問題，但正是這些不完善之處，却給後世學者提出了有學術研究價值的問題，如《華佗録袟》冠名華佗，而華佗因不與曹操合作遇害，留存文獻本就不多，即使存世的華佗《中藏經》，時至今日仍有爭議，那么，《華佗録袟》的眞正作者是誰？輯稿提供的線索對進一步考明其眞相也有意義。

范老輯稿大多依據唐代文獻學家王燾《外臺秘要》中著録的引用文獻出處輯出，但又不是全部，部分學術内涵還有《醫心方》《華佗録袟》等古文獻著録的線索。以此爲例，王燾原創的方法正是胡適先生所謂『歷史觀察方法』的學術源頭實例，也是文藝復興以來科學研究强調觀察和實驗兩個車輪之一。所謂觀察，不是針對一時一地的少量事物，而是大樣本長時段的歷史性觀察。天文學的成果就是通過這種方法取得的。中醫學至今還在使用這種方法。所謂聚類，本來是數理統計學中多元分析的一個分支，但用在文獻聚類中也是行之有效的方法。因爲中醫的藏象學説本身就是取類比象，其辨證也多采用類辨、象辨等方法，再説《周易·系辭》早就告誡人們『方以類聚』，聚類思想當然也是中醫藥學優秀文化傳統。梁峻教授申請承擔國家軟科學研究計劃『中醫歷史觀察方法的聚類研究』(2009GXQ6B150)，圍繞文獻的引用、被引用以及圖書散佚、輯佚等基本問題，運用聚類原理，應用計算機技術，從理論到實踐，闡述了中醫學術傳承中的文獻傳承范式，揭示了歷史觀察方法的應用價值。

輯稿既然在文獻傳承中具有關鍵作用，二〇一五年，經中醫古籍出版社積極響應，以《全漢三國六朝唐宋方書輯稿》爲題，又申請到國家古籍整理出版專項經費。以此爲契機，項目組成員重振旗鼓，經共同努力，將二十種散佚古籍之輯稿，重新整理編撰爲二十册，并轉换成繁體字版，以便於臺港澳地區以及日本等國學者參閱。值此輯稿即將付梓之際，本人聊抒感懷以爲序！

中國中醫科學院中國醫史文獻研究所原所長、
榮譽首席研究員、全國名中醫

余瀛鰲

戊戌年初秋于北京

原序

追求健康長壽是人類共同的夙願。秦皇漢武雖曾尋求過長生不死之藥，然而，死亡却公平地對待他們和每一個人。古往今來，人類爲延緩死亡、提高生存質量付出過巨大努力，亦留下許多珍貴醫籍。其承載的知識，乃是人們長期觀察積累、分析判斷、思辨應對的智慧結晶，并非故紙一堆，有可利用的一面。

醫籍損毀的人爲因素少。始皇不焚醫書，西漢侍醫李柱國和向歆父子對醫籍都進行過整理，但由於戰亂等各種客觀原因，醫籍和其他典籍一樣忽聚忽散，故有『五厄』『十厄』等説。宋以前醫籍散佚十分嚴重。就輯佚而言，章學誠認爲，自南宋王應麟開始，好古之士踵其成法，清代大盛。然輯佚必須辨僞，即甄别軼文僞誤、訂正編次錯位、校注貼切，否則，愈輯愈亂。

已故著名醫史文獻學大家范行準先生，生前曾在《中華文史論叢》第六輯發表《兩漢三國南北朝隋唐醫方簡録》一文。該文首列書名，次列書志著録，再次列撰人，最後列據輯諸書，將其所輯醫籍給出目録，使讀者一目了然。由於種種原因，范行準先生這批輯稿未能問世。近年，范行準先生之女范佛嬰大夫多次與筆者商討此批輯稿問世問題，筆者也曾和洪曉、瑞賢兩位同事拜讀輯稿并委托洪曉先生撰寫整理方案，雖想過一些辦法，均未果。去年，經鄭蓉博士選題、劉從明社長批準上報申請出版補貼，國家古籍整理出版規劃領導小組成員余瀛鰲先生斡旋得以補貼。于是，由余先生擔任顧問，筆者與洪曉、曉峰兩位同事分工核實資料、撰寫解題，劉社長和鄭博士負責整理編排影印輯稿，大家共同努力，終于使第一批輯稿得以問世。

本次影印之輯稿，精選晉唐方書十一種二十册，上自東晉《范東陽方》，下迄唐代《近效方》，多屬未刊印之輯複者。各書前寫有解題，説明考證相關問題、介紹内容梗概、提示輯稿價值等。其中，《删繁方》《經心録》《古今録驗方》《延年秘録》之解題由梁峻撰寫，《范東陽方》《集驗方》之解題由李洪曉撰寫，《纂要方》《必效方》《廣濟方》《産寶》《近效方》之解題由胡曉峰撰寫。爲保持輯稿原貌，卷次闕如、内容散漫者，仍依其舊。所收《删繁方》一書，雖作者謝士泰生平里籍考證不詳，但其内容多引自佚書《華佗録袟》，該書存有中醫理論在古代的不同記載，如皮、肉、筋、骨、脈、髓之辨證論治方法等。現代著名中醫學家王玉川先生曾提示筆者要重視此書的研究，筆者亦曾研讀，并指導幾位研究生從不同角度開展工作，多有收穫。

范行準先生之輯稿，均很珍貴，具有重要的文獻與研究價值。此次影印出版，定名爲《范行準輯佚中醫古文獻叢書》，其他輯佚图書將陸續影印出版。筆者相信，輯稿影印本問世，對深入研究晉唐方書必將産生重要作用。欣喜之際，謹寫此文爲序。

梁　峻

二〇〇六年夏於北京

《神巧萬全方》解題

（王光濤）

《神巧萬全方》，十二卷，著者佚名，已佚。在《肘後備急方》《備急千金要方》《聖惠方》《五臟六腑圖》《幼幼新書》及朝鮮的《醫方類聚》中均曾引有此書內容。

范行準先生輯複之稿本，共九卷。該版本無序言，無目錄，首即見正文。版高 14.7cm，寬 11.3cm，每半頁 9 行，行 17 字。單魚尾，四周單欄。首頁右下有陽刻印章一枚，鐫有『行準手輯古逸醫方』八個字。版心魚尾上為全漢三國六朝唐宋醫方，下為『棲芬室』。該書稿用行楷書寫，字體工整流暢。該書較全面地蒐集了原書內容，並有序加以排列、校勘，雖未複全豹，但為今人研習《神巧萬全方》創造了條件。

卷一以治療『心實熱』證的瀉心湯開篇，輯複了治療臟腑虛實方劑一百首，附：肺臟修養法一則，肺臟導引法一則。

卷二以『風總論』開篇，載有治療『風懿』『風眩』『惡疾大風』『中大風癩疾肌肉頑痹』『風痓』『中風』『風痹』『風寒濕痹』『破傷風』『大風出蟲』『五臟中風』『風偏枯』等病證的方劑。

卷三論治傷寒。卷首為『傷寒總論』，次論『時氣』『瘴氣』，再論『三陰三陽內外證候』『針三陽三陰候』。載有治太陽病方劑十三首，治少陰病諸方三首，治厥陰病方一首，辟溫方十一首，治溫疫方一首，治溫氣方一首，治傷寒方二十四首，治勞複方一首，治傷寒吐血方三首，治傷寒咳嗽方五首，治兩感傷寒方二首，治傷寒結胸方四首，治傷寒下部䘌瘡方四首，治傷寒大便不通方一首，治傷寒小便不通方二首，治四時氣嘔逆方三首，治時氣發黃方一首，治熱病狂言方一首。

卷四收載治療四時傷寒並時氣的方劑一百零九首。其中包括：治出汗方五首，治發汗後方九首，治吐方三首，治下方四首，治下後方二首，治熱不除方三首，治傷寒陽毒方一首，治傷寒陰毒方一首，治頭痛方一首，治心狂方一首、治心氣方一首，治喘方三首，治乾嘔方一首，治噦方一首，治吐血方一首，治衄血方五首，治厥逆方五首，治結胸方三首，治痞滿方一首，治霍亂方二首，治自利方三首，治濕䘌方一首，治虛寒不止方二首，治發黃方五首，治發班（斑）並豆瘡方三首，治熱毒攻眼方二首，治咽痛方一首，治自利口舌瘡腫方一首，治咳嗽方一首，治毒攻手足方一首，治壞候方一首，治百合候方二首，治兩感候方二首，治中風方一首，治痓病方二首，治食毒方一首，治濕熱方一首，治發瘧方二首，令不相染方二首，治傷寒後諸疾候方二十首，治虛煩候方二首。

卷五以治療五官科疾病的方劑為主，以『目病』為始，包括治療雀目、眼赤、白睛腫脹、眼突、蟹目、偏視、眼膿漏、眼花等。次為治療『齒病』的方劑，包括斷齒、齒出血、牙痛、齲齒、齒漏疳、牙齒不生等。三為治療『咽喉病』的方劑，包括喉病、骨鯁、咽喉腫痛、喉痹等。四為治療『口舌病』的方劑，包括舌腫痛、舌麻木、唇腫等。五為治療『耳病』的方劑，包括百蟲入耳、耳聾、耳風、耳痛、耳腫、久聾等。六為治療『鼻病』的方劑，包括鼻塞、鼻癰、鼻衄、鼻瘡、鼻息肉等。

卷六首為治療皮膚科疾病的方劑，以『面藥』開篇，如治外膏主面皯䵟方，黑痣、贅疣、瘢痕、白髮、甲疽、手足皸裂、陰腫。其後按照心、腰腳、胃腸、肺、癥瘕的順序依次輯佚相應內容。

卷七按照咳嗽、嘔吐、痰飲、瘧、消渴、水病、黃疸、淋病、小便不通、尿血、大便不通、痢疾的順序依次輯佚相關方劑，並附有針灸處方。

卷八論述了中醫的『六極』『五勞七傷』等理論。其內容包括治療以下疾病的方劑，如心勞、脾勞、肺勞、腎勞、筋極、脈極、肉極、氣極、骨極、精極、急勞、虛勞、冷勞、氣勞、腎熱勞、風癇、口臭、肺癰、瘻瘤、痔瘡等。

卷九分為妊娠、產後和小兒三大部分。妊娠部分包括妊娠惡阻、胎動不安、胎動下血、胎不長養、驚胎、妊娠數墮胎不結、逆生、難產、胞衣不出等，另外還有妊娠食治方法。產後部分則有產後驚悸、產後血運、產後惡露、產後蓐勞、產後虛羸、產後風、產後乳汁不通、產後無乳、產後心腹痛等。小兒部分則包括小兒變蒸、小兒解顱、小兒囟門不合、小兒囟陷、小兒頭瘡、小兒龜背、小兒心痛、小兒吐奶、小兒咳嗽……

目錄

神巧萬全方卷一

心實熱

瀉心湯治老小下利水穀不消腸中雷鳴心下痞滿乾嘔不安方

人參　黄芩　甘草炙各一兩千金方無炙字　半乾薑一兩半千金方乾薑　黄連二兩　半夏三兩○按千金方尚有大棗十二枚

右六味㕮咀以水八斗煮取二升半分三服并治霍亂若寒加附子一枚渴加栝蔞

根二兩　嘔加橘皮一兩　痛加當歸一兩　客熱以生薑代乾薑　醫方類聚卷六五藏門三葉四十四至四十五

○據千金方輯

治肝壅熱頭目不利方

治肝藏壅熱上攻頭目不利心煩口乾宜服石膏散方

石膏二兩　枳殼一兩麩炒微黃去瓤　黃芩一兩　麥門冬一兩去心　柴胡一兩去蘆頭聖惠方前胡　甘菊花一兩　地骨皮一兩　羚羊角屑一兩　甘草一兩炙微赤剉　龍膽草一兩聖惠方無

右件藥擣篩為散每服三錢以水一中盞煎至六分去滓每於食後溫服忌炙煿等

類聚卷七五藏門七四葉三十〇摘聖惠方輯

治肝風冷轉筋方

治肝風冷轉筋入腹手足逆冷宜服木瓜丸方

木瓜五顆大者　附子一兩炮裂去皮臍　補骨脂半兩聖惠方用

熟艾半兩微炒　木香半兩　桂心一兩　訶棃勒皮一兩煨　人參半兩去蘆頭　肉豆蔻半兩去殼　厚朴半兩去麁皮塗生薑汁炙

白术一兩 高良薑半兩剉 青鹽二兩濕紙裹燒令通赤聖惠方 作鹽

右件藥搗羅為末，切木瓜頭去却瓤，內諸藥末，却以截下木瓜蓋，却以竹丁籤定，於甑中蒸令爛熟，木向中入軟饘餅相和搗可丸，即丸如梧桐子大，每服不計時候，以生薑湯下二十丸。類聚卷七五藏門四四古攗聖惠方輯

治膽虛冷方

治膽虛冷，恒多恐畏，不能獨臥，心下澹澹，如

人將捕頭目不利胸中滿悶宜服人參散方

人參一兩去蘆頭 枳殼三分麩炒微黃去瓤 五味子三分 桂心三分 栢子人一兩 山茱萸三分 甘菊花三分 茯苓三分聖惠方茯神 枸杞子三分 熟乾地黃一兩

右件藥搗細羅為散每服一錢以溫酒調下不計時候服同上葉四十三⊙攜聖惠方斬

治心實瀉心方

治心藏實熱上膈壅滯口舌生瘡恒多煩渴宜服犀角散方

犀角屑一兩 柴胡一兩去苗 地黃一兩半 地骨皮一兩 聖惠方

麥門冬一兩半去心 聖惠方一兩 葛根一兩剉 黃連一兩去鬚

赤芍藥一兩 黃芩一兩 川升麻一兩 甘草半兩炙微赤剉

右件藥搗篩為散每服三錢以水一中盞

煎至六分去滓每於食後溫服 同上葉五六⊙據聖

惠方輯

治心氣不足方

治心氣不足或喜或悲時時嗔怒煩悶或鼻

衄眼目黃赤或獨言語不自覺知咽喉孫痛

唇口乾燥冷汗自出驚悸心煩面赤宜服人

參散方

人參一兩去蘆頭 白茯苓一兩 子芩半兩 桂心半兩 白

术半兩 麦门冬一兩去心 射干半兩 川升麻半兩 甘草

半兩炙微赤剉 紫石英一兩細研如粉

右件藥搗篩羅為散每服三錢以水一中

盞煎至六分去滓每於食前聖惠方溫服 食前

忌炙煿熱麵同上葉五十七至五十八⊙摘聖惠方輯

治脾胃壅熱咽喉嗽方

治脾胃壅热咳嗽不下食縱食良久即吐宜
服麦门冬散方
麦门冬一两去心聖惠方二两 赤茯苓一两半 半夏一两
湯洗七遍去滑 人参一两去芦頭 陳橘皮[redacted]口去瓤殻一两半聖半两
湯浸去白瓤焙 芦根一两剉聖東方二两 甘草半两炙微赤剉 枇
杷葉一两拭去毛炙微黄 柴胡半两去蘆頭聖惠方前胡
右件藥擣篩為散每服三錢以水一中盞
入生薑半分煎至六分去滓不計时候溫
服 類聚卷八十五藏门五葉五十十一至五十二 ◎ 據聖惠方輯

治胃虛冷方

治胃中虛冷氣上奔胸中憤悶腹中疞痛吐利宜服人參丸方

人參半兩去蘆頭 桂心半兩 乾薑半兩炮裂剉 白茯苓半兩 陳橘皮半兩湯浸去白瓤焙 訶梨勒一兩煨用皮聖惠方一兩 厚朴一兩去麤皮塗生薑汁炙令香熟 白朮半兩 木香半兩 丁香半兩聖惠方無丁香

右件藥搗羅為末鍊蜜和搗一二百杵丸如梧桐子大每服食前以粥飲下三十丸

同上葉六十四至六十五回攪聖惠方輯

治肺傷風冷聲嘶不出方

治肺藏氣壅外傷風寒語聲嘶不出咽喉乾痛宜服生地黃煎方

生地黃汁一升 生薑汁二合 生麥門冬汁半升 牛酥三兩聖惠方五兩 白蜜半斤 棗肉三十枚研

已上六味相和於銀鍋中慢火熬令稀稠得所入後藥

桂心一兩 款冬花一兩聖惠方 貝母一兩令煨微黃 細辛一兩

杏人一两湯浸去皮尖双人麸炒依黄研如膏菖蒲一两皂莢
子人一两微炒
右件藥搗細羅為散入前地黄煎中攪令
勻不計時候服一茶匙含化嚥津類聚卷九五箴
六葉四至五◎據聖惠方輯
治肺藏壅熱吐血方
治肺壅熱吐血後欬嗽勞劣宜服補肺百花
煎方
白蜜五合生地黄汁五合生薑汁一合黄

牛乳三合聖惠乳方五合藕汁三合乾柹五枚煮軟細研如糊秦艽一兩去苗白茯苓一兩柴胡一兩去苗杏人二兩湯浸去皮尖双人麩炒微黃○聖惠方一兩黃明膠四兩擣碎炒令黃燥

右件藥擣細羅為散与蜜及諸藥汁兼乾柹同於銀鍋子內以慢火煎成膏別收於合器中每服不計時候以粥飲調下一茶匙類聚卷九五藏門六葉十◎據聖惠方輯

治肺萎諸方

治肺萎欬嗽吐膿血胷脇脹滿短氣羸瘦不
思飲食宜服生乾地黄散方
生乾地黄一兩 甘草半兩炙微赤剉 麦门冬半兩去心 赤
茯苓一兩 半夏三分湯洗七徧去滑 麻黄三分去根節 紫菀
三分洗去苗土 五味子三分 柴胡一兩去心 射干半兩 黄芩
三分 桑根白皮三分剉
右件藥擣篩為散每服三錢以水一中盞
入生薑半分棗三枚煎至六分去滓不計
時候温服 聖惠方同 葉同上 葉十九

治肺萎欬嗽胷中滿而振寒脉數咽乾或渴
時時出唾又吐膿如米粥者宜服桔梗散方
桔梗三兩去蘆頭　甘草一兩炙微赤剉　赤茯苓二兩
右件藥搗篩為散每服三錢以水一中盞
煎至六分去滓不計時候温服聖惠方同
治肺萎唾多出血心中蘊蘊聖惠方作温温宜服甘
草散聖惠方作宜服此方
生甘草二兩
右搗羅為散每服三錢以水一中盞煎

至六分去滓不計時候溫服同上葉二十一至二十二

◎據聖惠方輯

治大腸虛冷諸方

治大腸虛冷切痛腸鳴食不消化宜服木香丸方

木香一兩 訶梨勒一兩半煨用皮 白术一兩 桂心一兩 附子二兩炮裂去皮臍 蓽茇一兩微炒 高良薑一兩剉 肉荳蔻半兩去殼 厚朴二兩去麤皮塗生薑汁炙令香熟 乾薑三分炮裂剉聖惠方三分

右件藥搗羅為末，用神麴末煮作糊，和搗三二百杵，丸如梧桐子大。食前以薑棗湯下二十丸。

治大腸實热諸方

治大腸實热，頭痛目眩，驚狂喉痛，腹脇滿痛，手足煩疼，宜服赤茯苓散方（聖惠方作滿）

赤茯苓一兩　大黄一兩半　犀角屑三分　枳實壳三分麸炒微黄，聖惠方用枳實　麦门冬一兩去心　杏人半兩湯浸去皮尖双人麸炒微黄　石膏二兩　丹參半兩　檳榔聖惠方有檳榔一兩

右件藥擣篩為散每服三錢以水一中盞煎至六分去滓食前溫服忌熱麵炙煿等

治大腸實熱秘澀不通心煩悶亂宜服檳榔丸方

檳榔三兩聖惠方一兩 羌活三兩聖惠方一兩 郁李人一兩湯浸去皮尖微炒聖惠方二兩 木香三兩聖惠方一兩 川大黃二兩剉碎微炒 牽牛子兩擣羅取末聖惠方二兩 青橘皮三兩湯浸去白瓤焙聖惠方一兩 麻仁二兩別研如膏

右件藥擣羅為末鍊蜜和擣三二百杵丸

如梧桐子大每於食前以生薑湯下二十丸同上葉二十四至二十七

治腎藏風毒流注腰脚疼痛方

治腎藏風毒流注腰脚疼痛四肢少力不能飲食宜服石斛丸方

石斛一兩去根剉　防風一兩去蘆頭　仙靈脾三分　牛膝二兩　鹿茸一兩去毛塗酥炙微黃　天雄一兩炮裂去皮臍　桂心三分　羌活一兩　當歸一兩剉微炒　附子一兩炮裂去皮臍　木香半兩　杜仲一兩去麤皮炙微黃剉

右件藥搗羅為末鍊蜜和搗三五百杵丸
如梧桐子大每日空心溫酒下三十丸晚
食前再服聖惠方同上葉六十十三同

治腎藏虛損多唾方

治腎藏虛損上熱下冷心胸壅滯痰毒結實
唾水鏢聖惠方作筋膝飲食減少宜服半夏散方
半夏一兩湯浸七遍去滑 川烏頭半兩炮裂去皮臍 防風半兩
去蘆頭 旋覆花一兩 前胡一兩去蘆頭 赤茯苓一兩 桂
心一兩 白朮半兩 甘草半兩炙微赤剉

右件藥擣篩為散每服三錢以水一中盞入生薑半分煎至六分去滓食前溫服之

同上葉七十五至七十六◎據聖惠方輯

治腎藏虛損陽氣萎弱方

治腎藏虛損陽氣萎弱四雄丸方

雄雀肝十具微炙 雄雞肝三具微炙 雄蠶蛾五十枚微炒

天雄二兩炮裂去皮臍 龍腦一兩細研 白礬一兩燒令汁盡 木香半兩 白馬莖二兩塗酥炙令微黃 硇砂一兩細研 吳茱萸半兩湯浸七遍焙乾微炒 菟絲子一兩水淘去浮去水煮牙出候乾炒令黃

黑色

右件藥擣羅為末鍊蜜和擣三五百杵丸如梧桐子大每服食前以溫酒下二十丸

聖惠方同　同

上葉八十五

治膀胱氣方

治膀胱氣小腹連陰疼痛蘹香散方

蘹香子一兩炒聖惠方無炒　苦楝子二兩炒微黃聖惠方一兩　木香半兩　檳榔一兩　青橘皮半兩湯浸去白瓤焙

右件藥擣細羅為散每服二錢以水一中

盞入生薑半分煎至五分和滓不計時候

热服同上葉八十九 ◎擴聖惠方輯

治膀胱虛冷方

治膀胱虛冷氣攻腹脇脹滿疼痛宜服蘹香

子丸方

蘹香子一兩炒 聖惠方無炒字 木香一兩 聖惠方無炒 桃人

一兩湯浸去皮尖双人麩炒微黄 附子一兩炮裂去皮臍 桂心一兩

安悉香一兩 胡蘆巴半兩 青橘皮半兩湯浸去白瓤微炒

右件藥擣羅爲末以酒煮麵糊和丸如

梧桐子大每服不計時候热生薑酒下二

十丸◎同上葉九十七 據聖惠方輯

治膀胱實热諸方

治膀胱实热腹脇脹滿小便不利宜服大黄

散方

川大黄一兩剉碎微炒 黄芩三分 赤茯苓三分 冬葵子

一兩 紫蘇莖葉三分 檳榔三分 蘧麦一兩 木通三分剉

白茅根三分剉

右件藥擣麤羅為散每服三錢以水一中

盞入生薑半分同煎至六分去滓食前温

服（聖惠方同）

治膀胱實熱腹脹小便赤澀水氣流腫浮萍

散方（聖惠方無浮萍散三字） 右取浮萍草曬乾擣細

羅為散每服食前葱白湯調下一錢

治膀胱虛冷小便滑數白濁方

治膀胱虛冷小便白濁滑數日夜出無其度

宜服韭子散方

韭子（一兩微炒） 赤石脂（一兩） 土瓜根（二兩） 狗脊（一兩） 鹿

茸一兩去毛塗酥炙令微黃 牛膝一兩去苗 牡蠣一兩燒為粉聖惠方二兩 黃耆一兩剉 附子一兩炮裂去皮臍 肉蓯蓉一兩酒浸一宿剉去皺皮炙令乾

右件藥搗細羅為散每服食前以溫酒調下二錢 同上葉九十九至百 ⊙據聖惠方輯

治胃氣熱盛煩躁多渴黃連丸方

黃連三分去鬚 麥門冬一兩去心焙 白茯苓三分簡要濟眾方作茯苓 苦參半兩

右件藥四味擣羅為末鍊蜜為丸丸如梧桐子大每服二十丸食後臨卧以前竹葉湯下

類聚卷十五藏門七葉十五⊙據簡要濟衆方輯

治肺氣欬嗽頭面虚腫大便秘澀葶藶丸方

甜葶藶二兩以水淘洗淨日曬乾却用漿水浸半日以布子盛蒸一炊久取出又曬乾簡要濟衆方作二兩微炒　漢防已兩半　桑根白皮三兩剉微炒濟衆方三分　郁李人二兩湯浸去皮微炒

右件藥四味擣羅為末煮棗肉和丸丸如梧

桐子大每服二十丸粥飲下濟衆方作生薑湯飲下

不計時候同上葉十九◎據簡要濟衆方輯

治大腸虚冷方

治大腸虚冷之氣拘急腸鳴滑洩訶梨勒丸方

訶梨勒皮一兩半　肉豆蔻三分去皮　白朮一兩　乾薑半兩炮　吳茱萸三分湯浸七遍焙

右件藥五味擣羅為末醋麵糊為丸如梧桐子大每服二十丸食前熱粥飲下日三

服簡要濟衆方同 同上葉二十二

治肝虛方

夫肝主於春其脉弦而長者肝平脉也脉沈而滑者是肝氣虛也虛則生寒寒則脇下堅硬視物不明眼生黑花腳筋轉面青爪枯喜悲恐不得大息甚則恐懼然如人將捕之並

肝虛候

治肝藏虛寒頭目昏疼四肢不利胷膈虛煩

宜服補肝散方

甘菊一两 茯神 芎藭 细辛 五味子

人参 独活 羚羊角屑 白术各三分

肉桂 酸枣人微炒 甘草炙各半两

右件药杵罗为散每服三钱以水一中盏

入枣三枚同煎六分去滓温服

治肝虚实色面青黄胸胁胀满筋脉不利背

膊痠疼羸瘦无力益肝双补丸

细辛 酸枣人微炒 白茯苓 楮实子 覆

盆子 五味子 附子炮 石斛去苗 破故纸

炒鹿茸去皮酥炙令黄　肉桂去　白朮　沈香　枳
實麩炒令黄　熟乾地黄已上各一兩
右件搗羅為末鍊蜜丸如梧桐子大每服
三十圓空心早晨晚食前温酒下
治肝虚不足兩目昏暗熱氣衝上淚出疼痛
兩脇虚脹筋脉不利宜服芎藭丸方
芎藭一兩　細辛　白芷　覆盆子　五味子
人參　白茯苓　羌活　肉桂　柏子人
蔓菁子　甘菊花　枸杞子　車前子

甘草炙，已上各半兩

右件搗羅為末，煉蜜和搗丸如梧桐子大，每服三十圓，粥飲下。

治肝虛脇偏痛，久宿食不消，并眼𥇒𥇒暗風淚出，見物不審，消食止淚，山茱萸散

山茱萸　肉桂　薯蕷　天雄炮　茯苓　人參各五分　芎藭　白朮　獨活　五加皮　大黃各七分　防風　乾薑炮　丹參　厚朴薑汁塗炙　細辛　桔梗各六分　甘菊花　甘草一兩炙赤

貫衆二分 陳橘皮二分去穰 陳麥麴炒 大麥蘖各一升炒

右件杵為末酒下方寸匕若食不消食後服若止痛食前服之

治肝實方

右手關上陽實者浮大數皆肝實候實則生熱陽盛致心下堅滿目痛眼眥赤頭直背強筋急不得屈伸甚者忿怒多怒並肝實候

肝病或呼而哭哭而反吟熱喘逆悶恐畏視

不明語聲切急者為不可治

治肝實熱頭疼目眩心膈大煩大腸不利宜

服瀉肝散

決明子三分 石膏二兩 川大黃一兩剉微炒 甘菊花

黑參 地骨皮 黃耆 升麻 黃芩

羚羊角屑 青葙子 甘草已上各半兩

右件藥搗羅為散每服三錢以水一中盞

煎至六分去滓食前溫服

治肝實熱上攻頭目昏眩兼治風化痰半夏

丸

半夏湯洗去滑 人參 白茯苓 麦门冬去心 酸棗人微炒 甘菊花已上各一兩 朱砂三分研入 龍腦一分研入

右件藥別研藥外同杵羅為末入研了藥再研和匀鍊蜜為丸如雞頭大每服一丸乳香湯嚼破薄荷湯亦得

治膽虛冷方

夫膽者肝之府府為腸逆之少陽是其經也其

任虛則生寒寒則畏恐不能獨卧卧則不安喜太息目眩口苦多唾唯宿水心下澹澹如人將捕之並膽虛候也

治膽虛冷神思昏沈頭旋目暗宜服决明丸方

决明子 天雄炮去皮 柏子人 枸杞子 細辛 芎藭 兔絲子酒浸三日焙乾別杵為末已上各一兩

右件擣羅為末鍊蜜為丸如梧桐子大每

方當是丸之誤

服三十丸以温酒下空心及晚食前服之
治膽虛冷神思昏沈頭旋目暗宜服酸棗人
丸方
酸棗人微炒 地榆 茯神 朱砂研已上各一兩
右件擣羅為末鍊蜜和丸梧桐子大每服
三十方糯米粥飲下不計時候
治膽實方
夫手闕上陽實者膽實也實則熱熱則精神
不守胃中胃悶心煩咽乾口吐苦汁晝夜眈

膽並膽實候

治膽實心胸冒悶精神不守瀉熱麥門冬散方

麥門冬一兩去心 青葙子 黄芩 茯神

地黄 苦參 甘草炙 羚羊角屑各半兩

右件搗羅為散每服三錢以水一中盞入

棗一錢同煎至六分去滓食後溫服

治膽實熱精神不安起臥不定口中多苦宜

服胡黄連丸方

胡黄連一兩 熊膽一分 青黛一分研入 地黄一分 羚羊

角屑 青葙子各半兩

右件搗羅為末，研勻，用牛膽汁和丸，以盛

牛膽內，用大羊膽和丸，菉豆大，食後煎竹

葉湯下七丸

治膽熱神思不寧，昏悶如醉，多睡少起，宜服

地黄散方

地黄 麥門冬各二兩 地骨皮 黄芩 茯

神各一兩 酸棗人用生 白鮮皮 沙參各半兩 甘草

炙 羚羊角屑 各半兩

右件杵羅為麁散每服三錢以水一中盞

煎至六分去滓食後溫服

治心虛方

夫心王於夏其脉洪而散者心平脉也脉弦

而長或浮而虛並心虛候虛則生寒寒則情

緒不樂或悲不已心腹暴痛唾清涎善忘多

驚夢救火精神離散並心虛候

治心氣虛驚悸善忘不思飲食宜服遠志散

方

遠志用去心　菖蒲　鐵精　人參　甘草炙

芎藭　活獨　紫石英研入　五味子　半夏

湯洗七遍去滑　龍骨研入已上各半兩　黃耆一兩　肉桂去皮　防

風　秦艽　乾地黃　茯苓　麥門冬去心

已上各三分

右件藥羅為散每服三錢以水一中盞入

生薑半分棗三枚煎至六分去滓食後溫

服

治心虛恐畏腹脅暴痛志意不樂宜服柏子人丸方

柏子人 遠志去心 乾地黃各一兩半 桂心 茯神 芎藭 人參 丹參 防風 沉香各一兩 菖蒲 甘草各半兩

右件擣羅為末煉蜜和丸如梧桐子大每服三十丸溫酒下不計時候

治心藏不安驚悸喜忘上膈風熱化痰安神

朱砂散

朱砂研 白石英研各一兩已上 馬牙消三分研

右件三味藥同研勻每服半分食後臨臥

煎金銀湯調下

治心實方

夫心脉洪若脉洪而實大是心實而生熱熱則陽氣盛陽盛則榮衛之氣不能通行心神煩亂面赤身熱口舌生瘡咽燥頭痛或笑不休驚悸手心熱滿汗出衄血並心實候 心痛或笑不休呻而反憂吐逆狂言汗出如珠

身體厥逆脉沈滑色黑者不可治也

治心實热或欲吐了而不出煩悶喘急頭痛

宜服地黄散方

地黄二兩 麦门冬一兩去心 地骨皮 赤茯苓 石

膏各一兩 甘草炙 葛根各半兩 梔子人三十枚

右件擣羅為末每服三分以水一中

盞入生薑半分小麦与豆豉各五十粒煎

竹葉二七片煎六分温服

治小腸虛方

小腸者心之府也手太陽是其經主受盛行水液也若虛則腸中刺痛氣繞臍或搶心於汗出小便數此小腸虛候

治小腸虛冷氣小腹疼痛不可忍盐煎散方

川烏頭四兩去皮生用 益智子去皮用三兩 青橘皮二兩

白薑一兩半炮 舶上茴香一兩

右件杵羅為散每服一大錢入鹽煎五分熱呷

治膀胱氣疼痛宜服檳榔散方

檳榔　木香各三分　胡盧巴　肉豆蔻　沈
香　桂心　舶上茴香各半兩
右件杵羅為散每二服錢溫酒調下不計
時候
治肓腸氣發歇疼痛不可忍宜服硇砂丸方
硇砂二兩研為末以醋並調塗於古銅鏡
右硇砂子面上用新盆蓋七日刮取綠子細
研　檳榔　木香　舶上茴香各一兩　沒藥半兩
研
右件杵羅為末入硇砂同研勻以糯米飯

茂当是蔑

和丸菉豆大每服七丸以热生薑酒吞下

不計時候

又方金鈴子 蓬莪茂 舶上茴香 木香

桂心各一兩

右件杵羅為末用生漆和丸先以生油塗

手丸如梧桐子大陰乾每服七丸熱酒嚥

下

治小腸實方

右手寸口陽实者小腸实熱也心下急痹口

亦疑赤

張舌生瘡身热来去汗出小腸急脹小便点
澀不利此小腸实候
治小腸實热热刺心下急痺口舌生瘡宜服
鬱金散方
鬱金　羌活　黄連　川大黄炒　麦门冬
去心　馬牙消研入　川升麻各一两　白附子炮　黄芩
各三分　甘草一两炙
右件擣羅為散每服一大錢麦门冬熟水
下食後服

治小腸實熱心中煩悶小便出血宜服地黃飲子方

生地黃 白茅根 木通兩各一 葱白莖五

右件細切以水一大盞半煎至八分去滓食前分作二服

治脾虛方

脾位中央王在仲夏及四季其脉來大而緩者脾平脉也若沈細軟弱者脾虛虛則心腹脹滿水穀不化噫吐泄利四肢不用惡聞人

穀當是穀

聲蔓飲食不思皆脾虛候

治脾虛心腹脹滿食少無力宜服補脾丸

白术 附子炮 訶梨勒去核 蓽撥 白豆

蔻去殼 神麯炒 人參已上各用一兩 蓽澄茄 沈香

丁香各半兩 陳橘皮去穰三分 厚朴二兩姜汁浸炙

右件搗爲末以酒煮棗肉和勻丸如梧桐

子大每服二十丸生姜湯下食前服

治脾胃冷熱氣不和心腹虛脹痰逆少思飲

食四肢無力宜服人參散方

人參一兩 厚朴薑汁浸炙 白茯苓 木瓜 訶梨
勒 木香各三分 甘草一分炙 草豆蔻 乾薑
各半兩
右件擣羅為散每服一錢薑棗湯调下不
計時候
治脾氣虛心腹脹滿胷膈不利少思飲食宜
服蘿蔔子散
蘿蔔子好者揀五兩炒令熟擣羅取末一兩餘者有油別研如膏 草豆
蔻去皮 沈香 丁香 白朮各半兩

右件搗羅為末入前蘿蔔子末及別入白
沙糖二錢半同研令勻每一錢抄在口內
細嚼後以米飲下其蘿蔔子膏別入草蔻
末一分白沙糖三分拌令勻每取半棗大
亦細嚼米飲下不計時候
治脾胃虛冷食即欲嘔心腹脹悶水穀不消
四肢無力宜服蓽澄茄散方
蓽澄茄　木香　白豆蔻去殼　白朮　檳榔
草豆蔻去皮　訶梨勒　肉豆蔻去殼　枳殼麩炒白

茯苓 乾薑炮 丁香 甘草炙 陳橘皮去白穰

已上各半兩 厚朴一兩去皮生姜汁塗

右件擣羅為末每服三錢以水一中盞入

生姜半分棗三枚同煎六分去滓食前服

治脾胃氣虛弱不能飲食宜服生姜煎方

生姜半斤研取汁 白蜜十兩 人參四兩

右件用銀鍋子內都攪令勻以慢火熬成

煎每服不計時候以熱粥飲調下一茶匙

上

治脾藏虛冷心腹有積滯氣發歇疼痛心腸不利兩脇脹滿不能飲食宜服硇砂煎方

硇砂二兩白色不夾石者研　阿魏一分　京三稜　訶梨勒皮一兩炮　丁香　人參　附子炮　青橘皮去瓤　木香　舶上茴香各半兩　檳榔　神麴各一兩半

別杵為末

右件訶梨勒已下細擣為末以好酒一升先煎硇砂次入阿魏同煎五七沸後以醋濾過再煎之後下神麴末攪令調慢火熬

斷當是煆之誤

成膏杵和諸藥末入臼搗為丸如梧桐子
大每服十五丸至二十丸食前以生薑湯
下溫酒亦得
治脾藏虛冷大腸滑泄痢食不消化腹内疼
痛手足多冷面色青黑宜服訶梨勒散方
訶梨勒炮取皮　附子炮　龍骨火斷　當歸炒已上各
一兩　吳茱萸湯浸七遍焙乾微炒　乾薑炮各半兩
右搗羅為末每服二錢熱粥飲調下食前
服

消食丸主數年不能食方

大麥糵　麴各一斤七月七日者　乾薑　烏梅各四兩

右件爲末蜜和服十丸菉豆大日再至四十丸寒在胃中及反胃番心者皆差陳米飲下

治脾實方

右手関上脉緊実者脾實也實則身体重不能轉側心胸熱悶脣口乾焦頰痛心急咽喉不利舌本强生瘡語聲沈重臥夢歌樂四

肢急憊此腳氣候

腳痛若本体消瘦語音如似破鼓之聲舌強不轉而好咽唾口噤脣黑四肢不牽身重如山便利無度此不可治或唇乾青目漸縮急口噤人中等分黄色者亦爲不治

治腳熱病腹滿不飢目赤不止口唇乾燥

石膏湯方

石膏一斤　生地黄汁　蜜各一升　淡竹葉切五升

右四味以水一斗二升煮竹葉取七升去

滓澄清煑石膏取五升五合去滓下地黄

汁兩沸次下蜜煎取三升細細服之

治脾藏實熱咽喉不利口舌乾燥宜服人參

丸

人參　麥門冬去心各一兩　牛蒡子　射干

川升麻　犀角屑　甘草炙　馬牙消研　黄

藥子　木通各半兩　龍腦研一錢

右件擣羅為末入研末同匀鍊蜜和丸梧

桐子大每服以竹葉湯下二十丸食後服

淅当淅

治胃虛方

胃者脾之府為水穀之海若苦飢而腸虛脹心腹痞痛咽喉不利飲食不下面目浮腫淅淅惡風目中忽痛足脛寒不得臥此胃虛候

又曰鼻下平者胃病也微赤者病發黑者有熱微白者有寒青者不可治

治胃中虛冷氣攻腹腸妨悶食久不消宜服

厚朴散

厚朴二兩姜汁塗炙 訶梨勒皮一兩 肉豆蔻 木香

陳橘皮去穰 檳榔各三分

右件擣羅為末每服三錢以水一中盞入

生姜半分以棗三枚煎六分去滓食前稍

熱服

治胃實方

右手關脉陽實者胃實也實則其頭痛汗不

出狀如溫瘧唇口皆乾渴而引水喜噦溺色

黃赤或生乳癰及缺盆腋下腫此胃實候

治胃實熱嘔逆不下食宜服犀角散方

犀角屑 葛根各三分 枇杷葉去毛炙 柴胡

麦门冬去心各一两

右件捣罗为散每服三钱以水一中盏

生姜半分同煎六分去滓温服

治胃中实热吐逆不受饮食心神烦渴宜服

生姜汤方

生姜半两取汁 糯米半合细研 陶器一合

右件和入新汲水一中盏分为二服

治肺虚方

右手寸口陰脉沉緩者肺虛也虛則聲嘶言語用力少氣咽乾咳嗽及喘鼻有清涕皮毛焦枯此肺虛候

治肺藏氣虛無力手腳顫掉喫食減少宜服

補肺款冬花散

款冬花　人參　白茯苓　麥門冬去心　五味子　熟乾地黄　陳橘皮去瓤　肉桂去皮已上各一兩　白术　黄耆炒　牛膝去苗　桔梗　杏仁去皮麩炒　紫菀各三分　甘草半兩炙

右件擣羅為末每服三錢以水一中盞入
生薑半分煎至六分去滓溫服

治肺氣喘咳嗽氣短不得睡臥紫菀丸方

紫菀　漢防己　貝母煨微黃　人參　桑白
皮　款冬花　木香　甜葶藶隔紙炒令紫色　檳
榔各一兩　天門冬一兩半去心　杏人半兩湯浸去皮麩炒微黃
甘草半兩微炙

右件藥擣羅為末煉蜜和丸如梧桐子大
一服二十丸粥飲下不計時候

治多年肺氣累瘵不差心膈煩熱喘促宜服

此方

金箔五十片研 黄藥末半兩 砒霜一兩以熟絹裹又用蘿蔔一枚開一竅可容砒霜又用蘿蔔塞却以絹纏繫內鐺中以水入燈心五小把煮半日出之取砒霜研令細後入藥用之 膩粉一錢 五味子半兩杵末 銀薄五十片細研 菉豆粉一兩 密陀僧半兩研

右件藥同研令勻煮棗肉和丸如梧桐子大以沙糖溫水研化一丸食前服之初用七丸空心服全吞得吐尤佳

治肺藏傷風冷噂從咳嗽言語聲嘶咽喉不利桔梗丸方

桔梗 細辛 菖蒲 紫菀 洗去土 肉桂

陳橘皮 去瓤 各一兩 百合 杏仁 去皮炒令黃 人參 各半兩 甘草 一分 炙

右搗羅為末鍊蜜和丸如彈子大每服一丸緜裹噙津含化

治肺不足虛寒乏氣補氣方

羊肚一具 治如食 洗切去膏 羊腎一對 去膏四破 乾地黃 五兩

甘草 椒炒去目一兩 昆布 地骨皮 乾薑

各四兩 桂心 人參 海藻 白朮 厚朴

各三兩 生薑製

右為散內肚中和羊隨縫塞肚口蒸熟為度乘熱木臼中擣碎將與藥為一處曝乾杵為散酒下方寸

治肺實方

肺脈浮若肺滑實為肺實實則胸膈煩滿鼻口張飲水無度上氣喘逆汗出若歡咽中不

利陰股膝脛皆痛此肺實候
若肺先死鼻則為之梁折孔閉青黑色見人
中等分土色為之必死不治問曰肺痛少愈
而卒死者以何荅曰赤黑如母指黶點見顔
必死又曰足滿泄利不覺其出無時度面目
目青是謂亂經飲酒當風風入肺經膽氣妄
泄目則為青雖有天命救不復生面黄目白
不死若面赤鼻不欬可治
治肺藏氣實胸煩壅咳嗽喘從大腸氣滯宜

服瀉肺麥門冬煎方

麥門冬（去心） 郁李人（去皮尖，炒） 大黃（炒，各二兩） 杏人（去皮尖，細研） 枳殼（去瓤，麩炒） 貝母（各一兩，炮） 生地黃汁（三合） 生蒡根汁（二合）

右件杵羅為散，用蜜四兩，酥二兩，入前二味汁同於銀鍋子內，入諸藥末攪令勻，慢火煎成膏，收於瓷合內。每服不計時候，清粥飲調下一茶匙。

治肺壅熱氣逆吐血宜服地黃散方

地黄 黄耆 阿膠焦麩炒 貝母 桑白皮

蒲黄各一兩 人參 天門冬去心 麥門冬去心 甘

草生用 赤芍藥 當歸炒已上各半兩

右件擣羅為散每服一錢以粥飲調下

治肺壅熱極肺脹喘吐血不止方

生地黄汁四兩 鹿角膠一兩炒令黄色

右件以童子小便一中盞於銀器中同地

黄汁及膠末和勻煎三兩沸分溫服

治肺萎方

肺為諸藏之華蓋而不生者氣也或因久咳氣血傷損或從汗出或有吐唾或有消渴小便利數或因重下津液枯竭因成肺萎診其脉數者是其候也肺萎咳而唾逆多吐涎沫咽喉乾燥小便滑數欲飲水者易治欲咳不能咳吐唾稠粘多膿血小便不利者為難治

治肺萎損敗氣喘咳嗽有血宜服紫菀散方

紫菀　款冬花　阿膠炒令黄　枯側柏葉酥炙黄

黄芩去黑心各一兩　乾熟地黄　麦門冬去心半兩　人

參三分　白茯苓半兩　蛤蚧一隻頭尾全酥炙令黄

右件擣羅為末每服一錢粥飲調下

治大腸虛方

大腸者肺為表裏名傳送之府化物出焉若虛則腸內雷鳴泄青白痢食不消化臍腹切痛皮膚乾燥是其候也

治大腸虛冷腸鳴泄痢腹脇氣痛飲食不化

厚朴散

厚朴一兩半薑汁炙　陳橘皮去瓤　附子炮　訶梨勒皮

炒一兩 當歸炒 肉荳蔻各三分 吳茱萸一分湯浸七遍

炒 木香 桔梗各半兩 甘草一分炙

右件擣羅為末每服三錢以水一中盞入生薑半分棗三枚煎至六分去滓食前熱服

治大腸實方

大腸氣實則腸結不通上氣喘咳身面熱咽喉中如核狀脇滿心脉煩悶是其候也方見聖惠

方

治腎虛方

右手尺中脈陰虛者腎虛也一曰脈浮細而數亦虛痛若腰背痛不得俛仰手足寒呼吸少氣膝腹疼痛面黧耳鳴肌骨乾枯小便滑數此其候也

治腎藏虛冷木瓜煎丸方

巴戟去心　肉蓯蓉酒浸三宿切焙乾　大附子炮　補骨脂微炒已上各一兩　椒紅二兩　牛膝　茴香　防風

木香　青橘皮浸去

右件擣羅爲末以淨硇砂半兩木瓜肉六
兩酒三升於銀器內熬成膏和丸如梧桐
子大空心溫酒下三十圓

治腎藏久虛面色萎黑足冷耳鳴四肢羸瘦
腳膝緩弱小便滑數宜服補腎肉蓯蓉丸方

肉蓯蓉酒浸去皮 乾地黃 鹿茸去毛微炙令黃 磁石火燒用醋淬七遍細研水飛 兔絲子酒浸三宿外一研入 已上各三兩
肉桂去皮 附子炮去皮臍 牛膝酒浸 石斛去根 補骨脂 萆薢去根 杜仲去皮炒 白龍骨已上各一兩

茱蕷薯之誤

山茱萸　茱蕷　石南葉　白茯苓　麥
門冬去心　黄耆　五味子　覆盆子　遠志
去心已乾已上各三分
右件杵羅為末鍊蜜為丸梧桐子大每服
三十丸空心以溫酒下
治髓藏精冷氣攻心腹疼痛發厥不定補骨
脂散方
補骨脂　木香　肉桂去皮　青橘皮去穰　附
子炮去皮臍　桃人去皮麩炒令黄已上各一兩　阿魏麵裹煨熟乾

下当是上之誤

蠍炒已上各半兩

右件搗羅為末用童子小便二大盞并和

成膏收於不津器中每服一茶匙以熱生

薑酒調下不計時候

治腎藏積冷氣攻心腹疼痛喘促悶亂微絶

或出冷汗宜服硇砂丸方

硇砂水飛過　沒藥研入　青橘皮去穰　肉桂　蓽澄

茄　川烏頭炮去皮臍各一兩　茴香一兩半炒

右以青橘皮已下為末以酒并硇砂沒藥

成膏和藥末再杵丸如菉豆大每服十五丸
生薑酒下
治膀腸風氣小腹疼痛不可忍宜服蘹香丸
蘹香炒 蓽澄茄 檳榔 木香 苦楝子
硇砂細研 已上各一兩 吳茱萸半兩湯浸七遍焙炒 桃人三分
湯浸去皮麩炒黄 阿魏半兩
右件擣羅為末次以酒化阿魏同硇砂桃
人膏入少麵熬令得所向上件藥末和勻
丸丸梧桐子大每服二十丸煨葱酒下溫

小

脈

治腎實方

右手尺中神門以後脈陽實者腎實也一曰浮腎亦實實則心腹脹滿腰背急强舌乾咽腫体重骨熱小便黄赤足熱痛四肢黑耳聾是其候也　或呻而好恚恚而好忘恍而有所思又耳聽無聞四肢滿急小便赤黄言音口動而出笑而看人此為邪熱傷腎甚則不矩一曰耳焦枯腎先死若天中等分上色應

或白黑黄色黶上點如梅指应必死面黑目白
或面黄目黑又焰俱死候也
治腎藏實熱好忘耳聽無聲四肢滿急腰背
動轉强直服瀉腎黑參散方
黑參　赤茯苓　黄芩　澤瀉　川升麻
川芒消　羚羊角屑　赤芍藥　杏人去皮
豉炒已上各一兩　磁石二兩研水淘去赤汁　甘草半兩炙
右件擣羅為末每服半兩以水一大盞半
入生地黄半兩淡竹葉二七片煎八分去

滓食前分溫二服

治腎藏氣實肩拘急小腹脹滿煩熱胸脇時痛腰背強直小便赤黃宜服瀉腎澤瀉散

澤瀉一兩　赤芍藥半兩　赤茯苓　木通　黑參

黃芩　檳榔各三分　羚羊角屑半兩

右件擣羅為末每服四錢以水一中盞煎至

六分食並服

治膀胱虛方

治膀胱虛冷氣攻腰間及腹脇疼痛宜服沈

香散

沈香 附子炮 檳榔各一兩 桃人去皮尖麩炒令黃

木香 蓽澄茄 桂心 白蒺藜去刺微炙

香子炒各三分

右件細擣為散每服二錢食前以生薑熱

酒調下

治膀胱及腎藏虛冷小便色白稠濁日夕無

度腰腸痛宜服腎瀝散

肉蓯蓉酒浸炙 附子炮已上各一兩 漢椒去目合口者炒去汗

五味子 乾薑炮 當歸炒 桂心各半兩 人參

黄耆 澤瀉 萆薢 牛膝 石斛

磁石二兩研以水淘去赤汁帛包

右搗羅為末每服五錢以水一大盞用羊

腎一對切去脂膜每用磁石包子及入棗

三枚同煎至五分去滓溫服 類聚卷十五藏門七葉三十七至六十四

食治方

酸棗人粥治肝膽病或多不睡

酸棗人半兩炒令黄色末以酒三合浸汁粳米三合

右件藥先以粳米煮作粥臨熟下酸棗人

汁了更煮三五沸空心食之

煎餅方治不得睡酸棗人方

酸棗人三分炒熟杵末人參一分末茯神一分末粳米

四兩水煎細研白麵四兩

右件藥末入米麵中以水調作煎餅食之

要着肉臛五味食之並可

又方羊肝性冷療肝風虛熱目赤闇無所見

生食子肝七枚效

又方羊肝主明目除切日乾為末和決明子蓼子並炒香搗篩為圓每日服之去盲瞎

治心虛風眩頭痛宜服薯蕷撥粥方

生薯蕷不限多少去皮磨如稀麵

右和白麵作撥粥於豉汁中煮入五味調和食之

治風熱攻心煩悶恍惚神思不安煮梨湯

梨子三枚切　沙糖半兩

右以水一大盞煎至六分去滓食後分溫

二服

治心下煩熱止渴鷄子羹方

鷄子三枚 蓴菜切一斤 淡竹筍四兩去皮切

右以豉汁中煑作羹臨熟破鷄子投入羹

汁中食之

治胃中煩熱或渴心躁葛粉粥方

葛粉四兩 粟米半升

右以水浸粟米經宿來日漉出与葛粉同

拌令勻煮粥食之

治脾氣弱不能下食宜服釀羊肚方

羊肚一枚治如常法　羊肉一斤細切　人參一兩為末　擣陳橘

皮一兩去瓤　肉豆蔻一個為末　食茱萸半兩為末　乾薑半兩

末　胡椒末一分　生薑一兩切　葱白二七莖切　粳米五合

淘　鹽半兩

右取諸藥末拌和白米葱鹽內羊肚中以

麁線繫合勻令洩氣蒸令極爛分作三四

服空腹食之和少醬酸無妨

治脾胃氣弱不多下食四肢無力羸瘦宜喫

釀猪肚方

猪肚一枚大者生用 人參一兩 陳橘皮去瓤一兩

半兩猪脾一枚細切

右以饙飯拌和諸藥并脾等內於猪肚中縫合熟蒸取肚以五味調和任意食之

治脾胃氣弱瘦羸嘔吐不下飲食半夏棊子

粥方

半夏二錢湯浸七遍去滑 乾姜一錢炮裂 白麵三分 雞子白

一枚

右件擣羅為末与麵及雞子白相和溲作棊子熟煮別用水淘過空腹食之

治脾胃氣弱久冷不思食飲硫黃粥

硫黃研一分 白粱米二合

右以水煮作粥入硫黃末及酒二合攪令勻空心食之

益心潤腸治胃腸煩躁除咳嗽蘿蔔方

生蘿蔔大者三挺 生薯藥三兩 白茯苓末三兩 麵四兩 天

门冬二兩去心細切棗二七枚去皮核牛乳二合蜜六合生百
合二兩
右將百合芋藥天门冬爛研入蜜更研取
細次入棗瓤次入茯苓次入麵溲和乾即
更入黃牛乳調看稠得所灌入藕中逐
竅令滿即於甑中蒸熟每飯後或臨時少
少食之
治上氣喘急欬嗽宜服此方
猪脏三具去脂細切

劑當作臍

右以棗三十枚去皮核以好酒三升同浸

秋冬七日春夏三日布捩去滓隨性後服

之

治下膲風冷腰臍疼痛特動不得宜喫肚炙

方

猪肚一枚湯浸作炙酒一升　附子半兩炮去皮劑為末

右以葱椒鹽醬并酒附子末拌和煮炙作

炙熱空心食之兼飲酒一兩盞勿令過度

治腎氣冷腰臍疼痛特動不得羊脊骨羹方

羊脊骨一具搥碎以水一斗煮三升　羊腎去脂膜切二　羊肉二两

细切　葱白五茎切　粟米二

右炒羊腎断血即入薑葱五味然後添骨

汁入米重煮成羹空腹食之類聚卷十二五藏门九葉

九十四至九十八

腎藏

七月勿食茱萸成血痢八月九月勿多食薑

并肝心腎腎有病宜食黍秫黄黍修真秘诀此下有禁字

鷄肉葱桃葉苦味五藏六府图作宜食黍秫苦味修真秘訣秫下

有禁字

心藏

四月勿食大蒜令人髮易白及墮五月勿食韭損心及有毒并勿食心腎令人心痛宜食大小麥羊肉韭五藏六腑（图無羊肉韭）杏藿禁鹹味

肝藏

正月不食生葱熟者不食益佳二月三月不食葵子小蒜及百草心勿食肝肺病宜食麻子豆勝李子韭犬肉五藏六腑（图無韭犬肉三字）禁辛

米五藏六腑圖作黄卷

脾藏

六月勿食茱萸令人患赤白痢四季勿食脾肝羊血脾病宜食粳米棗葵牛肉禁酸一云宜稗米（五藏六腑圖作宜食粳米棗葵禁酸）

腎藏

十月勿食椒令人口乾成赤白痢十一月一二月勿食諸戴甲之物并食脾腎腎病宜食大豆黄黄米栗藿豕肉（五藏六腑圖無豕肉）禁甘物

同上葉九十九至百

⊙據五藏六腑圖輯

治肝虚方

俗中多不善行針此方云針灸者先針後灸尤佳不能針則於所主穴上隨病輕重灸之亦得重者多壯數輕者減之下皆倣此

肝俞 期门 攢竹 睛明 百會 大杼 通谷 後頂皆主目不能受風 神庭 風池 天牖 心俞皆主目陽泣出 此方或只言灸不言灸之壯數者各隨病之輕重灸之下皆倣此

治肝實方

凡藏府實而成病法宜針蓋針者補瀉之法經曰實者瀉之此之謂也下皆做此

風池 腦戶 玉枕 風府 主目痛不能視

治膽虛冷方

肝俞 膽俞 膽實取陽陵泉 嘔有苦汁長大息邪在膽逆在胃膽取之三里胃逆刺少陽口中味苦又恐畏如見鬼少力刺足厥陰足大指間或三毛中 俠谿 主脇痛

灸隨年壯膽虛灸足三陰交　陽陵泉主

怵惕恐人將捕之　大鍾　郄門主驚恐

畏人

治膽實方

扁鵲云膽病則眉為之傾與足厥陰少陽為表裏表清裏濁其病若實極則傷熱熱則驚精神不守卧起不定若虛則傷寒寒則畏恐頭眩不能獨卧發於元水其根在膽先從頭面起腫至足膽實苦腹中不安身

体習習刺足少陽在足第二指本指灸肝俞膽俞

治心虛方

神門主恐悸上氣　三間　合谷主驚喜　間使主喜驚瘖不能言心悲不樂　通里主心下悸　大陵主心下澹澹驚恐　神門　陽谷主笑若狂　巨闕　築賓主狂妄怒罵詈灸心俞

治心實方

凡心實則心暴痛虚則心煩惕然不能動失

智皆内關主之　春少衝　夏少府　仲

夏神门　秋靈道　冬少海

治小腸虚方

小腸俞并中極穴各隨年壯俠臍兩邊相去

各一寸名魂舍灸百壯治小腸中泄利膿

血

治小腸實方

夾胃管兩邊相去一寸名陰都隨年灸主小

腸熱又刺手少陽絡少陽穴左右手上第
二指間去本節後一寸動脉是也

治脾虛方

豐隆主不能食金门章门主不嗜食食不化
上管中管主寒中飲食不化中極主飲不

飲食

凡食飲不化先取下管後取三里瀉之
凡不嗜食刺然谷多見血使人立飢天樞厲
兌內庭主食不化不嗜食夾臍急

脾病亦多灸脾俞胃俞

治脾实方

灸脾俞及左右各一寸三處各七壯主四肢寒熱腰痛不得俛仰身黄腹滿食嘔舌根直又瀉中脘三陰交足三里

治胃虛方

灸胃俞足三里

治胃实方

千金方云三里各灸三十壯治胃中熱然得

針瀉灸上佳并先針胃管

治肺虛方

天突 亶中 肺俞

治肺實方

陰都主肺脹氣搶脇下隨年灸之

凡吐血瀉魚際補尺澤上管 不容

治肺萎方

太衝 彧中 中府 肺腧

治大腸虛方

承滿主腸中嗚相逐下利灸三七壯又灸天

樞隨年壯

治大腸實方

灸大腸俞主腸中臚脹不消千金方云灸四

十九壯針天樞同上葉百五至百九

肺藏修養法

常以七月八月九月朔望旭旦西面坐叩齒

五藏六腑圖作西面坐鳴天鼓七飲玉漿三然後瞑目正

心思兑宮白氣入口七吞之閉氣七一五藏六腑

七十

圖七十息則重神除体百邪莫向之兵刃不

能害延年益壽名在仙籍蓋所補瀉氣安

息靈魄之所致哉

肺藏導引法四月五月並宜行之〇五藏六腑圖七月八月九月行之

可正坐以兩手據地縮身曲脊向上三舉去

肺家風邪積勞亦可反拳搥脊上左右各

三五度此法去胸臆間風毒閉氣為之畢

良久閉目嚥液三叩齒而止肺藏病則体

胸背痛四肢煩悶用嚏氣出鼻中又以兩

手擄地覆之口納鼻出之自肺藏病以下五藏六腑圖元

同上百十二至百十

三回擄五藏六腑圖輯

神巧萬全方卷二

風總論

經稱諸邪者非是時行乘節之風亦非山川鼓搖之風是人間庭巷門户窗牖之隙氣耳此說殊未為允何者為是說者其意為人居庭户之間日月積久為風所中卽疑之為庭户之風殊不知風者八方之風也其從本向方來者人少病若從不勝方來者人多病是天之虛邪也夫人以身之虛逢天之虛而虛

相感故病生焉蓋陰陽於人皆有情義水流濕火就燥遇之者是也風中人隨其虛實而有淺深故人病有輕重或為熱中或為寒中或為厲風或為偏枯或為癱瘓其病名異其志不同蓋風者善行而數變其腠理開則洒然而寒腠理閉則熱而悶寒則衰飲食熱則消肌肉然名寒熱其諸候皆別為篇目以敘述之然後處方焉 類聚卷十三諸風門一 葉[redacted]十三至[redacted]十四

風懿

急疑怱之誤

治中風面目相引口偏著耳牙車急舌不得轉方

牡蠣燒粉千金方无燒粉 礬石火煨千金方无火煨 附子半兩千金方无半兩二字 竈中黃土一分千方竈下黃土無一分兩二字

右四味為末千金作各等分取三年雄雞冠血和藥傅其急處千金方作傅其上 類聚卷十五治風門三上葉二十

一日撮千金方輯

風眩

續命湯治風眩發則煩悶無知口沫出四体

角弓反張口噤不得言方以上攟千金引徐嗣伯方輯補

龍齒末　防風　麻黄去節各二兩　防己　附子炮各一兩半　桂心一兩

右件擣為麤散每服四錢水一大盞生薑半分竹瀝生地黄各二合同煎八分去滓服有氣加附子半兩紫蘇子二合橘皮一分同杵為散　類聚卷十五諸風门三葉四十三至四十四

惡疾大風

治大風癩惡瘡至甚服黑豆方　小粒黑豆揀

取一升四月採天雄烏頭淨去土勿洗擣
絞取汁二升漬豆一宿早晨漉出曝乾如
此七度每服取豆三粒以溫酒下漸加至
六粒日三服聖惠方同
治中大風癩疾飢肉頑痹聖惠元此四字松脂丸方
鍊成松脂白色者不計多少右件藥擣熟研鍊蜜
和丸如梧桐子大每服食前以蜜湯下二
十丸瑣碎錄一十負服一月後大效直月上葉五十二至十三回攝
聖惠方輯

治風痓諸方

治風痓口噤腰背強直不可轉側宜服天麻散方

天麻一兩半 當歸一兩剉微炒 防風一兩去蘆頭 獨活一兩半 麻黃一兩去根節聖惠方一兩半 肉桂心一兩去皮聖惠方桂心元去皮 細辛一兩 附子一兩炮裂去皮臍 蔓荊子一兩

右件藥搗麤羅為散每服四錢以水酒各半中盞入生薑半分煎至五分去滓不計時候溫服

治風痓口噤身体强直迷悶不識人宜服白附子丸方

白附子一兩炮裂 白殭蠶一兩微炒 膩粉一兩聖惠方一分

天南星三分炮裂 白花蛇二兩酒浸炙微黃去皮骨聖惠方三兩

防風一兩去蘆頭 麻黃一兩去根節 赤箭二兩 麝香一兩細研 白术半兩 羚羊角屑三分

右件藥搗羅為末入麝香聖惠方有膩粉研令勻以糯米粥和搗三二百杵丸如梧桐子大每服不計時候以溫酒研下十丸同上葉七十六至七

十七ⓒ擬 聖惠方輯

治中風口面喎斜方

治中風吹著口偏方：取蓖麻東西枝上子各七粒，研碎，手心中塗，用热水一瓷碗安在手心上良久，看口正便住，患左治右，患右治左。聖惠方同 上藥八十六 同

治風痹方

治風寒入於肌肉，氣血不宣，肢体不仁，牽引腰背風痹疼痛，宜服花蛇丸方 聖惠方名蝍蛆方

蛜蝌伊祁去足一兩炒 虎脛骨三分酒浸炙黃 川烏頭三分炮裂去皮臍 白蒺藜一兩微炒去刺 安息香三分 檳榔三分 麻黃一兩去根節 芎藭三分 狗脊三分去毛 赤茯苓三分 白花蛇二兩酒浸炙令黃去皮骨 肉桂三分去麤皮 赤箭三分 枳實三分麩炒微黃 防風三分去蘆頭

右件藥擣羅為末，鍊蜜和擣三二百杵，丸如梧桐子大。每服不計時候，以薄荷酒下十丸。同上 葉九十一 ◎攟聖惠方輯

又方 麻黃五兩去根節了拜 桂心二兩

右搗細羅爲散以酒二升慢火煎如餳每服不計時候以熱酒調下一茶匙頻服以汗出爲度聖惠方同

又方川烏頭二兩去皮切碎以大豆同炒候豆汗出即佳乾蠍一兩微炒

右件藥搗羅爲末以釅醋一中盞熬成膏可丸即丸如菉豆大每服不計時候以溫酒下七丸聖惠方同 同上 葉九十二至九十三

治風寒濕痺身體手足不遂方

治风湿痹肢节疼痛身体手足不遂宜服仙灵脾丸方

仙灵脾三分 防风半两去芦头 羌活三分 白附子三分炮裂 天麻一两 天南星半两炮裂 犀角屑三分 木香半两 槟榔半两 羚羊角屑三分 乳香三分细研 虎胫骨三分涂酥炙令黄 桂肉半两醒重 方桂心 附子三分炮裂去皮脐 当归二分锉微炒 牛膝三分去苗 白僵蚕半两微炒 鹿茸三分涂酥炙令黄去毛 石斛三分去根锉 麝香一分细研 海桐皮三分锉 乾蝎半两微炒 乌蛇二两酒浸炙令黄去皮骨

右件藥搗羅為末入研了藥令勻鍊蜜和
搗五七百杵丸如梧桐子大每於食前以
溫酒下三十丸 同上葉百一至百二 ⊙據聖惠方輯

治攤緩風方

治攤緩并諸風並宜服黑龍丹方

朱砂一兩 硫黃一兩 水銀一兩與硫黃結為砂子 雄黃一兩
硇砂半兩 紫石英半兩 金薄三百片 銀薄三百片 曾
青一兩
已上九味都研入甘煑車內一小告車（蒐藪子聖惠方入）

瓶子內 令實上以定粉一兩字細研入
瓶子內蓋前藥上更川黃丹一兩半又
入瓶子內蓋之上以古字錢一文又蓋
瓶子口後握地作十字坑 坐瓶子在
中心四面去瓶子四五寸已來著火二
斤不住火養二日後其藥為汁住火停
令打破瓶子取藥細研
自然銅一兩細研 古字錢一二十文 硫黃半兩細研
已上三味與錫一重重間布藥末入合

子内以塩泥固濟初以文火後以武火燒令通赤候冷取出細研入前藥内相和

麻黄（五斤去根節）　白花蛇（大者一條剉）

已上二味用水一碩慢火煮蛇并麻黄至二斗已來有沫用匙旋旋去之用夾絹濾去滓別入銀器中又熬成膏

藿香（三分）　白附子（炮三分）　附子（三分炮裂去皮臍）　人参（三分去蘆頭）

乾蠍三分微炒 天麻三分 天南星三分炮裂 虎脛骨三分
塗酥炙令黃 敗龜三分塗酥炙令黃 木香三分 阿膠三分搗碎
麸炒令枳聖惠方炒令黃燥 白殭蠶三分微炒 防風三分去蘆頭
牛黃半兩細研 麝香半兩細研 龍腦半兩細研 酸棗人半兩
微炒 琥珀一兩細研 膩粉一兩
右件藥搗羅為末與金石藥更同研令勻
入麻黃煎和候硬軟得所擣五七百杵丸
如酸棗人每服一丸温酒嚼下不計時候
治攤緩風手足不遂皮膚頑痹口眼聖惠方作口面

喎斜言語謇澀宜服牛黃丸方

牛黃半兩研聖惠方無研字 人參一兩 赤箭一兩 獨活一兩 烏犀角屑一兩 防風三分去蘆頭 天南星一兩炮裂 牛膝去苗 鹿茸三分塗酥炙去毛 萆薢三分 薏苡人 茵芋三分 漢防己三分 麻黃一兩半去根節 仙靈脾一兩 肉桂三分聖惠方桂心 蟬殼半兩 烏蛇肉二兩酒浸焙乾聖惠方二兩酒拌炒令黃 川烏頭半兩炮裂去皮臍 天雄三分炮裂去皮臍 桑螵蛸半兩微炒 晚蠶蛾半兩微炒 乾蠍半兩微炒 鉛霜半兩研入 膩粉一分研入 朱砂半兩細研 麝香一分研入 ○聖惠方有赤箭一兩牛膝三分去苗 茵芋三分

右件藥搗羅為末入研了藥令勻鍊蜜和搗三五百杵丸如梧桐子大每服不計時候以溫酒下十丸類聚卷十六諸風門四葉五至八 ⊙ 據聖惠方輯

治卒中風方

治卒中風四肢麻痺緩弱不能行宜服烏頭丸方

川烏頭一兩炮裂去皮臍 天麻三分 乾薑三分炮裂剉 乳香三分細研 天竹黃三分細研 防風三分去蘆頭 蠍尾三分微炒 麻黃一兩去根節 白鮮皮三分 地龍三分曬乾 獨活

三分　海桐皮三分炒　自然銅一兩作一塊去大火中煅令赤投釅醋中如此二七遍細研

右件藥擣羅為末，入研了藥都研令勻，銀瓷和擣三五百杵，丸如梧桐子大，每服不計時候，以溫酒下二十丸。聖惠方同

治卒中風，昏憒若醉，痰涎壅盛，不記人事，并中惡等疾。聖惠方作昏憒若醉痰涎壅盛四肢不收方

右用砒霜如菉豆大，細研，以新汲水調下少用，熱水投，得大吐即愈，如未吐再服。同上

葉十一至十二

◎摘聖惠方輯

治風痰諸方

治風墜痰疏利藏腑皂莢煎丸方

皂莢一斤肥好不蚛者以水洗去其塵用河水五升煮令軟挼濾取汁入銀鍋內熬成膏 葳靈仙曉水浸過剪取其苗不用其根洗水淘三五度令淨暴乾擣細羅取末四兩 薄荷乾杵細羅取末一兩

右二味藥末相合入皂莢煎和擣三二百杵丸如梧桐子大每服不計時候以荊芥湯下二十丸聖惠方同

治風痰心胃壅悶頭目不利宜服皂莢丸方

皂莢五挺以熱湯二升浸候軟挼濾取汁熬成膏 旋復花一兩 枳殼一兩麸炒微黃去瓤 防風一兩去蘆頭 半夏一兩湯洗七遍去滑

右件藥搗羅為末入膏中和搗百餘杵丸如梧桐子大每服不計時候以荊芥薄荷湯下十丸聖惠方同

治風冷失聲諸方

治風冷失聲肺寒少氣宜服人參散方

人參一兩去蘆頭 五味子半兩 桂心三分 杏人半兩湯浸

去皮尖双人麸炒微黄 石菖蒲三分 附子三分炮裂去皮臍 訶
棃勒皮半两 細辛三分 甘草三分炙微赤剉聖惠方一分
右件藥擣篩為散每服三錢以水一中盞
入生薑半分棗三枚煎至六分去滓不計
時候稍熱服
治風冷失聲咽喉不利宜服杏人膏聖惠方云此方
杏人一两湯浸去皮尖双人研如膏 生薑汁一合 桂心末二两
蜜五两
右件藥都合一處入於銀器中慢火熬成

膏每服不計時候以溫酒調下一茶匙

又方薯蕷根二兩研 絞取汁 酒一大盞

右二味相和令勻不計時候溫服半盞 右三

方摘聖惠方輯 同上

葉四三十九至四十三

治偏風方

治偏風手足不遂皮膚不仁宜服仙靈脾浸

酒方

仙靈脾一斤 好者

右細剉以生絹袋盛於不津器中用無灰

酒二斗方一斗衛生當筒浸之以厚紙重重密封

不得通氣春夏三日秋冬五日後旋開取

每日隨性煖飲之常令醺醺不得大醉若

酒盡再合服之無不效驗合時切忌鷄犬

見聖惠方同同上葉四十九至五十

治癧風疰注疾痛方

治風毒疰注疾痛不定少得睡臥宜服虎骨

散方

虎脛骨二兩塗酥炙令黄 敗龜二兩塗酥炙令黄 騏驎竭

三分赤芍藥三分當歸三分没藥三分自然銅三分細研
牛膝一兩去苗天麻一兩檳榔一兩五加皮一兩羌活
一兩防風三分去蘆頭白附子三分炮裂桂心三分白芷
三分聖惠方二方蒼耳子三分微炒骨碎補三分
右件藥擣細羅為散每服不計時候以溫
酒調下一錢同上葉五十九參回據聖惠方輯
治風走注疼痛上下不定隨痛處貼之神效
膏方
牛膝膠一兩水煮研為膏聖惠方
牛皮膠一兩水鎔作膏 廿六葉

子半兩 安息香半兩 附子半兩生用去皮臍 漢椒半兩生用

右件藥搗細羅為散入牛膝中研成膏聖惠

方和成膏入膏(膠)中塗紙上附痛處貼之立定攝聖惠轩

又方黑豆五升 芫花一斤 生薑半斤切

右件藥都炒旋入醋拌用青布裹熨痛上

更番炒熨以效為度 聖惠方同 同上 葉六十五至六十六

治破傷風方

治一切破傷急風口噤四肢抽掣宜服朱砂

散方

朱砂半兩細研○聖惠方作一兩　麝香一錢細研○聖惠方半兩　雄
黄細研聖惠方一兩　天南星炮裂聖惠方一兩　白附子炮裂
聖惠方一兩　母丁香聖惠方一兩　藿香聖惠方一兩　白花
蛇酒浸去皮骨炙令微黄聖惠方二兩　桂心聖惠方一兩　防風去
蘆頭聖惠方一兩　蟬殼微炒聖惠方一兩　芎藭聖惠方一兩　蔓荆
子聖惠方一兩　天麻聖惠方一兩　白殭蠶微炒聖惠方一兩
麻黄去根節聖惠方一兩　川烏頭炮裂去皮臍已上十四味各半
兩聖惠方川烏頭一兩
右件藥擣細羅為散入研了藥令匀每服

不計时候以温酒調下一錢同上葉七十三回撮聖惠

方輯

治破傷風宜用烏頭丸傳之方

川烏頭一兩炮裂去皮臍 塩半兩 桑根白皮剉一兩蜜

突内煤一兩 麺半兩

右件藥擣羅為末以濃醋和拌擣一二百

杵丸如梧桐子大於破處用醋研破一兩

丸封之必無風三五日其瘡便可如有風

即出却黄水便差聖惠方同葉八十一 同上

治風頑麻方

治身体頑麻風宜服烏蛇丸方

烏蛇二兩酒浸去皮骨炙令微黄 防風一兩去蘆頭 細辛一兩

白花蛇二兩酒浸去皮骨炙令微黄 天麻一兩 獨活一兩 肉桂一兩去皴皮 枳殼一兩麩炒微黄去瓤 黄耆一兩剉

右件藥搗羅為末煉蜜和搗三二百杵丸如梧桐子大毎服食前以温酒下二十丸

聖惠方同

治身体手足有頑麻風宜用皂莢煎摩方

皂莢肥者五挺 川烏頭一兩 烏蛇肉二兩 硫黃二分細研

右件藥以酒三升浸皂莢經三宿聖惠方二宿

揉取汁入鍋中同烏頭烏蛇等煎至一升

濾去滓更熬令稠離火入硫黃末攪令勻

旋取摩頂處即效同上葉八十八至八十九◎據聖惠方輯

治頭風目眩諸方

治頭風目眩痛宜服甘菊花散方

甘菊花三分 茯神一兩 犀角屑三分 防風一兩去蘆頭

川升麻三分 石膏二兩 白芷半兩 芎藭半兩 甘草半兩

炙微赤剉 牡荊子一兩 葛根一兩剉 枳殼半兩麩炒微黄去瓤

右件藥搗篩為散每服三錢以水一中盞入生薑半分竹葉二七片煎至六分去滓不計時候溫服 聖惠方同

治頭風目眩運如屋轉旋倒者宜服天雄散方

天雄一兩炮裂去皮臍 防風一兩去蘆頭 芎藭一兩 人參一兩去蘆頭 獨活一兩 葛根一兩剉 桂心半兩 山茱萸半兩 白术半兩 遠志半兩去心 薯蕷半兩 ○聖惠方已上五味各[illegible]

一兩 茯神一分〇聖惠方三分 蒡草一分〇聖惠方一分

甘菊花三分〇聖惠方无之

右件藥擣細羅為散每服不計時候以温

酒調下二錢用半葉小十七類聚卷十七諸風門五葉四十九至五十

⊙擴聖惠方輯

治中風半身不遂方

治中風半身不遂宜服天麻散方

天麻二兩 烏蛇二兩酒浸去皮骨炙微黄 白附子一兩炮裂 白

殭蠶一兩微炒 防風一兩去蘆頭 麻黄二兩去根節 甘菊

花蛇一兩 白鮮皮一兩 藁本一兩 羌活一兩 獨活一兩
細辛一兩 阿膠一兩搗碎炒令黃燥 乾蠍一兩微炒 當歸一兩
桂心一兩 白茯苓一兩 甘草半兩炙微赤 人參
半兩 白术一兩〇聖惠方無人參白术二藥
右件藥搗細羅為散每服食前以溫酒調
下二錢 忌生菜豬雞肉油膩 同上葉五十五 〇據
聖惠方輯

治中風偏枯不遂方

治中風偏枯不遂行步艱難出汗大効皂莢

丸方

肥皂莢甲挺并子三兩去黑皮塗酥炙令黃去子〇聖惠方十挺羌活二兩防風三兩去芦頭乾薄荷四兩附子二兩炮裂去皮臍桂心三兩柏子人二兩聖惠方无此藥

右件藥搗羅為末鍊蜜和搗三二百杵丸如梧桐子大每服以溫酒或薄荷湯下二十丸日三服常於患處有汗為效 同上葉六十六

葉六十七⊙攝聖惠方輯

治風虛多汗諸方

治風虚汗出少氣宜服牡蠣散方

牡蠣一兩燒為粉 白朮一兩 防風一兩去蘆頭

右件藥搗細羅為散每服不計時候以溫水調下二錢惡風倍防風少氣倍朮汗多出面腫倍牡蠣聖惠方同

治風虚汗出不止宜傅麻黄根散方

麻黄根二兩 附子一兩炮裂去皮臍 牡蠣二兩燒為粉

右件藥搗細羅為散以藥末一兩和白米粉一升拌令勻以粉汗上即止聖惠方同

治风热方

治风热头痛肢节烦疼项背拘急宜服羚羊角散方

羚羊角屑一两 枳壳一两麸炒微黄去瓤 独活一两 防风一两去芦头 黄芩一两 细辛一两 赤芍药一两 甘草一两炙微赤剉 人参一两去芦头 麻黄去节一两半 煮方二两去根节 ○ 鼠

石膏三两

右件药捣粗罗为散每服三钱以水一中盏煎至六分去滓不计时候温服 同上叶七十五

至七十八⊙
擴聖惠方輯

治風冷方

治風冷藏腑虛弱及腰膝疼痛宜服巴戟散方

巴戟一兩 五加皮一兩 萆薢一兩剉 牛膝一兩去苗 石斛一兩半去根苗⊙聖惠方去根剉 天麻一兩 白茯苓一兩 附子一兩炮裂去皮臍 虎脛骨一兩塗酥炙令黃 木香一兩 磁石一兩燒醋淬七遍細研水飛過

右件藥擣細羅為散每於食前以溫酒調

下二錢忌生冷油膩一同上葉八十〇攝至八十二惠方軒

治風冷氣補虛損暖藏腑利腰腳附子丸方

附子一兩炮裂去皮臍　巴戟一兩　天麻一兩　牛膝一兩去苗

防風三分去蘆頭　肉桂一兩方作桂心〇聖惠　芎藭三分　獨

活三分　石斛一兩去根苗〇聖惠方去根剉　肉蓯蓉一兩酒浸去皴

皮炙　微補骨脂一兩　乾蠍三分微炒　萆薢一兩剉　椒紅

一兩微炒去汗　仙靈脾一兩　沉香一兩　安息香一兩　木香

一兩

右件藥搗羅為末鍊蜜和搗三二百杵丸

如梧桐子大每服空心及晚食前以温酒
下三十丸

治腲腿風諸方

夫腲腿風者為四肢不收身体疼痛肌肉虚
滿骨節懈怠腰背（巢氏病源腰脚）緩弱不自覺知是
也由皮肉虚弱氣弱不勝四肢之風故令風
邪侵於分肉之間流於血脉之内使之然經
久不差即變成水疾矣既云肌肉虚滿即風
邪入腑之經絡而然也水熱論曰諸腫俱属

於隨是也治法當通理隨為得一云不治矣

為水氣○按自既云下至此聖惠方無之

治髀腿風肌肉虛滿肢節緩弱皮膚不仁骨節疼痛宜服防風散方

防風一兩去蘆頭 赤茯苓一兩 芎藭一兩 白蒺藜一兩微炒去刺 麻黃一兩去根節 桂心一兩 海桐皮一兩剉 當歸一兩 人參一兩去蘆頭 白朮一兩○聖惠方一兩半 獨活二兩 細辛一兩 杏人一兩湯浸去皮尖雙人麸炒微黃

右件藥擣篩為散每服四錢以水一中盞

入生薑半分棗三枚煎至六分去滓食前

稍熱服

治腰腿風俸虛風邪所攻肌肉腫滿腰腳無

力骨節疼弱四肢濕痺宜服薏苡人丸方

薏苡人一兩○聖惠方二兩 天雄一兩炮裂去皮臍 葳靈仙

一兩 漢防己一兩 檳榔一兩 防風半兩去蘆頭 羌活半兩

石斛半兩去根剉 五加皮半兩 桂半兩○聖惠方桂心 赤

芍藥半兩 牛膝三兩去苗 當歸三分 赤茯苓半兩⊙按

石斛下聖惠方有枳殼半兩

麩炒微黃去瓤

右件藥擣羅為末鍊蜜和擣三二百杵丸

以梧桐子大每於食前以溫酒下二十丸

聖惠方三十九 同上 葉八十五至八十九⊙據聖惠方輯

治大風鬚眉墮落方

治大風癩疾肌肉頑痺沐浴方

桑柴灰熱湯淋取汁

右用洗頭面以大豆水研取漿解澤灰味

彌佳次用熱水入菉豆麵濯之取淨甚良

不過十度大效三日一沐頭經驗方三日一沐一

日一洗面甚良衛生易簡方同類聚卷十八諸風門五六葉十九

⊙摘聖惠方輯

治大風癩方

治大風癩并萬病癰疽疥癬赤白風癩骨肉

疎敗百節煩疼眉鬢髮落身体淫躍痛痒無

恒目痛耳聾口瘡齲齒千金散方

天雄半兩炮裂去皮臍　細辛半兩　川烏頭半兩炮裂去皮臍

莽草半兩微炙　乾薑半兩炮裂剉　石南葉一兩　石菖蒲

一兩　防風一兩去蘆頭　白术一兩　獨活一兩半

右件藥擣細羅為散每於食前用溫酒調
服二錢聖惠方同上葉二十二 同

治大風出蟲方

治大風出五色蟲癩四色可治唯黑蟲不可治
宜先服阿魏雷丸散方

阿魏一分生用 雷丸半兩 雄黃半兩細研 朱砂半兩細研 滑石半兩 白斂一分 犀角屑半兩 牛黃一分細研 紫石英半兩細研水飛過 斑猫二十枚糯米拌炒米黃去翅足 芫青二十枚糯米拌炒米黃去翅足 ⊙按聖惠方滑石下有石膽一分細研 消石半兩細研

右件藥擣細羅為散入研了藥都研令勻每日空心以清酒調下一錢飢即食小豆羹飯為良切忌多食食飽出即逢日西腹空更服一錢若覺小便似淋痛不問早晚可更服一錢若覺欲小便如似痛即就一甆椀中尿尿出看之其蟲或如爛筋狀各逐其藏辯出之顏色也同上葉三十一至三十二

◎攄聖惠方輯

治白癜風方

附子二两炮去皮脐圣惠方无炮字○凌霄花一两　川乌头二两炮去皮脐○圣惠方无炮字　防风二两去芦头　露蜂房一两　踯躅花一两

右件药细剉，以猪脂三斤煎炼，看药黄焦，去滓，候冷，于瓷合中盛，用摩风癜上，以差为度。○同上叶四十九　圣惠方辑

治紫癜风方

治紫癜风硫黄膏方

硫黄一两细研　雄黄三分细研　白矾一两细研　硇砂半两　白

附子半兩 附子三分去皮臍 蛇蛻皮一條

右件藥擣羅為末入研了藥令勻用油四兩黃蠟二兩先煎油三五沸下蠟後入藥末調煎成膏每取塗摩所患處日三度用之 聖惠方同 同上 葉五十三至五十四

治急風諸方論

經有急風候又有卒中風候又有風癔候夫急風與卒中理固無二指風言則謂之急風指病而言則謂之卒中其風癔蓋出於急風

之候也何者經云奄然忽不知人咽中塞窒窒然舌强不能言如此則是中急風而生其候也發汗身軟者生汗不出身直者死若痰涎壅盛者當吐之視其鼻人中左右上白者可治一黑一赤吐沫者死

治卒中欲死風攻身體及五藏言語蹇澁神思冒昧大驅風散方

麻黄二兩去節 芎藭一兩半 石膏一兩半 肉桂 白芷 甘草炙 乾薑炮 當歸炒 黄芩 杏人

去皮尖炒黄

已上各三分

右件搗為散每服四錢以水一中盞煎至六分去滓不計時候稍热服以汗出為度

一法入荆瀝五合同煎大驗

治風入藏身体緩急不遂及不能言小驗風散

人參　肉桂　大川烏頭炮　麻黄去节各一兩

甘草炙　防風　漢防已　白术　黄芩

芎藭　赤芍藥　白茯苓各三分

右件為散每服四錢以水一中盞入生薑
半分煎至六分去滓不計時候稍熱服汗
出為度
治卒中風痰壅盛不記人事并中惡等疾四
神散
乾蝎　瓜蒂　赤小豆　雄黃通明者各半兩
右件四味為末每服二錢温水調下以吐
為度
五藏中風方論

夫風邪中人皆傷虛而入猶須辨識形候是何藏中風肝藏中風關節不利筋脉拘急甚者但踞坐不得低頭若遶兩目連額色微有青唇面黃者可治若大青黑面一黃一白者是肝已傷不可復治心藏中風精神離散悲樂不常面赤頭痛翕翕發熱甚則但得偃臥不得傾側汗出若唇赤汗流者可治若唇或青或黑或白或黃皆是心壞為水面目亭亭時悚動者皆不可治脾藏中風身體怠墮多

汗恶风舌强语涩唇口喎邪肌肉不仁甚者
神思如醉手足不能动摇踈向腹满身通黄
吐鹹汁出者可治若手足大青者不可复治
肺藏中风者其脉浮数大肠不利皮肤不仁
或生瘡瘍甚者偃风向胷满短气胃闷汗出
视目下鼻上下两边下行至口色白可治若
色黄为肺已伤化为血不可复治其人当妄
撮空指地或自指衣寻衣缝不可治肾藏中
风两脚冷痹缓弱不遂面黧耳聋语声浑浊

四肢沈重流注生瘡甚則腰痛視脇左右未有黃色如餅粢大者可治若齒黃赤點從髮直而上色者不可治

治肝中風流注四肢皮頭面疼痛言語謇澁上膲風熱口眼喎斜脚膝疼痛無力宜服犀角散方

犀角屑 石膏各一兩 羌活 羚羊角屑各三分 人參 甘菊花 獨活 芎藭 白朮 酸棗人 防風 黃芩 天麻 枳殼麩炒

當歸 黃耆 白芷兩各半 甘草炙一分

右件搗羅為散每服三錢以水一中盞入生薑半分同煎至六分不計時候溫服

治肝藏中風攻手足緩弱無力口眼喎斜精神不定行步艱難宜服決明子丸方

決明子 天雄炮 犀角屑 天南星炮裂 白花蛇肉酥拌微炙 獨活 芎藭 白附子炮用 升麻 白朮 白僵蠶微炒 防風 蔓荊子 當歸微炒 細辛 酸棗人微炒 萆薢已上各半兩 牛

黃　朱砂　麝香各一分研入

右件搗羅為末入牛黃等分煉蜜為丸

梧桐子大每服二十丸以豆淋酒下

治心風狂言多驚迷悶恍惚宜服鎮心丸

牛黃　鉛霜各一分研入　天竹黃　朱砂　龍

齒　遠志去心　生乾地黃　松脂研已上各半兩　鐵

粉各三分　犀角屑　人參　茯神　麥門冬去心

各一兩　金薄五十片

右件搗羅為末和勻煉蜜為丸如小豆大

肉疑肉之誤

煎竹葉湯下七丸不計時候

治心風恍惚忘語有所見聞心悸志意不定

宜服茯神散

茯神 人參 龍骨 犀角屑各一兩 鐵粉

赤小豆各半兩 菖蒲三分 金箔三十片研入

右件搗羅為末入研末同和勻每服不計

時以金銀湯放溫調下一錢

治脾藏中風肉熱肌皮淫淫如虫行或腠理

開汗大泄皮膚肉色不澤唇鼻黃色宜服細

辛散

細辛　白朮　獨活　附子炮　防風　肉

桂各一兩　麻黃去節　厚朴薑汁炙各二兩　枳實　甘草

炙各半兩

右件擣羅為末每服四錢以水一中盞入

生薑半分煎至六分不計時候服

治脾臟中風身體怠惰四肢緩弱惡風頭疼

舌本強直言語謇澀皮膚頑痺宜服烏蛇丸

烏蛇用肉一兩酥炙黃　天麻　獨活　附子炮肉

桂（各一兩） 人參 防風 細辛 當歸（炒） 白术 羚羊角屑 薏苡人 乾蠍（炒） 牛膝 芎藭 茯苓 天南星 白僵蠶（炒，各三分） 麻黃（一兩，去節） 牛黃 龍腦 麝香（研，各一分） 朱砂（半兩，研入）

右件擣羅為末，入研了藥和勻，鍊蜜杵為丸梧桐子大，酒下十丸，加至十五丸。

治脾藏風壅，咽喉內涎唾必膠，心胸妨悶，語聲不利，宜服壞涎丸方

白礬火煅 天竹黃各半兩 半夏湯浸七遍洗去滑麸炒 朱砂研水飛過 天南星炮各一兩 金薄五十片 皂莢子人半兩炒

右件藥先以半夏天南星皂莢子人擣羅為末與諸藥同研令勻用爛粟米飯和為丸如菉豆大每服七丸生薑湯嚥下

治肺藏中風涎頭疼項強背痛鼻乾心悶語声不出胷中少氣四肢無力疼痛宜服獨活散

獨活　細辛　附子炮　甘菊花　麻黃去節

白芷　五味子　紫菀　赤茯苓　肉桂

术白二字當乙之　芎藭　桑白皮　甘草　杏仁湯浸去皮麩炒　防風已上各一兩

右件藥擣羅為散每服四錢以水一中盞煎六分去滓溫服

治積年肺藏風毒遍身生瘡大腸壅滯心神煩躁宜服皂莢煎丸

皂角二斤不蚛者用一斤搥碎以水一斗浸一宿絞取汁　梨一十枚生

盡

蓯蓉一斤　生荊芥一斤已上三味入左皂角水內同浸揉洗令極爛以取汁
生消錢　前皂莢一斤刮去黑皮以酥二兩塗之慢火炙令黃焦待酥盡為度
防風　葳靈仙　獨活　羌活　甘菊花各二兩

右件搗羅為末以一半入在前藥汁內於銀鍋中慢火熬看稀稠得所入後一半藥同為丸丸梧桐子大一服二十丸以溫漿水下不計時候

治腎臟氣虛風邪折中腰腳後弱無力視聽

不饑，腰脊疼痛，臍腹虛冷，顏色不澤，志意昏沉，宜服天麻丸

天麻 肉蓯蓉酒浸一宿，去皮，炙 石斛去根，各一兩半 磁石二兩，燒令赤，醋淬七遍，研，水飛過 杜仲去皮，炙 當歸炒 丹參 獨活 天雄炮 牛膝去苗 肉桂去皮 萆薢 蛜蝌炒 菖蒲 巴戟去心 鹿茸去毛，酥炙令黃 附子炮

右搗羅為末，鍊蜜和丸，梧桐子大，每服二十丸，空心酒下

治腎藏中風腰脊疼痛不得俯仰兩脚冷痹緩弱不遂頭昏耳聾語音渾濁四肢沉重宜服獨活散

獨活　附子（炮）　桂心　天麻　當歸（炒）（已上各一兩）　甘草（炙）　枳殼（麩炒）　牛膝（去苗）　甘菊花　白朮　山茱萸　細辛　黃耆　菖蒲　萆薢　丹參　防風　芎藭（已上各半兩）

右擣羅爲末每服四錢以水一中盞入生薑半分煎至六分去滓溫服

癱瘓風方論

世傳左為癱右為瘓此說尤非何者經既有偏中半身不遂之候亦癱瘓之候皆以左右俱中者名之又說以春夏得之難治秋冬得之易療春夏者陽氣上騰火力方盛風火相得而王故難治也秋冬者陽氣降下漸微即易療也此說亦未可必惟其中之淺深為難易爾治法通理肝腎為得蓋肝主筋腎主骨風中肝腎則筋骨癱瘓也

治癱瘓風大鐵彈丸方

大烏頭四兩生用去皮臍別杵末　五靈脂四兩淘澄令極細　沒

藥別研　乳香別研　朱砂研　無名異　血竭研入已上

細各三分　牛黃　麝香研　龍腦

右十味細研羅為末滴水丸如小彈子大

每服一丸以生薑自然汁二分盞研化熱

酒浸溫服

治癱瘓風手足不遂肌肉頑痹筋脉拘急心

神不安言語謇澀胷膈痰涎不利宜服白朮

散
白术 萆薢 獨活 肉桂 五加皮
甘菊花 漢防己 葛根 羚羊角屑
赤芍藥 防風 芎藭 杏仁湯浸去皮尖麩炒令
黄 側子炮去皮 甘草炙黄已上各一兩 磁石三兩碎研水淘
去赤屑 麻黄二兩去節 薏苡人二兩
右件十八味搗為散每服四錢以水一中
盞入生薑半分煎六分去滓溫服
補肝臟久虛外中風毒肢節攣急腰間疼痺

漸覺羸瘦宜服鹿茸丸

鹿茸 酥炙黃去毛 石斛 去苗 萆薢 檳榔 附子 炮已上各二兩 天麻 巴戟 去心 熟乾地黃 仙靈脾 山茱萸 酸棗人 微炒 蛇床子 杜仲 五加皮 肉桂 獨活 防風 茯神 已上各一兩 牛膝 半兩 兔絲子 三兩 酒浸三日曬乾

右件為末煉蜜和丸如梧桐子大食前以溫酒下三十圓

治中風半身不遂方論

弱当是强之误

經有偏風候又有手身不遂候又有風偏枯候此三者大要同而古人弱為之偏目蓋指風則謂之偏風指疾則謂之半身不遂其肌肉偏小者呼為偏枯皆由脾胃虛弱所致也夫脾胃為水穀之海水穀之精化為血氣潤養身体今脾胃虛弱則水穀之精養有所不周血氣偏虛為邪所中故半身不遂或至肌肉枯小余治法兼治脾胃為得以補脾丸之類兼服之方在脾病方中

治偏風手足不遂筋骨疼痛宜服海桐皮丸方

海桐皮 石斛去根 肉桂 側子炮去皮臍剉焙 仙靈脾 芎藭 麻黃去根節 莽草炙微炒 茱萸 白芷 牛膝已上各一兩 防風 栢子人 羌活 當歸已上各二分

右件擣羅為末煉蜜和丸梧桐子大每服三十丸温酒下食前服

風痱方論

風痱者身無痛也病在藏四肢不收智不亂
一臂不隨者風痱也能言微有知則可治
不能言者不可治之次復霜時如入湯腰股
深鑠肢悶頭痛時嘔短氣汗出久則悲喜不
常不出三年死凡欲治此病宜先後次第不
得謾投湯藥以失機宜非但殺人因茲遂為
痼疾當先服竹瀝飲子
竹瀝飲子方患熱風者必先用於此制其熱
毒方

竹瀝二升　生葛汁一升　生薑汁三合

右三味相和溫煖，分為三服，旦、暮、晚各一

服。覺四體有異似好，與麻黃散：

麻黃　防風各三分　芎藭　防己　附子炮

人參　芍藥　黃芩　甘草炙　桂心以上各一

兩　石膏三兩　杏仁二十粒　羚羊角屑一兩

右件搗羅為末，每服四錢，水一大盞，生薑

半分，竹瀝一合半，生葛汁一合，同煎七分

忌生冷酢滑、猪牛馬驢肉、蒜、麥酒。服前件

渴散漸覺少損仍進後方

療卒暴風以面僻邪半身不遂語不轉竹瀝湯方

竹瀝（外入） 防己 升麻 桂心 芎藭 羚羊角屑（各二兩） 麻黃（三兩） 防風（二兩）

右七味為麤散每服四錢水一大盞竹瀝二合同煎七分濾去滓服如常服加獨活三兩最佳若手足次每一服入生薑三分同煎藥服不除更進防風散

防風 麻黄 芎藭各三分 防巳 桂心 黄芩 白术 附子炮 羚羊角屑各一兩 甘草 人參 芎藭 獨活 升麻各半兩 石膏一兩

右件一十五味，搗為麤散，每服四大錢，水一大盞半，竹瀝二合，生薑一分，同煎九分盞，去滓服。若有氣者，宜服芎藭散

芎藭 防風 麻黄各三分 黄芩 防巳 桂心 白术 人參 芎藭 獨活 升

麻　牛膝　石膏　橘皮　五加皮　羚
羊角屑各半兩　杏仁去皮尖　乾葛一兩
右件十八味爲麁散每服四錢水一大盞
入竹瀝二合生薑半分同煎八分濾去滓
服
凡風痱服前湯得差訖常服除餘風獨活散
獨活　防風　防己　秦膠　黄耆　芍
藥　人參　白术　茯神　芎藭　遠志
升麻　石斛　牛膝　丹參　羚羊角屑

甘草 厚朴 天門冬 五加皮 桂心 黄芩 地骨皮各两半 橘皮 麻黄 乾地黄各一两半 檳榔 藁本 杜仲 烏犀角各一两 薏苡仁半升 石膏三两

右件三十二味各細切和匀擣為麤散每服四錢水一盞半生薑半分同煎八分去滓日進二服若或覺心中熱煩以竹瀝代水煮之生薑一味臨煎藥斟酌用之

治風痙方論·

經有風痓候又有風角弓反張候痓其身體
強直口噤如發癇狀角弓反張者腹背反折
不能俛仰二者皆曰風邪傷於陽之經而然
也治法一同
治卒中風身如角弓反張口噤不語宜服石
膏散
石膏　麻黄去根節各一兩　防風　羚羊角屑
獨活　五加皮　前胡　肉桂　附子炮
人參　芎藭　當歸　杏人湯浸去皮尖麩炒　甘

草炙已上各半兩

右件擣羅為末每服四錢水一中盞入生

薑半分煎至六分去滓無時溫服

治中風角弓反張口噤不語四肢拘急并腎

藏風毒攻注手足頑麻一切急風並宜服天

南星丸

天南星炮 天麻 白附子炮 膩粉研 牛膝

去苗 白殭蠶微炒 羌活 槐膠 羚羊角屑

防風各半兩 乾蠍微炒 蟬殼炙一分 白花蛇一兩酒浸

去皮骨用肉炙　麝香一錢半研入　黑附子半兩炮

右為末入研了藥令勻鍊蜜和丸雞頭大

每服一丸以薄荷生薑汁和酒下

治賊風反折銅屑酒方

赤銅屑四兩

右熬令極熱投酒中每服五合日三或無

即以赤銅五斤燒納酒中百遍服同前法

風寒熱候方論

經曰風之中人或為寒熱寒者謂腠理開則

洒然而寒，寒則衰飲食，在人瘦則外泄而寒，寒為寒中，一日使人面青心悶，嘔逆吐沫，四肢痛於熱者，謂腠理閉則熱而悶，若人肥則風不得外洩，為熱中而目黃。一曰其狀使人惡風寒戰，目欲脫，涕唾出，七八日微有青黃膿涕出，如彈丸大，從口鼻出為善也，不出則傷肺，復欬嗽唾膿血。

治患風人多熱，常宜服荊瀝湯方

荊瀝　竹瀝　生薑各半斤

右三味相和溫溫服之每日相夾煮散服

日午服此平復差方止

風眩方論

夫風眩之病起於心氣不足胸上蓄熱實故

有高風而熱之所為也痰熱相感而動風風

心相乱則悶瞀故謂之為風眩瞀大人白癲

小兒則為癇一説頭風目眩者云云次列於

後詳見聖惠方

治頭風神白散眷生方云飽食仰卧久成氣

病頭風又云飽食沐髮作頭風

石膏 白附子炮 天南星炮 白芷 甘菊

花 京芎 天麻 各等

分

右件搗羅為末每服一錢先嚼荷葉三五

葉溫酒調下

又方茶芷散

麻黃去節 荊芥穗 白附子

右三味為末各等分每服一錢以茶點

又方右以白芥子研貼痛處立效

治頭風并諸般風疾白龍丸

石膏半斤火煅過又麵炒為三停留一停為衣　川烏頭去皮　甘草

天南星各四兩各生用　肉桂　甘菊花各一兩　防風

白殭蠶　京芎各一兩半　牛膝　海桐皮去皮水浸

麻黃去節用　甘松洗　川白芷　藁本洗各一兩

右搗羅為散研和令勻用糯米揉擇淨煮粥研爛旋旋入藥和勻杵為劑丸如大雞頭大微乾上衣每服一丸空心夜臥用煨葱煨酒嚼下如中急風用兩丸薄荷自然

汁半盞酒半盞煎化灌下衣被蓋出汗婦人血風當歸酒下傷寒頭痛葱酒下常服茶酒任下小兒急慢驚風量大小金銀湯磨下

治偏頭疼旋復花散

旋復花　草薢　虎頭骨酥塗炙黄各半兩

右件為末欲發時以温酒調下二錢衣被蓋出汗立差

治夾腦風及洗頭後傷風頭偏痛甚者宜服

神聖散

麻黄去根节 細辛 乾蝎半生半炒 藿香各半两

右件為末每服一錢用荆芥湯或薄荷酒

下

大風方論

經言大風五種皆以五色言之謂青黄赤白

黑五者之風能生五蟲五蟲食人五藏此說

疑未別白蓋五藏之經惟虚者風邪中之既

中風邪始生虚熱虚熱既盛乃變生蟲以肝

病生青虫心病生赤虫脾病生黄虫肺病生
白虫腎病生黑虫猶蠹生於木反食於木故
食肝則眉睫墮落食肺則鼻柱崩壞食脾則
卧語聲變散食腎則耳鳴啾啾其白蟯蟀麵
癩者亦以虫所作言之蓋不越五色之證也
古人謂之惡疾然亦多種不同所得偏体無
異而眉髮已落有偏体已壞眉鬚儼然有諸
處不異好人而四肢腹背有頑處重者手足
十指已有墮落有患四體大寒而重衣不暖

者尋常患熱不能暫涼者百體枯槁者有漾
汁常不止者有身體乾痒徹骨搔之白皮如
麪手下作瘡者有瘡痍荼毒乃疊而生晝夜
苦痛不已者有直置頑鈍不知痛痒者此候
雖種種狀皃不同而難療易療皆在病人不
由醫者何則此諸以慎心違不受醫教直希
聖藥力不求諸己百餘人差者十分有一神
仙傳有數人皆因惡病而致何者由割棄塵
累懷頴陽之風所以非止差病乃因禍而取

福也一遇斯疾即須斷鹽一切公私物務釋
然皆棄猶如脫屣凡百口味特須斷除漸漸
斷穀不交俗事絕乎慶弔幽隱巖谷周年乃
差差後終身慎房
服蒼耳法三月已後七月已前刈取蒼耳為
末夏水服冬酒服主大風日二服丸丸用蜜
每服二十丸滿百日甲錯皮膚脫如凝脂

風諸雜候方論

風病候多途而岐伯論風止於四種謂偏枯

風痱風懿風痺而已後之人又多其條例至
有一事數出以前急風與卒中名為方論其
於繁簡俱不得中予今惟取人所難明者論
之其病候曉然易明者皆已之故曰風諸雜
候用者但觀其方之所主去可也下去諸雜
候者亦此例
治賊風面目口喎方
夫風邪入於足陽明手太陽之經遇寒則
筋急引頰故使口面喎僻其脈浮而遲者

可治又養生方云夜臥當耳勿得有穴風

入耳中多令人喎也宜服小驅散方在急風部中

治賊風面目喎斜宜服附子散方

附子　肉桂各二兩半　細辛　防風　人參

乾薑各三兩

右件六味為散酒下二錢

治一切風走疰肢節痛不可忍者神効小烏

犀丸

烏犀　朱砂　天麻　羌活　芎藭　防

風　乾蝎　白殭蚕　甘菊花　地龍

蔓荊子各一兩　乾薑炮　牛黃研入　麝香研入各半兩

天南星炮　敗龜酥塗炙令黃　白花蛇酒浸去皮骨炙黃

肉桂　附子炮　木香　人參　海桐皮

虎脛骨酥炙令黃色　當歸微炒各三分

右件搗羅為末，鍊蜜和勻，丸如小彈子大。

每服一丸，以煖酒或薄荷湯嚼下。

治風痰壅盛，胸膈不利，大去諸般風痰，四生

丸

半夏（半斤） 天南星（五兩） 白附子（四兩） 大附子（二兩）
右四味搗羅為末淨乳鉢內用水一斗半
浸逐日換水春夏三日秋冬七日頻浸以
不麻人手去水於箕內以厚紙滲乾再
研細以糯米糊和勻丸如大雞頭大每服
一丸茶酒任下更入少龍麝尤佳
治大腸風熱結澀不通威靈仙丸
威靈仙 獨活 芎藭 檳榔（各一兩） 川大
黃（微炒） 牽牛子（各一兩）

右搗羅為末鍊蜜丸如梧桐子大食前溫
水下十五丸
治肺藏久積風毒皮膚生白癜不止苦參散
苦參三兩 露蜂房炙 松脂 附子炮 梔子人
木蘭皮 烏蛇三兩酒浸去皮骨炙
右件搗羅為末每服二錢溫酒調下類聚卷二十諸風門八葉三十一至五十三
治風心脾熱言語蹇澀精神惛憒手足不隨

宜喫葛粉索餅方

葛粉四兩　荊芥一握　香豉二合 ○按食醫心鑑無香豉

右件藥以水三大盞煮豉及荊芥取兩盞

半去滓和葛粉作汁中煮令熟空腹食

之 聖惠方同類聚二十四諸風门十二葉八十一 ○攝食醫心鑑輯

治中風頭痛心煩若不下食手足無力筋骨

疼痛口面喎言語不正宜喫薏苡人粥方

葱白　薄荷各一握 ○聖惠方同食醫心鑑婆訶　牛蒡根半斤

切洗去麁皮 心鑑切五合　豉三合 ○聖惠方二合　薏苡人擣三合

右以水五大盞煮萵白牛蒡根薄荷豉等聖惠方同心鑑以水四升煮萵白牛蒡根葉許等取汁二升半去滓投薑葱入煮粥空心食之備預百要方同同上葉八十二至八十三

⊙摘食醫心鑑輯

治中風毒心煩口乾手足不隨及皮膚熱瘡

宜喫蕪牛蒡葉方

牛蒡肥嫩葉一斤酥一兩聖惠方同食醫心鑑土蘇半兩

右細切牛蒡葉煮三五沸漉出於五味汁

中重煮點酥心鑑作酥之蘇食之同上葉八十六⊙摘心鑑輯

食治中風法方

治中風五藏壅熱言語蹇澀手足不遂神情冒昧大腸澀滯宜喫冬麻子粥方

冬麻子半升　白粱米三合　薄荷一握　荊芥一握

右件藥以水三大盞煮薄荷荊芥取汁二盞去滓用研麻子濾取汁并米煮作粥空腹食之　聖惠方同

治中風手足不遂言語蹇澀精神昏憒宜喫葛粉撥刀方

葛粉四兩 荊芥半斤○聖惠方半兩 葱白切一握 生薑半斤切○聖惠方半兩 川椒五十枚去目及閉口者 香豉一合 鹽花半兩 羊脛骨髓一兩

右件藥以水五大盞先煎荊芥等取汁三盞和葛粉切作撥刀入汁中煮熟頓食之

治中風筋脈攣急不可屈伸及風溼等宜喫薏苡人粥方

薏苡人一合○聖惠方二合 薄荷一握 荊芥一握 葱白一握 豉一合

右件藥先以水三大盞煎荷等取汁二盞入薏苡人煮作粥空腹食之

食治風熱煩悶諸方

治風熱心胃煩悶不得睡卧宜食酸棗人煎餅方

酸棗人三分炒熟擣末 人參一兩末〇腥惠方一分末 茯神一分末 糯米四兩水浸細研 白麵四兩

右件藥末入米麵中以水調作煎餅食之要著肉臛五味食之亦可

治热毒风心肺烦闷或小便赤涩淡竹沥粥方

淡竹沥一合 石膏一两捣碎 黄芩一分捣碎 粟米二合 蜜半合

右先以水二大盏半煎石膏黄芩至一盏半去滓下米煮粥欲熟入竹沥及蜜搅匀候熟任意食之 圣惠二方同

治风热攻心烦闷恍惚神思不安煮梨汤方

梨三枚切 沙糖半两

右以水一大盞煎至六分去滓食後分溫

二服 聖惠方同 同上葉八十三至九十四

五藏中風

風者從五藏俞入諸藏子細詳審隨其俞穴上急灸一百壯謂肝風灸肝俞心風灸心俞之類是也

風痹

曲池 列缺 主身浸淫時寒 風市 主緩縱

五痿痺腨脚疾攣不仁　中瀆主寒氣在
分肉間痛苦痺不仁　豐隆主身濕　陽
陵泉主髀樞膝脛骨搖酸痺不仁筋縮諸
節酸折　漏谷主久濕痺不能行　商主
丘久立骨痺煩　中封主痿厥身体不仁
少氣身濕重　臨泣主身痺洒淅振寒
凡身体不仁先取京骨後取中封絕骨皆
瀉之同上葉百五至百六
風偏枯候

養生方導引法云一足蹹地足不動一足向
側相轉身欹勢并手盡急迴左右迭二七
去脊風冷偏枯不通潤以上據巢氏病源輯大汗勿
偏脫衣主中偏風半身不遂同上葉百十至百十一

神巧萬全方卷三

傷寒總論

傷寒之說古今不同素問水热論論热病云
夫热病者皆傷寒之類或愈或死皆以六七
日之間為期而不言溫病難經論傷寒乃有
五種有中風有濕溫有傷寒有热病有溫病
皆以脉理推之經云中風之脉陽浮而滑陰
濡而弱濕溫之脉陽濡而弱
陰小而急傷寒之脉陰陽俱盛而緊濇热病
之脉陰陽俱浮浮之而滑之而散濇溫病之
脉行在諸經不知何經之
動也隨其經所在而取之乃漢張仲景著傷

寒論其說最詳以冬受寒毒之氣即發者為傷寒其寒毒藏於肌骨之間至春而發者為溫病至夏而發者為熱病溫熱之病直以熱之多少為義陽熱未盛為寒所制故病名溫陽熱大盛寒不能制故病名熱又以冬氣溫春氣寒夏氣冷秋氣熱為時氣時氣之說正與難經所謂溫病者同也隋巢元方雖取仲景之說而觸類長之其諸病候皆別為篇目以出之嘗究諸說雖或異同大抵傷寒溫病熱病時氣傳變無異惟能別其陰陽不妄汗下

最為良醫何則諸書所述多拘日數此治無
病之人間或多見若病者太虛太實則邪氣
傳受遲速不等醫者執泥汗下有悞如此治
病不若不醫愚嘗論人曰身熱頭痛腰項強
鼻塞脉浮大數惡寒或微微汗出此屬三陽
三陽表也可發汗凡發汗欲令手足周遍汗
出漐漐益神不欲流離病若不解當復發汗汗多則亡陽虛則不得重
發汗也凡欲發汗中病便止不必須盡劑也
大陽病脉浮數者宜發汗也陽明病脉遲汗
多而微惡寒者未解宜發汗陽明病脉浮數
者宜發汗太陽病常自微微汗出更宜發汗
凡脉浮而緊者浮則為風緊則為寒宜發汗

太陽病下之後喘者外未解也宜發汗太陽病發熱汗出而惡寒宜發汗頭不疼
痛胸心痞滿鬱鬱而痛多涎唾乾嘔此可吐
凡服湯吐者中病便止不必盡劑也大法春
夏宜吐凡病頭不疼痛寸口脉浮胸中痰滿
上衝咽喉不得息此為有痰當吐之夫胸心
滿實胸中鬱鬱而痛不能食多涎唾下利其
脉乍反逆寸口脉數此可吐也病者手足
冷脉乍結在胸心下煩飢不能食病在胸中
當宜吐之傷寒胸滿痰逆乾嘔熱嗽及肺壅
唾膿等宜吐之夫宿食在胃管宜吐之也
心腹煩滿脉細數或下痢後脉滑或下痢後
三部皆和而心下堅或但頭汗出面身不汗
小便不利渴引水或不大便繞臍痛此可下

凡下中病便止不必盡劑少陰病得之心燥咽乾宜急下之傷寒病人腹滿不大便者亦然傷寒下利三部脉皆和按其心下堅宜急下之傷寒下痢脉遲滑者實也其痢未得便止當更宜下之傷寒病腹中滿痛者皆為寒當宜下之傷寒脉數而滑者有宿食當下之傷寒六七日中瞳子不明無外證大便難微熱者此為實宜急下之太陽病七八日脉微浮者其人發狂此下膲有熱腹常堅而滿小便自利下血乃愈瘀熱在裏故也宜下之陽明病但頭汗出其身無汗小便不利渴引水漿此為瘀熱在裏身必發黃宜急下之傷寒有熱而小腹滿者小便反利此為有稸血當宜下之傷寒病五六日不大便繞臍痛煩燥汗出者此為有結燥汗出後則暫解日晡則復發脉實者當宜下之傷寒七八日身黃如橘小便不利其腹微滿者宜下之陽明病其人多汗津液越出胃中有熱大便必堅宜

下之傷寒大下後六七日不大便煩熱不解腹滿而痛去此有宿食宜下之傷寒病小便不利大便乍難乍易時有微热不能卧此胃內有結燥故宜下之凡言可吐可汗下但有一候便可不必俱有諸候方可也假如有人得病五七日尚由身热頭痛脉洪大證候尚在三陽猶須發汗未可下也傷寒脉濡而弱陽氣不足不可下下之則心下痞滿津液內竭咽燥鼻乾也傷寒脉浮而緊浮則為風緊則為寒風則傷營寒則傷衛營衛俱病骨節煩疼当發其汗而不可下也傷寒脉浮濡弱不得發汗无陽故也陽寸虛尺中弱濇者不可下傷寒結胷證其脉浮大不可下下之即死矣太陽与陽明合病喘從胷滿不可下太陽与少陽合病心下堅頸項強而眩不可下也夫四逆病厥者不可下也夫病欲吐者不可

下也夫病有外證未解不可下下為逆也夫
病發於陽而反下之熱入於咽作結胸也太
陰病其人腹滿吐食不可下下之益甚少陽
病當心下堅不可下下之後利不止者死
又有人今日得病或便煩滿脈細數或三日
便有裏證即須吐下不必發汗也經曰日數雖多但有
表證而脈浮大數猶宜發汗日數雖少即有
裏證而脈沈細數猶宜下之凡脈尺中遲不
可發汗榮氣不足血少故也凡脈微軟弱者
不可發汗凡咽中閉塞不可發汗凡腹中有
動氣在左右者不可發汗凡有動氣在上不
可發汗發汗則氣衝於上在心端也凡有動
氣在下者不可發汗汗則心中大煩目眩惡
寒則飲食恨吐凡諸動脈微弱皆不可發汗
汗則小便難脬中乾煩燥也凡咽燥者不可
發汗失血者不可發汗發汗必恍惚心亂凡

下在藏不宜發汗，汗則必吐，口中爛生瘡。凡下痢小复亟攻其液，汗出必腹脹滿，欬嗽，小便利者，不可攻其表，汗出即逆。傷寒四逆，或虛羸，或新產俱不可吐。太陽病惡寒而發熱，自汗出而反不惡寒熱，關上脈細數者，不可吐之。少陰病，其人欲食入則吐，心中溫溫欲吐，復不能吐，手足寒，脈弦遲，乾嘔，此膈上有寒飲，不可吐之，當宜溫也。諸四逆者不可吐之，諸虛不可吐之，新產者不可吐之，病者惡寒而不欲近衣，不可吐之。故又有可灸不可灸。少陰病，其人裏雖熱而惡寒者，宜灸之。少陰病吐利，手足逆而發熱，脈不足者，灸少陰。吐下手足厥，無脈者，當其厥陰灸之，不溫反微喘者死。傷寒六七日，脈數，手足厥，煩燥不已，灸厥陰，不順者死。其不可灸者，為微微之脈不可灸，因熱為邪，必致煩逆，內有損骨傷筋血枯之病，當以汗解，反以

還當是
還之誤

灸之邪無所出因火而盛此為逆可火不可
治熱欲解者當發其汗而解也
火之凡吐利後下部痛者炒枳實并麩鹽等熨
之其不可火者凡傷寒寸口脉浮而弱即
血氣虛衛氣微其脉浮則汗出如流珠衛氣
微榮氣虛故脉浮汗出也太陽中風以火劫
其汗風被火熱即令血氣流泆當有潮熱其
身發黃陽盛即衄陰虛即小便難陰陽俱虛
身體枯燥但頭汗出至頸而還腹滿微喘口
乾咽爛或不大便甚者噦手足躁擾循衣摸
床若心下滿小便利者可治不利者不可治
傷寒脉浮以火劫逼其汗必驚狂臥起不安
太陽病以火蒸之不得汗者其人必燥結若
不結必下清血脉深者必發黃也太陽病而
熨其背大汗必出火氣入
胃胃中乾結必發譫語

可水不可水

太陽病差
後胃中乾燥不得臥渴欲飲水當稍稍飲之
即愈若噦吐者熱在膈上思水者與五苓散

即可与水傷寒七八日大渴欲飲水者當与之常令不足凡傷寒不渴除与之因此成病凡發汗後飲水水灌之其人必喘水藥不得入口入則為逆傷寒結胃無熱證者宜与平和之藥不可与水寸口脉浮大醫誤下之寒热相搏即為腸鳴復飲之水為逆治傷寒五六日而渴未宜與之若大渴者宜与之 夫傷寒而多热者以其寒極則热生也治法用溫藥然而又有可溫之候者不可不審也 凡病發热頭疼脉浮数身有疼痛宜溫其表病若腹滿下利咽吐身体疼痛宜溫其裏太陽病下利不渴其藏有寒當溫之其人飲食入則吐手足寒脉弦遅此胃中有寒不可吐下宜溫之少陰病其脉沈者宜急溫之下利不飲食可宜溫之下利脉遅緊為痛不止下利脉浮大此皆為虚宜溫之凡脉微革者自腹

鳴若渴而與水則必噦宜溫之病下之後續
得下利水穀不止身體疼痛宜溫其裏溫者
用四逆附子其間法虛煩熱與傷寒相似
湯之類也
其所以異者身不疼痛不惡寒脈不緊數爾
夫如此則非傷寒也俱不可汗吐下但與竹
葉湯若吐者與橘皮生薑湯而已夫以虛煩
病為傷寒治之者多至於斃不可不審細也
凡纔受病知非虛煩之病而頭痛壯熱仍更
增寒便宜與發汗藥三五服如覺微微汗出
即加少許衣被蓋覆令汗遍頭面四肢即佳

次看汗後得何形證用藥如腹滿即用厚朴散渴用五苓散之類也無失機會則功可十全

論時氣

時氣者天地不正之氣也謂春應暖而反寒夏應熱而反冷秋應涼而反熱冬應寒而反溫非其時而有其氣一家無少長率病者時氣也又謂之鬼厲之氣夫鬼無所歸乃為厲介禮有泰厲國厲者是也若天地有不正之氣鬼厲依而為祟楊玄操云謂雜鬼厲之氣

不知何經之動者亦其義也其病傳变与傷寒無異治法多雜於鬼邪之藥為得其諸發汗吐下并傳變並取正傷寒方法治之

瘴氣論

夫嶺南青草黃芒瘴猶如嶺北傷寒也南地煖故太陰之時草木不黄落伏蟄不閉藏雜毒因煖而生故嶺南從仲春訖仲夏行青草瘴季夏訖孟冬行黃芒瘴量其用藥缘性嶺南傷寒但寒氣多濕病藥小寒於嶺北時用

熱藥亦減其錙銖三分去二但此病外候小遲困然後之所傳與傷寒不異然陰陽受病會同表裏須明識患源不得妄攻湯艾假令宿患痼熱今得瘴毒得熱更增雖形候至盛猶在於表未入腸胃不妨温而汗之用青龍散加豆豉葱白煎之則是用冷藥小寒於嶺北之義也已入內者不妨手而下之用抵聖丸可也假令水有冷令得温瘴雖暴壯熱煩滿秘塞正須温藥汗之如桂枝散加葛根麻黄之類也汗之不歇不妨寒藥下之與大承氣湯之類是也夫

下利治病等藥在下品藥性凶毒專主攻擊
不可恒服疾去即止病君日數未入於内不
可預服利藥藥盡胃虛病必承虛而進此不
可輕治治不差成黄疸黄疸不差為尸疸黄
疸尸疸亦取傷寒發黄諸方用之其寒熱者
以瘧疾方為用以此為例則汗吐下并諸候
表可以傷寒之方為用尸疸疾者嶺南中瘴
氣土人連歷不差成此病不須治也嶺北客
人猶得斟酌救之病前熱而後寒亦發於陽

無熱而惡寒者發於陰發於陽者攻其外發於陰者攻其內其一日二日瘴氣皮膚之間於病者頭痛惡寒腰背強重若寒在表發汗及針必愈三日以上氣浮於上填塞心胸使頭痛胸滿而悶宜以吐藥吐之必愈五日已上瘴氣深結結在藏腑故腹脹身體骨節煩疼當下之或人得病久方告醫醫知病深病已成結非可發表解肌所當問病人得病本末投藥可專依次第也

右說如此其治瘴法与治傷寒無異惟能
别其表裏不妄汗下為得其論諸疾候亦
當取正傷寒中為證

論三陽三陰內外證候

夫欲識傷寒三陽三陰之候者謂手太陽小
腸之經為三陽之首病則此經先受之其脉
絡於腰脊主於頭項病則頭痛腰強又診其
脉尺寸俱浮者太陽候也足陽明胃之經也
主肌肉其脉絡於鼻入於目病若肉熱鼻乾

不得眠而文許其候尺寸俱長者陽明候也足少陽膽之經也其脉循於脇上於頸耳若病則胸脇熱而耳聾許其脉尺寸俱弦者少陽候也三陽之經絡始相傳病未入於藏可汗而愈足太陰者脾之經也其脉絡於脾主於喉咽若病則腹滿而咽乾而文許其脉尺寸俱沈細者太陰候也其病在胸膈可吐而解足少陰者腎之經也其脉貫於腎絡於肺系於舌本病若口燥舌乾渴而引水而又許

其尺寸俱沉者少陰候也足厥陰候者肝之經也其脉循术陰絡於肝病若煩滿而陰縮而又診其脉尺寸俱微緩者厥陰候也夫少陰厥陰之候病在腸胃可下而愈

針三陽三陰候

予嘗療傷寒見太陽證則瀉太陽補陽明見陽明證則瀉陽明補少陽而病皆多愈或者見問予曰此古人無道也蓋以太陽病傳陽明陽明病傳少陽少陽病傳大陰大陰病傳

少陰少陰病傳厥陰夫病者已受邪今瀉其處邪之經而補其未病之經實則邪不能傳所以多愈　類聚卷二十九傷寒門三葉六十二至七十二

太陽病諸方

甘草乾薑湯方

甘草四兩炙味甘平　乾薑二兩炮味辛熱

内經曰辛甘發散為陽甘草乾薑相合以復陽氣

右㕮咀以水三升煮取一升五合　千金翼方煮取一升去滓分溫再服　永類鈐方同　傷寒論注解同

芍藥甘草湯方

白芍藥四兩味酸微寒 甘草四兩炙甘平

芍藥白補而赤瀉白收而赤散也酸以收之甘以緩之酸甘相合用補陰血

右二味㕮咀以水三升煮取一升半去滓分溫再服之千金翼方傷寒論註解同

調胃承氣湯方

大黃四兩去皮清酒浸 甘草二兩炙味甘平 芒消半升味鹹苦大寒○千金翼方半兩

內經曰熱淫於內治以鹹寒佐以苦甘芒消鹹寒以除熱大黃苦寒以蕩實甘草甘

平脇二物推陳而緩中

右三味㕮咀以水三升煮取一升去滓內芒消更上火微煮令沸少少溫服之傷寒論注解同　數聚卷四十二傷寒门十六葉百五至百六⊙攝傷寒論注解輯

桂枝甘草湯方

桂枝四兩去皮味辛熱⊙傷寒論注解四兩　甘草二兩炙味甘平

桂枝之辛走肺而益氣甘草之甘入脾而緩中

右二味以水三升煮取一升去滓頓服千金

翼方同　類聚卷四十三傷寒門十七
葉二十二◎據傷寒論注解輯

文蛤散方

文蛤一兩味鹹寒◎傷寒論注解五兩
鹹走腎則可以勝水氣

右為末以沸湯和一方寸匕服湯用五合

同上葉七十六◎
據傷寒論注解輯

白散方

桔梗三分味辛苦微溫
巴豆一分去皮心熬黑研如脂平溫
貝母三分味辛苦平

辛散而苦泄桔梗貝母之苦辛
用以下氣巴豆之辛用以散實

右件三味為末內巴豆更於臼中杵之以白飲和服強人半錢羸者減之病在膈上必吐在膈下必利不利進熱粥一杯利過不止進冷粥千金翼方註云一云冷水一杯身熱皮粟不解欲引衣自覆若以水潠之洗之益令熱劫不得出當汗而不汗則煩假令汗出已腹中痛與芍藥三兩如上法傷寒論注解同

同上葉七十
六至七十七

少阴病诸方

甘草汤方

甘草二两

右一味以水三升煮取一升半去滓温服七合日二服千金翼方伤寒注解同

桔梗汤方

桔梗一两千金翼方一大枚辛甘微温○甘草二两甘平

桔梗辛温以散寒甘草味甘平以除热甘梗相合以调寒热

右二味以水三升煮取一升去滓分温再

服傷寒論注解同

苦酒湯方

半夏七个洗切破作十四片○傷寒論注解洗破如棗核大十四枚辛溫雞子一枚去黃内上苦酒著雞子殼中甘微寒

辛甘散之半夏之辛以發音声甘以緩之雞子之甘以緩咽痛酸以收之苦酒之酸以斂咽瘡

右二味内半夏著苦酒中以雞子殼置刀鐶中安火上令三沸去滓少少含嚥之不差更作三劑千金翼方同類聚卷四十四傷寒門廿八葉四十五至

四十六⊙撮傷寒論注解輯

半夏散及湯方

半夏洗辛　桂枝去皮辛熱　甘草炙甘平以上各等分

內經曰寒淫所勝平以辛熱佐以甘苦半夏桂枝之辛以散經寒甘草之甘以緩正氣

已上三味各別擣篩已合治之白飲和服方寸匕日三服若不能散服者以水一升煎七沸內散兩方寸匕更煎三沸下火令小冷少少嚥之半夏有毒不當散服千金翼方

傷寒論同傷寒論注解無半夏以下八字

同葉四十七回據傷寒論注解輯

厥陰病方

烏梅圓方

烏梅八十個 細辛一兩半 黃連四兩 當歸一兩 附子一兩半炮 蜀椒一兩 桂枝一兩半 人參一兩半 黃蘗一兩半 乾姜二兩半

右十味擣篩合治之以苦酒漬烏梅一宿去核蒸之五斗米下飯熟擣成泥和藥令相得內臼中與蜜杵二千下丸如梧桐子

子大先食飲服十九日三服稍加至二十
丸忌生冷滑物等同上業與十四

辟溫

辟疫氣令人不染溫病及傷寒歲旦屠蘇酒
方

大黃一兩六銖周十六銖千金方十五銖運化玄振白朮十八銖桔梗一兩
蜀椒一兩六銖方各十五銖千金桂心十八銖烏頭六銖菝
葜十二銖
右七味㕮咀絳袋盛以十二月晦日中懸

沈井中，令至泥。正月朔日平曉出藥，置酒中煎數沸，於東向戶中飲之。屠蘇之飲，先從小起，多少自在。一人飲，一家無疫；一家飲，一里無疫。飲藥酒得三朝，還滓置井中，能仍歲飲，可世無病。當家內外有井，皆悉著藥，辟溫氣也。一方有防風一兩。類聚卷四十五傷寒門十九葉五十五 ⊙ 攝千金方解

雄黃散辟溫氣方

雄黃一兩 ○千金方五兩 朱砂一作赤朮 菖蒲 鬼臼各二

两

右四味治下篩以塗五心額上鼻人中及

耳门⊙同上葉五十八 擣千金方韓

二月旦取東行桑根大如指懸门户上又人

带同上葉六十一

斷温病令不相染著方射汲水瓶綆千金方作汲水

一瓶長七寸盜著病人卧席下良

治温病不相染方桃樹蟲屎末之水服方寸

匕肘後方千金方同

又方术豉等分酒漬服之妙（千金方同）

又方正旦吞麻子赤小豆各二七粒又以二七粒投井中（千金方運化云摁同）

又方新布袋盛赤豆一升内井中三日出舉家服二十粒（千金方作二七枚）

⊙按肘後方男服十枚女服二十枚（經驗良方二十一枚）

又方切松葉末如米（千金方松葉末之）酒服方寸匕日三服辟五年溫疫（千金方無此五字）

又方常以七月七日合家吞赤小豆向日吞

二七枚
又方常以七月七日男吞人豆運化言根書小豆七
枚女吞小豆二七枚言根令人年歲無病
斷溫疫轉相染著乃至滅門延及外人無收
視者方
赤小豆　鬼箭羽　鬼臼各二兩　雄黃二兩〇千
金方各二兩　丹砂二兩
右五味末之以蜜和服如小豆一圓可與
病人同床傳衣不相染酒服千金方無此五字

治溫疫方

白蜜和上色朱砂粉二兩（千金方作一兩）以太歲日平旦（肘後方此下有一家二字）大小勿食（肘後方此下有許物二字）向東方立吞服三七圓如麻子大勿令齒近之并吞赤小豆七枚投井泉中終身勿忘此法

又方凡時行疫癘常以月望日細剉東引桃枝煮湯浴之（千金方同）

治溫氣方（千金方溫作癘）

蒜五十子并皮破之 千金方作五子 豉心一升

右二味以三歲男兒尿二升煮五六沸去

滓服之良 同上葉六十一至六十三回 據千金方輯

麥奴圓 治傷寒五六日以上不解熱在胃中

口噤不能言唯欲飲水爲壞傷寒醫所不能

治爲成死人精魂已竭心下纔溫以杖發其

口開灌藥咽中藥得下則愈麥奴圓一曰黑

圓二曰水解圓

釜底墨　竈突墨　梁上墨　麥奴　黄芩　大黄　芒消各一兩　麻黄二兩

右八味末之蜜圓如彈子大以新汲水五合研一圓破漬置水中當藥消盡服之病者渴欲飲水極意不問升數飲止復便飲能多飲爲善不欲飲水當強飲之服藥須臾當寒寒竟汗出便解若服藥日移五尺許不汗復服如前法不過再三服佳小麦黑穗名麥奴⊙千金方穗作勃　攟千金方輯

○

治壞傷寒热在胸中口不能語麦奴一方凡用小麦

聖惠方先注文竈下黄土半兩竈突中墨半兩梁上塵半兩麻黄一兩去節川大黄半兩剉碎微炒黄芩半兩川朴消一兩右件藥擣羅為末鍊蜜和丸如彈子大每服以新汲水研下一丸良久令極飲水不欲水但强飲之須臾必寒寒已當有汗出便愈◎攝聖惠方輯同上
發汗吐下後諸方 葉八十三至八十四

玄武湯此方名擬

赤茯苓一兩赤芍藥一兩附子一兩炮裂去皮臍白术

白术一兩 右件為末每服四錢以水一中盞
入生薑半分棗子三枚煎至五分去滓不
計時候溫服 同葉八十九

甘草瀉心湯 擬

甘草炙一兩 黃芩三分 黃連半兩 半夏三分湯洗七遍去滑
人參半兩 乾薑炮半兩 右搗篩為散每服四錢
以水一盞生薑半分棗三枚煎至七分去
滓溫服 同上葉九十至九十二

諸熱病條辨熱血瘡方 婦科全書補輯

治[redacted]傷寒發熱豆瘡未作膿方青黛一兩細研

右以新汲水不計時候調下一錢同 權度方類

聖惠卷四十六傷寒門二十葉五

又方婦人月水帛拭之方同 千金

又方小兒著取月水汁和水浴之 千金方同 同上葉六

勞復

治交接勞復陰卵腫縮腹中絞痛便欲死方

取所交接婦人衣裳以覆男子立愈千金方同

同上葉十七

太陽病脈浮緊無汗發熱身疼八九日不解

服湯已發煩必衄宜服之以上據原書輯

麻黃二兩去根節 桂枝一兩 杏人一兩湯浸去皮尖雙人麩炒微

黃 甘草半兩炙微赤剉

右件藥搗篩為散每服四錢以水一中盞

入生薑半分棗三枚煎至五分去滓不計

時候溫服◎以上據聖惠方 軒按原方名麻黃湯 同上葉四十六

張仲景說發汗冬及如春大寒時宜服神丹方丸子詳此方大寒時氣病宜用之發汗以上據原書輯

朱砂一兩細研水飛過 附子一兩半炮裂去皮臍 川烏頭一兩半炮裂去皮臍 半夏一兩湯洗七徧去滑 赤茯苓一兩 人參一兩去蘆頭

右件藥搗羅為末鍊蜜和丸如梧桐子大每服以生薑湯下五丸良久喫熱粥一盞

投之以得汗為度

瓜蒂散方

瓜蒂一兩 赤小豆四兩

右件藥搗細羅為散每服二錢以溫水調服藥下便臥即當有吐候食頃若不吐即再服之如更不吐即增藥服之以吐為度吐出青黃如菜汁者為佳若吐少病不除者次日如前法更服可至再三不令虛也藥力過時不吐即服熱湯一盞以助藥力

若服藥過多者飲冷水解之聖惠方同

蒸法出汗此法如用先服發汗藥仍針不得汗穴相兼用之經曰凡難得汗者可蒸之如中風法蒸濕之氣於外迎不得不汗出也以上

據原書輯

火燒地良久掃去火微用水灑地取蠶沙桃葉柏葉糠及麥麩等皆可用之鋪著地上令厚二三寸布蓆卧上蓋覆以汗出為度不得過熱當審細消息汗出周身便佳

良久不止後以粥粥之勿令汗出過多也

⊙以上集撮聖惠方
軒同上葉五十至五十一

仲景又云春末及夏始秋時可用青散方發汗予辨此方中風傷寒候宜用之發汗以上撮采

文軒

川烏頭壹兩炮裂去皮臍　桔梗一兩去蘆頭　白朮一兩　附子壹兩炮裂去皮臍　防風一兩去蘆頭　細辛壹兩

右件藥搗細羅為散每服二錢以生薑湯調服服藥後食頃不汗出者飲稀粥一盞

以發之暖覆汗出熱熱可也勿令流離汗出若汗大出不止者溫溫粉之如未得汗者當更服之以得汗為度◎以上撮聖惠方乾同上葉

五十二

太陽病汗後胃中不和心下痞鞕乾噫食臭脅下有水氣腹中雷鳴而利者宜服之◎撮原文

半夏二兩湯洗七遍去滑黃芩一兩乾薑一兩炮裂剉人參一兩去蘆頭黃連一兩去鬚甘草半兩炙微赤剉

右件藥搗篩為散每服四錢以水一中盞

入生薑半分、棗三枚，並至五分，去滓，不計以上原本夏瀉心湯時候溫服。⊙摘聖惠方輯上葉五十五至五十六同

桃花湯方　少陰病下利膿血者。⊙摘原文

桃花石二兩，搗碎　乾薑半兩，炮，剉　粳米半合

右件藥以水二大盞，煎至一大盞，去滓，分為二服，食前服之。以上摘聖惠方輯　其諸變動痢候取醫治痢方相雜用之。摘原文輯上葉五十九同

治傷寒中風候諸方

治傷寒中風頭痛腰膝痛，四肢不利，壯熱取

汗不出而喘宜服麻黄湯方

麻黄三兩去根節 桂心一兩 甘草一兩炙微赤剉 杏人半兩湯浸去皮尖雙人麸炒微黄

右件藥擣麁羅為散每服四錢以水一中盞煎至六分去滓溫溫頻服之汗出為度

聖惠方同 類聚卷四十七傷寒门二十一葉十五至十六

治傷寒中風下之後日數多腹中雷鳴心下痞堅而滿乾嘔而煩非是結熱是胃中虚氣上逆宜服甘草瀉心湯方

甘草一兩炙微赤剉 黄芩半兩 黄連半兩去鬚 乾薑半兩炮裂
半夏半兩湯洗七徧去滑 木通半兩剉
右件藥擣麤羅爲散每服三錢以水一中
盞入棗三枚聖惠方二枚煎至五分去滓頻服溫服
聖惠方溫服日三四服同上葉十七至十八○據聖惠方輯
治傷寒中風筋脉拘急天麻散方
天麻半兩 附子半兩炮裂去皮臍 川烏頭半兩炮裂去皮臍
乾蠍半兩微炒 石膏半兩 白附子半兩炮裂 天南星半兩
炮裂 雄黄一分細研 麝香一錢細研

右件藥搗細羅為散每服以生薑湯調下

一錢日三四服聖惠方同葉二十一 同上

治傷寒陰陽剛柔痓病諸方

治傷寒陰痓頭項强直四肢拘急疼痛足冷

口噤宜服附子散方

附子一兩炮裂去皮臍 人參一兩去蘆頭 白茯苓半兩 前

胡半兩去蘆頭 白朮半兩 麻黃半兩去根節 桂心半兩 半

夏半兩湯洗七徧去滑 獨活半兩 石膏二兩 當歸半兩剉微炒

乾薑半兩炮裂剉

右件藥擣篩為散每服五錢以水一中盞入生薑半分煎至五分去滓不計時候溫頻服 聖惠方同

治傷寒陰痓手足厥冷筋脉拘急汗出不止宜服白朮散方

白朮 一兩 桂心 一兩 附子 三分炮裂去皮臍 防風 三分去蘆頭 芎藭 一兩 甘草 三分炙微赤剉

右件藥擣篩為散每服四錢以水一中盞入生薑半分棗三枚煎至五分去滓不計

時候熱服 聖惠方同 二十三至二十四 同上葉

治傷寒陽痙發熱惡寒頭項強直四肢拘急心神煩躁宜服牛黃散方

牛黃 半分細研 麝香 一分細研 朱砂 一分細研 人參 一分去蘆頭 赤茯苓 半分 防風 一分去蘆頭 芎藭 半分 甘草 一分炙微赤剉 桂心 一分 羚羊角屑 一分 地骨皮 半分 天麻 一分 麥门冬 半分去心焙

右件藥搗細羅為散入牛黃朱砂麝香同研令勻每服不計時候以竹瀝調下二錢

聖惠方同 同上 葉
二十九至三十
治傷寒汗後熱不除諸方
治傷寒汗後熱不除心神不安宜服茯神丸
方
茯神一兩 麦门冬一兩去心焙 羚羊角屑三分 梔子
人三分 白鮮皮三分 川升麻三分 聖惠方此下有川升麻三
分 玄参三分 車前子半兩 鐵粉半兩細研 朱砂半兩細研
右件藥搗羅為末与鐵粉朱砂同研令勻
鍊蜜和丸如梧桐子大每於食前 聖惠方食後

葦茎根白皮湯下二十九 同上 葉三十五
④據聖惠方輯

治傷寒煩躁諸方

治傷寒五六日心腸煩躁壯熱不得臥宜服

梔子人散方

梔子人一兩 川升麻一兩 柴胡一兩去苗 石膏一兩 生乾地黃一兩 甘草一兩炙微赤剉 葛根一兩剉

右件藥擣麁羅為散每服四錢以水一中盞入生薑半分煎至五六分去滓不計時候溫服 聖惠方同 同上 葉四十至四十一

治傷寒發斑瘡方

治傷寒斑瘡欲出脉洪大心躁熱但令患人溺於紙上如墨色是也宜服猪膽汁飲子聖惠

方作直服此方

猪膽汁壹合 釅醋壹合 雞子壹枚打破去殼

右件藥相和煎三兩沸放溫頓服同上葉五十五至五十六回擬聖惠方輯

治傷寒發豌豆瘡諸方

治傷寒病發豌豆瘡未成膿初覺宜服黃連

散 聖惠方作 宣明此方

黄連一兩 去鬚⊙指聖惠方粹

右以好白蜜適調塗於瘡上点可數數食

蜜如瘡爛痛可用黄土傅之 同上 擷原文軒葉五十九

治傷寒鼻衄諸方

治傷寒發汗而汗 快致内有蓄热及鼻衄

血不盡内有餘血者面色黄大便赤消化痢

血生乾地黄散方

生乾地黄 四兩 赤芍藥 一兩 牡丹 一兩 ⊙聖惠方二兩

犀角屑一兩 黃芩一兩 葛根一兩

右件藥搗篩為散每服五錢以水一中盞煎至五分去滓不計時候溫服同上葉六十三至六十四⊙據聖惠方輯

治傷寒熱毒攻眼方

治傷寒熱毒氣攻眼翳膜赤痛宜服黃芩散方

黃芩一兩 黃連去須一兩 決明子一兩 玄參一兩 柴胡

去苗壹兩甘菊花壹兩〇聖惠方無甘菊花

右件搗篩為散每服五錢以水一大盞

入竹葉三七片煎至五分去滓不計時候

溫服同上葉六十九〇據聖惠方輯

治陽毒傷寒方

治陽毒傷寒心躁煩悶恍惚欲狂結熱不散

宜服牛黃丸方

牛黃半兩細研龍腦壹分細研天竹黃半兩細研犀角屑

壹兩羚羊角屑壹兩朱砂壹兩細研水飛過黃芩壹兩川

升麻壹兩　甘草壹兩炙微赤剉　聖惠方壹分　防風半兩去蘆頭

麝香壹錢細研　真珠半兩細研

右件藥搗羅為末入前研了藥更研令勻

以鍊蜜和搗三二百杵丸如梧桐子大每

服不計時候以溫水嚼下十五丸　同上卷八十二

⊙摘聖惠方輯

治陰毒傷寒方

治陰毒傷寒迴陽散方

川烏頭半兩炮裂去皮臍　益智子半兩　青橘皮壹兩湯浸

去白麩炒 乾薑半兩炮裂剉 麻黃一兩去根節 肉桂半兩○聖惠方桂心

右件藥擣篩為散每服三錢以水一中盞入生薑半分煎至六分去滓不計時候稍熱服衣覆取汗如人行十里未有汗即再服同上葉八十四至八十五回摘聖惠方録

治陰毒傷寒脉候沈細四肢逆冷煩躁頭痛

四逆湯方

乾薑半兩炮裂剉 附子半兩炮裂去皮臍 肉桂半兩○聖惠方

桂心　甘草半兩炙微赤剉　白朮半兩　當歸半兩剉微炒

右件藥搗麤羅為散每服三錢以水一中

盞煎至六分去滓不計時候稍熱頻服聖惠

方頻服之同上葉八十八⊙擣聖惠方輯

治陰毒傷寒心神煩躁頭痛四肢逆冷宜服

返陰丹方

硫黃　太陰玄精　消石　附子炮裂去皮臍

乾薑炮裂剉　肉桂已上各半兩聖惠方桂心⊙

右件藥取前三味同研於瓷瓶子內慢火

鋑成汁後放於重研令細後三味搗羅為

末与前藥同研令勻用軟飯和丸如梧桐

子大每服不計時候煎艾湯下五丸頻服

汗出為度 同上葉九十一 ⊙ 摘聖惠方輯

治傷寒頭痛諸方

治傷寒頭痛壯熱宜服石膏散方

石膏一兩 ○ 聖惠方半兩 麻黃三分去根節 桂心半兩 細

辛半兩 白朮半兩 赤芍藥三分 桔梗半兩去蘆頭 乾薑

一分炮裂剉 聖惠方半兩 ○ 甘草半兩炙微赤剉 ○ 聖惠方一兩 又聖 ↓

東方此下有附子三分炮裂去皮臍 薄荷半兩

右件藥搗麁羅為散每服四錢以水一中盞入生薑半分葱白七寸豉五十粒煎至六分去滓不計時候稍熱頻服 同上葉九十四回摘

醒東方輯

治傷寒頭痛心腸痰壅宜服旋復花散方

旋復花一兩 甘草半兩炙微赤剉 甘菊花一兩 皂莢樹白皮三兩塗酥炙赤色 芎藭一兩

右件藥搗細羅為散每服二錢以水一中

盏入荆芥七穗煎至六分不计时候和滓

热服（圣惠方同）

治伤寒头痛不止通顶吹鼻散方

藜芦（壹两去芦头圣惠方一分）◎ 瓜蒂（叁分） 马牙消（叁分）

龙脑（研）半钱 麝香（研）半钱 细辛（方无细辛）半两 ◎ 圣惠

右件药捣细罗为散研入龙脑麝香令匀

用少许吹入鼻中得嚏即差（同上叶九十七◎摘圣惠）

辑方

治伤寒食毒诸方

治食毒傷寒初得病身体不大熱心悶吐逆上氣小便赤色下利不止水穀不化宜服人參散方

人參一兩去蘆頭 赤茯苓三分 高良薑半兩 草荳蔻半兩去皮 附子半兩炮裂去皮臍 陳橘皮半兩湯浸去白瓤焙 細辛一分 甘草一分炙微赤剉 子芩三分 訶梨勒皮半兩 厚朴半兩去麁皮塗生薑汁炙令香熟

右件藥擣細羅為散每服二錢以水一中盞入生薑半分煎至五分去生薑不計時

候和滓稍熱服聖惠方同上葉九十八同

治食毒傷寒心腹脹滿頭面徧身俱黄或時增寒壯熱吐逆不下飲食大便秘澀小便如血宜服木香丸方

木香一兩 桂心一兩 川升麻一兩 白术半兩 川大黄一兩剉碎微炒 知母半兩 厚朴一兩去麤皮塗生薑汁炙令香熟 枳殼一兩 川朴消一兩

右件藥擣羅爲末鍊蜜和擣三二百杵丸如梧桐子大每服不計時候以生薑湯下

三十九 聖惠方同 同上 葉百二

治傷寒心狂熱諸方

治傷寒有狂熱在心恍惚或多驚不得睡臥宜服犀角散方

犀角屑三分 茵陳三分 茯神二兩 人參一兩去蘆頭 梔子人半兩 赤芍藥半兩 麥門冬一兩去心 龍齒三分 川升麻半兩 子芩三分 甘草三分炙微赤剉

右件藥搗篩為散每服四錢以水一中盞入生薑半分煎至六分去滓不計時候溫

服聖惠方同土葉一至二　類聚卷四十八　傷寒門二

治傷寒潮熱不退諸方

治傷寒發歇潮熱頭痛煩渴四肢無力胸膈痰滯不思飲食宜服鱉甲散方

鱉甲一兩半去裙襴生用　恒山一分剉　甘草半分炙微赤剉○聖惠方半兩　川大黃半兩剉碎微炒　地骨皮一兩　石膏一兩半○聖惠方二兩半　麥門冬一兩去心　知母半兩

右件藥搗篩為散每服三錢以水一中盞入小麥五十粒煎至六分去滓不計時候

按萬全方
当是三兩

溫服類要卷四十八傷寒門二十二

業六○撮聖惠方輯

治傷寒潮熱不退四肢沈重不欲飲食胸中

隘塞小便赤澁宜服龍膽丸方

龍膽一兩去蘆頭 前胡三分去蘆頭 向鮮皮一兩 黃連

三分去鬚 子芩犀分○聖惠方半兩 梔子人三分○聖惠方三分

川大黃一兩半剉碎微炒 川升麻三分 大麻人一兩半剉

研如膏 鱉甲一兩去裙襴塗醋炙令微黃 川芒消一兩

右件藥擣羅為末入麻人同研令勻鍊蜜

和擣三二百杵丸如梧桐子大每服不計

時候以温漿水下三十丸同上葉十⊙ 摘聖惠方輯

治傷寒心悸諸方

治傷寒發汗不解熱發心下悸頭眩身瞤振

宜服人参散方

人参一兩去蘆頭 赤芍藥一兩 附子一兩炮裂去皮臍 白

术一兩 甘草半兩炙微赤剉 赤茯苓一兩

右件藥搗篩為散每服四錢以水一中盞

入生薑半分煎至六分去滓不計時候温

服 聖惠方同 同上葉十二

治傷寒脉結代者心下悸也宜服甘草散方

甘草一两炙微赤剉 茯神一两 遠志一两去心 蒼术一两 枳實一两麩炒微黄○聖惠方半两

右件藥搗麁羅為散每服三錢以水一中盞入生薑半分煎至六分去滓不計時候溫服攝聖惠方乾同上葉十三⊙

治傷寒後嘔噦諸方

治傷寒後胃虛逆嘔噦不納飲食宜服白术散方

白术三分 訶梨勒用皮一两 高良薑半两剉 丁香半两
肉桂半两去皴皮 甘草一分炙微赤剉 桔梗半两去蘆頭 人
参半两去蘆頭 陳橘皮半两湯浸去白瓤焙 厚朴一两去麁皮塗
生薑汁炙令香熟
右件藥搗篩為散每服三錢以水一中盞
入生薑半分煎至五分去滓不計時候溫
服聖惠方同同上葉二十七

治傷寒吐血諸方

治傷寒吐血心煩不食宜服伏龍肝散方

伏龍肝（三兩）生乾地黄（一兩）栢葉（壹兩）茜根（壹兩）阿膠（一兩搗碎炒令黄燥）黄芩（一兩）黄連（一兩去鬚）甘草（一兩半生半炙◎聖惠方一兩半炙微赤剉）

右件藥搗麤羅為散每服四錢以水一中盞煎至六分去滓不計時候溫服（同上葉三十三至三十四◎據聖惠方輯）

治傷寒吐血不止栢葉散方

青栢葉（一兩）生乾地黄（一兩）阿膠（一分搗碎炒令黄燥）

右件藥搗篩為散以水一大盞半煎至一

盞去滓別攪馬通汁一合相和更煎一兩沸不計時候分溫三服 聖惠方同 同上葉三十七

治傷寒舌腫諸方

治傷寒上膲虛熱毒氣壅塞喉咽連舌腫痛宜服玄參散方

玄參一兩 射干一兩 黃藥一兩

右件藥擣篩為散每服五錢以水一大盞煎至五分去滓不計時候溫服 聖惠方同 同上葉三十八

治傷寒心脾壅熱舌腫多吐痰涎宜服鉛霜散方

鉛霜一分細研 牛黃一分細研 麥門冬一兩去心焙 白菊花半兩 黃連三分去鬚 甘草半兩炙微赤剉

右件藥搗細羅為散入牛黃鉛霜同研令勻不計時候以淡竹瀝二合調下二錢如無竹瀝磨犀角溫水調下亦得 聖惠方同 同上葉

三十九

治傷寒欬嗽諸方

治傷寒欬嗽氣促喉鳴乾嗽無唾喉中如哽者宜服射干散方

射干壹兩 杏人三分，湯浸去皮尖雙人麩炒微黄 黄麻去根節，一兩 麥門冬壹兩，去心 貝母三分，煨令微黄 百合三分 赤茯苓壹兩 甘草半兩，炙微赤剉 枳殼壹兩，麩炒微黄去瓤

右件藥擣篩為散每服四錢以水一中盞入生薑半分煎至六分去滓不計時候溫服 聖惠方同 上葉四十 同

治傷寒欬嗽唾血宜服生乾地黄散方

生乾地黄一兩　車前子　桑根白皮剉　紫菀去苗土

鹿角膠搗碎炒令黃燥已上各三分○聖惠方半兩　赤

茯苓三分　甘草一分炙微赤剉

右件藥搗篩為散每服四錢以水一中盞

入生薑半分煎至六分去滓不計時候溫

服○同上第四十四○據聖惠方輯

治傷寒心腹痞滿諸方

治傷寒發汗吐下後心腹痞滿胷膈氣不利

宜服代赭散方

代赭研半兩 旋復花半兩 人參半兩蘆頭去 甘草半兩
炙微赤剉 半夏三分湯洗七遍去滑 陳橘皮一兩湯浸去白瓤焙
右件藥擣篩為散每服三錢以水一中盞
入生薑半分棗三枚煎至六分去滓不計
時候温服聖惠方同上葉六十五同

治傷寒毒氣攻手足諸方

虎杖半斤
右一味細剉以水一斗五升煎至一斗去
滓看冷熱以漬手足聖惠方同

又方苦參半斤

右一味細剉以水一斗煮五七沸去滓看

冷熱漬手足聖惠方同

又方猪肉壹斤桃葉一斤

右二味以水一斗五升煮令肉熟去滓看

冷熱用漬手足聖惠方同　同上葉八十六至八十七

治兩感傷寒法方

治兩感傷寒一兩日不得汗脉沈遲心中煩

悶毒氣相傳陰陽交併宜服人參散方

人參一兩去蘆頭　附子三分炮裂去皮臍　乾薑三分炮裂剉

川大黃一兩剉碎微炒　檳榔半兩　訶梨勒皮三分

右件藥擣麤羅為散每服四錢以水一中

盞入生薑半分煎至六分去滓不計時候

熱服良久喫熱粥投之以助藥力聖惠方同

上葉八十八

治兩感傷寒法方

治兩感傷寒內實氣逆不順皮肉乾燥宜服

麻黃散方

麻黄一兩去根節　桂心半兩　羌活半兩　赤芍藥半兩　精桔

梗半兩去蘆頭　川大黄一兩剉碎微炒　訶梨勒一兩用皮　甘

草三分炙微赤　麥蘖一兩炒令微黄

右件藥搗細羅為散每服二錢以水一小

盞煎至五分不計時候熱服淳聖惠方和溫

服同上　葉九十至九十一回　攝聖惠方輯

治傷寒結胸諸方

治傷寒結胸腹中疼痛心下硬如石按之煩

悶宜服牛膝散方

牛膝三分去苗 川大黃三分剉碎微炒 桂心半兩 附子半兩
炮裂去皮臍 鱉甲三分塗醋炙令黃去裙襴 甘草半兩炙微赤剉 白
朮半兩 郁李人三分湯浸去皮尖微炒
右件藥搗篩為散每服四錢以水一中盞
入生薑半分煎至六分去滓不計時候溫
服 瞿麥方同 同上
葉九十五
治傷寒狐惑病脈數者不可灸或因火為邪
即加煩熱故血妄行於脈中火氣內盛即心
神煩悶乾嘔宜服茯神散方

神煩悶乾嘔宜服茯神散方

茯神一兩 半夏叁兩湯洗七遍去滑○聖惠方作叁分 黃芩一兩 人參一兩去蘆頭 麥門冬一兩去心焙 黃連一兩去鬚 甘草叁分炙微赤剉 知母叁分

右件藥擣麤羅為散每服五錢以水一大盞入生薑半分棗三枚青竹茹半分煎至六分去滓不計時候溫服類聚卷四十九傷寒門二十三葉四至二⊙據聖惠方輯

治傷寒腹冷藥過多寒氣在藏手足厥冷不

甲稍青踟躕之間變成狐惑宜服木通散方

木通剉一兩 吴茱萸半兩湯浸七遍焙乾微炒 桂心壹兩 細辛半兩 甘草三分炙微赤剉

右件藥擣篩為散每服五錢以一大小盞入棗三枚葱白二莖煎至五分去滓不計時候溫溫頻服 聖惠方同 步月葉五至六 同上

治傷寒發汗下利不解心中躁悶復發壯熱大腸不通咽中乾痛變成狐惑方

皂莢二挺去黑皮塗酥炙黄焦去子 川大黄半兩剉碎微炒 檳榔

一分 木香一分

右件藥擣細羅為散每服不計時候以溫

生薑湯調下二錢 聖惠方同 上葉六八五十七 同

治傷寒狐惑毒蝕下部肛外如𧏾痛痒不止

雄黃烟方 聖惠方無雄黃烟三字

雄黃半兩

右件藥先川瓶子一箇口稍大者內入灰

上如裝香火將雄黃燒之候烟出以瓶口

當病處熏之 肘後方同 同上葉八至九日據聖惠方輯

治傷寒下部䘌瘡諸方

治傷寒䘌下部生瘡蝕肛門疼痛宜服雄黄

散方

雄黄壹兩細研 青葙子壹兩半 黄連一兩半去鬚 苦參一兩半剉 桃人叁卅湯浸去皮尖雙人麩炒微黄◎聖惠方叁分

右件藥搗細羅為散每服食前以粥飲調下二錢又將散子綿裹如杏人大内於下部中良 同上葉三十四 ◎據聖惠方輯

治傷寒䘌痛唾血上唇内有瘡如粟心中痛

悶此蟲在上蝕其五藏若下唇內生瘡其
人喜眠此蟲蝕於下部宜服此方右以雞
子一枚小頭敲破出白和熱漆半合攪和
令勻空腹吞之食頃或半月或下蟲或吐
蟲蟲盡則熱除病愈若不治即殺人聖惠方同
又方猪膽二枚取汁
右用醋一中盞入膽汁相和煎三五沸放
溫空腹服一合蟲則自死聖惠方同
又方馬蹄燒作灰細研為末以猪膏和塗下

部聖惠方同葉三十六至三十八同上

治傷寒大便不通諸方

治傷寒大便不通小便赤澁宜服檳榔散方

檳榔一兩 榆白皮二兩 桂心半兩 滑石一兩 甘草半兩炙微赤剉 川大黃二兩剉碎微炒

右件藥同搗篩為散每服五錢以水一大盞入生薑半分煎至五分去滓不計時候溫服以得利為度聖惠方同上葉四十同

治傷寒小便不通諸方

治傷寒後下焦熱小便不通三兩日宜服木通散方

木通二兩 赤茯苓剉二兩 車前葉二兩 滑石二兩 瞿麥一兩

右件藥擣篩為散每服四錢以水一中盞煎至六分去滓不計時候溫服以通為度

聖惠方同　同
二葉四十三

治傷寒小便不利滑石散方

滑石二兩 甜葶藶一兩隔紙炒令紫色

右件藥擣細羅為散每服不計時候以溫水調下二錢頻服以通為度（聖惠方同同）（上葉四十五）

治時氣嘔逆諸方

治四時傷寒并時氣（聖惠方僅作治時氣）嘔逆不下食方

生薑汁（半兩） 蜜（壹合）

右件藥相和令勻不計時候頻服（據聖惠方輯）

治時氣嘔逆不下食方

半夏（半兩湯洗七遍去滑） 生薑（壹兩）

右件藥剉碎以水一大盞煎至六分去滓
分為二服不計時候溫服 聖惠方同

又方枇杷葉一兩拭去毛炙微黃
右件藥搗羅為末每服二錢以水一中盞
煎至五分去滓不計時候溫服 聖惠方同 類聚卷
五十傷寒門二十四葉六十至六十一

治時氣發黃諸方

治時氣三日外若忽覺心滿堅硬脚手心熱
則變為黃不治殺人宜服此方

瓜蒂七枚焙聖惠方无焙字一方增赤小豆七粒糯米七粒

右擣羅為末用一大豆許吹鼻兩孔中合黄水出殘末水調服之得吐黄水一二升即差明月上葉捌十八◎擣聖惠方輯

治热病狂言诸方

治热病五六日壮热狂诳欲走方

鷄子三枚取清◎聖惠方三枚　川芒消半兩细研　寒水石半兩细研

右件藥先以新汲水一小盞调芒消等末

次下鷄子清攪令勻不計時候分為二服

類聚卷五十一傷寒門二十
五葉三十八⊙據聖惠方輯

神巧萬全方卷四

四時傷寒并時氣出汗方此書摠云四時傷寒者謂經言温病熱病皆先受之冬寒之氣將今温熱之病一例用之其時氣亦然

桂枝散此方自霜降至春分宜用之發汗

桂枝一兩 赤芍藥一兩 甘草半兩炙

右件藥擣篩為散每服四錢以水一中盞入生薑半分棗三枚煎至五分去滓不計時候熱服

青龍散此方自春分至霜降宜用之發汗

蒼朮四兩去皮 甘草二兩 豬牙皂莢四挺 麻黃二兩去節
右件生用細擣為末每服二錢以水一中
盞煎三兩沸不計時候和滓溫服盞覆令
汗出立效若時氣加犀角二兩入蔥白同
煎

龜甲散方此時氣用之發汗

龜甲一兩醋塗炙微黃去裙襴 麻黃一兩去根節 桂心一兩 赤
芍藥一兩 甘草一兩炙微赤剉 葛根一兩剉 枳殼一兩麩炒
微黃去瓤 厚朴一兩去皮用生薑自然汁塗炙香熟

右件麤為散每服三錢以水一中盞入豆
豉五十粒煎至六分去滓不計時候熱服續
以葱豉粥投之汗出便愈若未汗再服
又方以皂莢燒作灰研羅為末每服不計時
以新汲水一中盞生薑汁蜜各少許相和
調兩錢服之先用暖水淋浴後服此藥須
臾汗出愈

黄膏丸方

川大黄半兩 附子半兩去皮生用 細辛半兩 乾薑半兩 川

椒半兩開口者 桂心半兩 巴豆二十一粒去皮心

右件細剉以醋浸一宿漉出以臘月猪脂一斤煎之附子黃色即止濾去滓瓷盒盛之傷寒赤色發熱酒服壹丸如梧桐子大又以摩身數百遍兼治賊風及毒風走注肌膚之間隨風所在摩之甚良

四時傷寒并時氣發汗後方

桂枝附子湯 南陽活人書無求子活人書名桂枝加附子湯 太陽病發汗遂漏不止惡風 通真子傷寒括要惡寒 小便難四

肢急難以屈伸者宜服之

桂枝一兩 附子一兩炮裂去皮臍 赤芍藥一兩 甘草半兩炙微赤剉

右件為末每服四錢以水一中盞入生薑半分棗三枚煎至五分去滓不計時候熱服痺病減桂枝附子一半下皆准此為例

桂枝芍藥湯方發汗後身疼脉沈遲者宜服之

桂枝一兩 赤芍藥一兩 人參一兩 甘草半兩炙微赤剉

右件為末每服四錢以水壹中盞入生薑半分棗三枚煎至五分去滓不計時候熱服

麻黃桂枝湯 大陽病脉浮緊無汗發熱身疼痛八九日不解表證仍在此當復發汗服湯已微除其人發煩目瞑劇者必衄衄乃解所以然者陽氣重故也宜服之又大汗後似瘧者亦宜服之

麻黃一兩去根節 桂枝一兩 赤芍藥一兩舊方無此一味 甘

草半两炙微赤炒杏人一两汤浸去皮尖双人麸炒微黄
右件为末每服四钱以水一中盏入生姜
半分枣三枚煎至六分去滓不计时候热服
白虎加人参汤方大汗后大渴烦不解脉洪
大者宜服之脉浮发热无汗表未解宜服之
无大热口乾烦渴背微恶寒宜服之诸亡血
不可与白虎汤
知母二两石膏三两甘草一两炙人参一两合穀舂
右件为末每服五钱以水一大盏入粳米

五十粒煎至五分去滓溫服

猪苓散陽明病汗出而多渴者不可與猪苓湯汗多者胃中燥汗少者宜與之利其小便

赤茯苓一兩 猪苓一兩去黑皮 白朮一兩 澤瀉一兩 桂心一兩

右件為末每服四錢以水一中盞入生薑半分棗子三枚煎五分去滓不計時候熱服以汗為度

厚朴散方太陽發汗後腹脹滿者宜服之

厚朴二兩去皮生姜汁塗炙 人参一兩 半夏一兩洗去滑 甘草一兩炙

右件為末每服四錢以水一中盞入生薑半分煎至五分去滓不計時候溫服

茯苓散方 太陽汗出不渴者宜服之凡發汗大過故令大小便難宜服之

赤茯苓一兩 桂心一兩 甘草半兩炙

右件為末每服四錢以水一中盞入生薑半分棗三枚煎至五分去滓不計時候熱

服

瀉心散方太陽病汗後心下痞滿者宜服之

川大黃炒一兩　黃連半兩去鬚

右作細剉和匀每服半兩以水一大盞煎

五分去滓無時服之

甘草大棗湯方發汗後其人臍下悸者欲作

奔豚宜服之

甘草半兩炙　茯苓二兩　桂枝二兩去皮

右件羅為散每服五錢煑四个以甘爛水

一鐘煎至七分去滓温服日三服作甘爛水法取水二斗置大盆内以杓揚之水上有珠子五六千顆相逐取用

治四時傷寒并時氣吐方

桃柳心湯方時氣瘴氣宜用之

桃心一握 柳心一握 甘草三分剉用 烏梅五顆槌碎 梔子人三分

右件藥以漿水一大盞煎至六分去滓不計時温服良久吐未吐再服

四時傷寒并時氣吐後方

理中散方吐後用此和氣

人参半兩　藿香半兩　白术三分　甘草一分炙　乾薑一分炮　白茯苓一分　陳橘皮三分去穰

右件為細末每服二錢以水一中盞入生薑半分煎至五分去生薑和滓不計時候溫服

麻黄散方吐後或壯熱頭疼身体酸疼口苦心煩宜服之

麻黃三分去節 葛根三分 柴胡一兩 知母三分 赤芍藥
一兩 梔子人三分 石膏一兩半 陳橘皮去穰 生乾
地黃一兩
右為末每服四錢以水一中盞入生薑半
分煎至六分去滓不計時候溫服

四時傷寒并時氣下方

抵聖丸方此方本得之大理寺丞趙天錫用
之近三十年救人不少但傷寒瘟病熱病時
行病傳入三陰飲服之神驗

麻黃去节二兩 黑牽牛子一兩半生半炒 芫花一兩醋炒

羌活一兩 人參一兩 肉桂生一兩

右件藥搗爲末用好香豆豉一升水二升煮訖一半去豆豉用汁再熬成膏和丸如彈子大每服一丸用葱白豆豉煎湯一大盞嚥下或吐或下即愈若有燥糞候難通者以朴消一錢膩粉半錢同一丸研化用蜜水調一盞服之立通

水導散方

甘遂半兩煨令微黄 白芷半兩

右件為散每服一錢以溫水調服

大承氣湯方陽明病不吐通真子傷寒括要不吐下而煩

者宜服之陽明病其脉遲雖汗出不惡寒其

体必重腹滿而喘有潮熱可攻其裏手足濈

然汗出為大便已鞕宜服之傷寒括要此下云陽明病脉實

者陽明病其人多汗津液外出胃中乾燥大

便必鞕鞕者則譫語宜服之陽明病譫語妄

言發潮熱其脉滑疾者宜服之陽明病發作

有時汗不解腹滿痛宜服之陽明與少陽合
病而自利脉浮者為順也滑而數者有宿食
宜服之少陰病口燥咽乾宜服之傷寒括要急宜下之
少陰病脉細沈數病在裏不吐發宜服之少
陰病其人腹滿不大便者傷寒括要便堅急者大宜下
之

川大黄一兩剉碎微炒　厚朴半兩去皮用生薑汁塗炙熟　枳實一兩麩炒微黄　川芒消一兩

右件藥擣篩為散每服四錢以水一中盞

煎至五分傷寒括要水一盞煎六分去滓不計時候溫服以利為度

小承氣湯方太陽病吐下發汗後而微煩小便數大便堅宜服之陽明病若汗出多而微惡寒為外未解無潮熱不可與承氣湯若腹滿大便難可與小承氣湯和其胃氣勿令下多傷寒六日煩滿而囊縮此則毒氣在藏可下而愈宜服之

川大黃一兩剉微炒　川芒消一兩　甘草半兩炙微赤剉

右件藥搗篩爲散每服四錢以水一中盞
煎至五分去滓不計時候溫服

四時傷寒并時氣下後方

柴胡散 陽明病外證身熱汗出而不惡寒但
惡熱宜服之 陽明病脈遲發熱頭眩小便難
此欲作穀疸下之必腹滿宜服之 陽明病
脇下堅滿大便秘而喉口燥宜服之 陽明
病中風其脈浮大短氣心痛鼻乾嗜臥不得
汗一身悉黃小便難有潮熱而嗽身前後腫

刺之雖小差外若不解宜服之　傷寒三日
少陽受病口苦乾燥目眩宜服之　少陰病
脇下堅滿乾嘔不能飲食往來寒熱若未吐
下其脉沈緊宜服之　少陽病若已吐下發
汗譫語宜服之　少陽中風兩耳無所聞目
赤胷中滿而煩不可吐下吐下則悸而驚宜
服之　少陰病惡寒而踡時時自煩不欲厚
衣宜服之　少陰病利清水色青者心下必
痛口乾燥者宜服之　傷寒六日陽脉濇陰

去當是參之誤

脉弦當腹中急痛宜服之　傷寒六日下之胃滿煩驚小便不利譫語一身不可轉側宜服之

柴胡二兩半　枳殼半兩麩炒　黃芩一兩　赤芍藥一兩　半夏一兩洗去滑　人去一兩

右件為末每服四錢以水一中盞入生薑半分棗三枚煎五分去滓不計時候熱服

梔子人散　陽明病脉浮咽乾口苦腹滿汗出而喘不惡寒反惡熱心躁譫語不得眠胃虚

客熱舌燥宜服之　陽明病因下之其外有熱手足温者心中煩壅飢而不能食頭有汗出宜服之　傷寒六日發汗吐下後虛煩不得眠劇者心神顛倒宜服之　傷寒六七日大下之後身熱不去心中結痛此為欲解宜服之

梔子人一兩　甘草炙一兩

右件杵羅為散每服四錢以水一中盞入豆豉五十粒煎至五分去滓不計時候温

服

四時傷寒并時氣熱不除方

傷寒或發汗或吐下已後熱不除者蔵有結熱也其熱不止脉實大為難治經曰汗出輙復熱而脉躁疾狂言不能食病名陰陽交交者死也謂交食陰陽之氣不分別也太陽病發汗汗雖出不解不解轉屬陽明宜服麻黄湯陽明病外證身熱汗出不惡寒但惡熱宜服柴胡湯麻黄湯在前汗後方中
柴胡湯在前下後方中

治汗後餘熱不除煩燥恍惚不安宜服人参散方

人参一两 梔子人一两 藍葉一两 甘草一两炙微赤剉 白鮮皮一两 大青一两

右件為末每服四錢以水一中盞煎至六分去滓不計時候温服

四時傷寒并時氣煩燥方

傷寒煩燥者由陰氣少陽氣勝故也少陰病惡寒而拳時自煩欲去其被者可治也若脈

微細沉但欲臥汗出不煩時自吐五六日自
利復煩躁不得臥者不可治汗下之後微發
煩或利若能食反發暮煩皆但損穀即愈
太陽病發汗已解半日後復煩躁其脈浮可
復發其汗汗大出胃乾煩躁其人欲飲水當
稍稍與之令胃氣和即愈 病三日無大熱
而煩躁此陽去入陰宜茯苓湯（茯苓湯方在前汗後方中）
少陰病下利服白通湯止後厥無脈煩躁者
宜白通豬苓湯

白通湯方

附子炮 白薑炮

右二味等分為散每服四錢水一盞葱白

並五分热服

四時傷寒并时氣譫語方 前大柴胡散亦數候可用

用之

夫實則譫語虛則鄭聲重語也譫語喘者死

下痢亦死譫語其脉和者生又身熱脉洪大

者生沈細微手足逆冷者死 傷寒四五日脉

沉喘病沉爲在裏而反發其汗津液越出大便爲難表虛裏實久而譫語傷寒不解熱氣結在膀胱其人發狂其血自下者即愈其外未解者解其外外解小腹結者可下之　傷寒脉自浮小便數心煩微惡寒脚攣急反與桂枝湯攻其表此誤也得之便厥咽中乾煩燥吐逆者作甘草乾薑湯與之以復其陽若厥愈足溫更作芍藥甘草湯與之其脚即伸若胃氣不和譫語者少與調胃承氣湯若重

發其汗加針者回逆湯主之
回逆湯方方在厥逆門中問曰證象陽據法治之而
增劇厥逆咽中乾兩脚拘急而譫語師曰夜
半手足當溫兩脚伸後如師言何以知此答
曰寸口脉浮而大浮為風大為虛風則生微
熱虛則兩脛攣病形象桂枝因加附子參其
間增桂令汗出附子溫經亡陽故也厥逆咽
中乾煩燥陽明內結譫語煩亂更飲甘草乾
薑湯夜半陽氣還兩足當熱脛尚微拘急重

与芍藥甘草湯尔乃脛伸以承氣湯微溏則止其譫語故知病可愈

傷寒陽毒方

傷寒陽毒者蓋言陽氣勝而為毒屬其脈浮大而數身重頭痛面赤斑斑如錦狂言見鬼咽喉痛不下膿血五月可療七月不可療

治陽毒傷寒毒氣在藏狂言妄語欲走起去

宜服龍膽散方

龍膽草一兩去頭　鐵粉二兩

右件为末每服不计时候以磨刀水调下一钱

伤寒阴毒方

伤寒阴毒者由阴气独胜而为毒厲也其脉沈细四肢逆冷身如被打而黑唇青腹痛咽乾短气不得息烦满呕吐治法以迴阳乘遏七日为难治方见聖惠方

四时伤寒并时气头痛方

头者诸阳之会也今满而痛者是三阳而風

邪注腦中也或心肺熱亦令頭痛方見聖惠方

四時傷寒并時氣心狂方

傷寒狂者熱邪乘於心經脉也故心神煩亂或歌或怒或棄衣而走或傷寒脉浮堅以火劫汗出太過必亡陽亦令心狂少陽病已汗吐下而譫語服柴胡湯若不解此欲為狂病

治心熱狂言恍惚臥不安蒂鉛霜散方

鉛霜一分　馬牙消一兩　龍腦一分　朱砂半兩　鐵粉一兩

右件都研令勻細不計時煎竹葉湯放溫

調一錢

四時傷寒并時氣心悸方

悸者心下怔悸也此由飲水過多而然也小便少者必裏急脈浮數者不宜發汗當自汗出而愈汗不出而悸屬前玄武湯少陽中風兩耳無聞目赤胸滿而煩不可吐下吐下則悸而驚宜服柴胡湯少陽不可發汗發汗則譫語譫語屬胃和即愈不和即煩而悸宜服柴胡湯 柴胡 玄武 二湯方在前汗後方中

四時傷寒并時氣喘方

傷寒喘者亦飲水過多水停心下故喘或因水入肺亦喘喘高者死譫語直視無脈者亦死

發汗後不可行桂枝湯汗出而喘無大熱者与麻黄杏人湯方

麻黄去節一兩 杏人一兩去皮尖麸炒 甘草半兩炙 石膏一兩

右為散每服四錢以一盞同煎六分去滓

温服

太陽病下之微喘者表未解桂枝湯加厚朴杏人微發其汗

太陽病桂枝證反下之利遂不止脉促者表未解喘而汗出葛根湯主之

葛根湯方

葛根一兩 黄芩一兩 黄連一兩 甘草一兩炙

右為散每服四錢水一盞煎六分去滓温服

傷寒心下有水氣咳而微喘者宜小青龍湯主之

小青龍湯方

麻黄二兩去根节 赤芍藥一兩 細辛一兩 桂心一兩 五味子一兩 乾薑一兩炮裂 半夏一兩湯洗七遍去滑

右件藥擣篩為散每服四錢以水一中盞煎至五分溫服

四時傷寒并時氣乾嘔方

乾嘔者熱毒攻於脾胃也或汗後胃中不和

尚有積熱熱氣上薰心下痞結亦乾嘔　太
陽中風發熱惡寒鼻鳴乾嘔者宜服桂枝湯
其方在前發汗方中太陽表不解心下有水氣乾嘔發
熱或渴或利小腹滿小青龍湯青龍湯方在前喘方中
太陽與陽明合病而不利但嘔者宜半夏湯
半夏湯方
半夏一兩湯洗七遍　葛根二兩　桂心一兩　麻黃去节一兩　芍
藥兩　甘草炙半兩
右為散每服四錢水一盞入生薑棗煎至

分熱服

四時傷寒并時氣喘方

傷寒服涼藥過多及飲冷水胃氣虛氣逆而成喘凡脉浮革者自腹鳴若渴与水亦必喘宜温之夫病下之後續得下利水穀不止身体疼痛急當救裏宜温之与治中四逆附子温藥之輩傷寒喘而腹滿視其前後知何部不利利之即愈

治胃虛喘嗽不止橘皮散方

陳橘皮半两去穰 人参半两 生姜一分

右件細剉用水一大盞煎至五分去滓不計時候稍热服之

四時傷寒并時氣吐血方

夫九竅出血皆同而在上為逆傷寒吐血者或初热在表發汗而汗不來所致也或内有瘀積亦吐血汗不出唯血瘀不可治必墮滴但厥無汗而強發之必動其血或從口鼻或從目出無量名下厥渴為難治方見聖惠方

四時傷寒并時氣衄血方

衄者鼻出血也肺其竅鼻而肺主氣五藏熱則血隨氣行故從鼻出陽明病口燥但漱水而不欲咽者必衄凡衄者不可攻其表欲血而衄汗不出不至逆者不可治太陽病脉浮緊無汗發熱身痛心煩目瞑劇者必衄衄者欲解也宜服麻黃湯方中在汗伏陽明病口乾但漱水不欲咽者必衄也又陽明脉浮發熱口鼻中燥能食者亦衄俱宜黃芩湯

黄芩湯方

黄芩一兩 赤芍藥一兩 甘草半兩炙

右件爲末每服四錢水一盞煎至七分去滓溫服

治吐血鼻衄不止宜服竹茹散

青竹茹一兩半 子芩一兩 蒲黄二錢 伏龍肝二錢末

生藕汁二合

右件先以水一大盞半煎竹茹子芩至一盞去滓下蒲黄等三味攪令勻不計時候

分為三服

又方右以生地黃擣絞汁每服一小盞頻三

五服即差

又方右以生藕擣絞取汁每服一小盞入生

蜜一匙攪勻服之頻服即止

又方右以伏龍肝水浸取清每服壹小盞服

之

四時傷寒并時氣厥逆方

傷寒陰氣獨盛陽氣暴衰逆而不通於手足

故令手足厥冷也　傷寒前發熱者後必厥厥甚熱亦甚厥微熱亦微已往下後復發汗者口必爛先厥發熱下利利必自止止而反汗出必咽喉痛發熱無汗利必自止不止便膿血者喉不痺也先厥者不可下　厥候灸之不及或鳴或躁或下俱不可治惟微續脉還手足温者生諸四逆厥者不可下之虛家亦然　傷寒先厥後發熱而利者必自止見厥復利　傷寒始發熱六日厥反九日而利

凡厥利者當不能食今反能食者恐為除中一曰消中食以索餅不發熱者知胃氣尚在必愈恐暴熱來出而復去也後日脈之其熱續在者期之旦日夜半愈所以然者本發熱六日厥反九日復發熱三日并前六日亦為九日與厥相應故期之旦日夜半愈後三日脈之而脈數其熱不罷者此為熱氣有餘必發癰膿也

傷寒熱少微厥指一作稍頭寒嘿嘿不欲食煩躁數日小便利色白者此熱除也欲

得食其病為愈若厥而嘔胷脇煩滿者其後
必便血 病者手足厥冷言我不結胷小腹
滿按之痛者此冷結在膀胱關元也 宜灸之 傷
寒發熱四日厥反二日復熱四日厥少熱多
者其病當愈四日至七日熱不除者必便膿
血 傷寒厥四日熱反三日復厥五日其病
為進寒多熱少陽氣退故為進也 傷寒六
七日不利便發熱而利其人汗出不止者死
有陰無陽故也 傷寒五六日不結胷腹濡

脉虛復厥者不可下此亡血下之死　傷寒
脉滑而厥者裏有熱白虎湯主之左前汗後方中不加人參　少陰病脉沈者急溫之宜四逆湯　少陰
病下利清穀裏寒外熱手足厥逆脉微欲絕
身反不惡寒其人面色赤或腹痛或乾嘔或
咽痛或利止脉不出者通脉四逆湯主之如
大汗出熱不去內拘急四肢疼下利厥逆惡
寒者四逆湯主之吐利汗出發熱惡寒四肢
拘急手足厥逆與四逆湯主之　少陰病飲食入

則吐心中溫溫欲吐手足寒脉弦遅當温之

四逆湯主之已上五證並四逆湯主之

四逆湯方

附子一兩炮裂去皮臍　乾薑一兩炮裂　甘草一兩炙微赤剉

右件為末每服四錢水一中盞入棗三枚

煎至六分去滓服之

傷寒陽明病反無汗但小便利嘔而欬手足

厥其頭必痛宜建中湯

桂心一兩　白芍藥一兩　甘草半兩炙微赤

錫疑餳之誤

右件為末每服四錢以水一中盞入生薑半分棗三枚同煎至六分去滓入米錫半兩和勻不計時候溫服

傷寒少陰病其人吐利手足逆煩躁者宜吳茱萸湯

吳茱萸一兩湯浸七遍焙乾炒 人參二兩

右件為末每服三錢以水一中盞入生薑半分棗三枚煎至六分去滓不計時候熱服

治傷寒少陰病下利服白虎湯止後厥逆無

脉烦躁者宜白通猪苓汤

白通猪苓汤方

附子一两，炮裂，去皮脐　乾姜一两，炮裂

右件为末，每服四钱，以水一中盏，入葱白二茎，煎至五分，去滓，不计时候热服。

伤寒五六日，头汗出，微恶寒，手足冷，心下满，不欲食，大便硬，脉细，为阳微结，非少阴也，与柴胡人参汤方

柴胡二两，去苗　人参一两　黄芩一两　半夏一两，汤洗七遍去滑

甘草半兩炙令赤

右件為散每服四錢以水一中盞入生薑

半分棗三枚同煎至六分去滓不計時熱服

四時傷寒并時氣結胸方

夫病發於陽而醫下之太早熱氣乘虛痞結

於心胸按之痛而寸口脈浮關上脈沉細者

是也脈浮大不可下之下之即死舌上白若

苔滑者為難治其狀如結胸飲食如故時時

下利寸脈浮關脈小沈緊名藏結　結胸證

浮當是汗之誤

惡其煩躁者亦死　太陽病脉浮而動數浮
則為風數則為熱動則為痛數則為虛頭痛
發熱微盜汗出而反惡寒者表未解也醫反
下之動數變遲膈內拒痛一云頭痛即眩胃中空虛
客氣動膈短氣躁煩心中懊憹陽氣內陷心
下因鞕則為結胸大陷胸湯主之若不結胸
但頭汗出餘處無浮劑頸而還小便不利身
必發黃大陷胸湯主之　傷寒六七日結胸
熱實脉沉而緊心下痛按之石鞕者大陷胸

湯主之 傷寒十餘日熱結在裏復往來寒熱者与大柴湯但結胸無大熱者此為水結在胸脇也但頭微汗出者大陷胸湯主之

大陷胸湯方

川大黄一兩剉碎微炒 川芒消一兩 甘遂半兩煨令微黄

右件為末每服一錢以水一中盞煎至五分去滓不計時候溫服

結胸者項亦強如柔痓狀下之則和宜大陷胸丸方

大黄四兩 葶藶子二兩半熬 芒消一兩半 杏人一兩半去
皮尖熬

右四味擣篩二味內杏人芒消合研如脂
和散如彈丸一枚別擣甘遂末一錢七白
蜜二合水二升煮取一升溫頓服之
乃下如不下更服取下為効

傷寒太陽病二三日不能臥但欲起心下必
結脈微弱者此本有寒故也反下之若利止
必作結胸未止者四月復下之此作協熱利

也太陽病下之其脈促（一作縱）不結胸者此為欲解也脈浮者必結胸脈緊者必咽痛脈弦者必兩脇拘急脈細數者頭痛未止脈沈緊者必欲嘔脈沈滑者協熱利脈浮滑必下血

病在陽應以汗解之反以冷水潠之若灌之其熱被劫不得去彌更益煩肉上粟起意欲飲水反不渴者服文蛤散若不差者與五苓散寒實結胸無熱證者與三物小陷胸湯白散亦可服（一云三物小白散五苓散方在前汗後）

治傷寒小陷胸病正在心下按之則痛脉浮
滑者宜服小陷胸湯方
黄連一两　半夏二两湯洗七遍　栝蔞一枚
右件並細剉每服半兩以水一大盞入生
薑半分煎至六分去滓不計時候溫服
　四時傷寒并時氣痞滿方
痞者心下滿也太陽少陰并病脉浮緊下之
反入裏則為痞若熱毒乘心心下痞面赤目
黄狂言恍惚此為内實宜吐下之若心腹痞

滿按之自軟但氣痞爾不可下傷寒大下後
復發汗心下痞惡寒者表未解也當先解表
表解乃可攻痞解表宜桂枝湯攻痞宜大黃
黃連瀉心湯（二湯並前發汗後方中）傷寒心下痞按之
濡其脈關上浮者大黃黃連瀉心湯主之心
下痞而與瀉心湯不解者五苓散主之汗後
胃中不和心下痞硬噫食臭腹中雷鳴半夏
瀉心湯主之傷寒發熱汗出不解心下痞硬
嘔吐而下利者大柴胡湯主之（瀉心半夏大柴胡三方在）

（前汗後方中）病如桂枝證頭不痛項不强寸脉微浮胸中痞硬氣上衝咽喉不得息者此胸中有寒也宜瓜蒂散吐之（瓜蒂散在吐方中）病脇下素有痞連在臍傍痛引小腹入陰筋者此名藏結死

傷寒中風醫反下之其人下利日數十行穀不化腹中雷鳴心下痞硬而滿乾嘔心煩不得安醫見心下痞謂病不盡復下之其痞益甚此非結熱但以胃中虛客氣上逆故使硬也甘草瀉心湯主之（方見聖惠方）

其當是甚之誤

不當是下之誤

四時傷寒并時氣霍亂方

傷寒頭痛煩熱惡寒忽吐利此由脾胃氣虛冷熱相搏而吐利其者四肢厥冷傷寒其脈微濇者本是霍乱今是傷寒即四五日至陰經上轉入陰必利本嘔下利者不可治也欲似大便而反失氣仍不利者此屬陽明也便必硬十三日愈所以然者經盡故也不利後當便硬硬則能食者愈今反不能食到後經中頗能食復過一經能食過之一日當愈不

愈者不屬陽明也吐利止而身痛不休者當消息和解其外宜桂枝湯小和之此利汗出發热惡寒四肢拘急手足厥冷者四逆湯主之既吐且利小便復而大汗出下利清穀内寒外热脉微欲绝者四逆湯主之吐已下斷汗出而厥四肢拘急不解脉微欲绝者通脉四逆加猪膽湯主之（桂枝湯在前發汗方中　四逆湯在厥逆方中）吐利發汗脉平小煩者以新虚不勝穀氣故也霍亂頭痛發热身疼痛热多欲飲水者五

苓散主之其方在前汗後方中寒多不飲水者理中丸
主之
理中丸方亦有作湯加減法
人參　乾薑炮　甘草炙　白术各三兩
右四物擣篩蜜和為圓如雞子黄大以沸
湯數合和一圓研碎温服之日三四夜二
服腹中未熱益至三四圓然不及湯湯法
以四物依兩數切用水八升煮取三升去
滓温服一升日三服若臍上築者腎氣動

也去术加桂四兩吐多者去术加生薑三
兩下多者還用术悸者加茯苓一兩渴欲
得水者加术足前成四兩半寒者加乾薑
足前成四兩半腹滿者去术加附子一枚
服湯後如食頃飲熱粥一升許微自溫勿
發揭衣被

四時傷寒并時氣自利方

凡傷寒自利亦屬脾胃也傷寒四五日腹中
痛若轉氣下趣少腹者此欲自利也下利有

微熱而渴者令自愈　下利脉數有微熱汗出令自愈設復緊為未解一云設脉浮而復緊　下利手足厥冷無脉者灸之不温若脉不還反微喘者死　少陰負趺陽者為順也　下利寸脉反浮數尺中自濇者必清膿血　下利清穀不可攻表汗出必脹滿　下利脉沈弦者下重也脉大者為未止脉微弱數者為欲自止雖發熱不死　下利脉沈而遲其人面少赤身有微熱下利清穀者必鬱冒汗出而解病

人必微厥所以然者其面戴陽下虛故也
下利脈數而渴者令自愈設不差必清膿血
以有熱故也　下利後脈絕手足厥冷晬時
脈還手足溫者生脈不還者死　傷寒下利
日十餘行脈反實者死　傷寒脈浮而緩手
足自溫者繫在太陰太陰當發黃若小便自
利者不能發黃至七八日雖暴煩下利日十
餘行必自止以脾家腐穢去故也太陰病脈
弱其人續自便利設當行大黃芍藥者宜減

之以其人胃氣弱易動故也 傷寒但利不渴者屬太陰以其藏寒故也宜回逆輩 大汗若大下利而厥冷者回逆湯主之 下利清穀裏寒外熱汗出而厥者回逆湯主之回逆湯方在前汗後方中 少陰病下利脈微濇嘔而汗出必數更衣反少者當温其上灸厥陰可五十壯 下利譫語者有燥屎也宜小承氣湯方在前下方中 熱利下重者白頭翁湯主之 下利欲飲水者以有熱故也 亦白頭翁湯主之

白頭翁湯方

白頭翁一兩 黃蘗一兩半 黃連一兩半 秦皮一兩半

右件四味為末每服四錢水一盞煎六分

去滓溫服

治傷寒表熱未除數下之遂夾熱而利利不

止腹痞滿裏表不解者宜服桂心散

桂心一兩 甘草一兩 白朮三分 人參三分 乾薑三分炮

右件為末每服四錢以水一盞煎六分去

滓溫服

傷寒服瀉藥下利不止心下痞硬服瀉心湯已復以他藥下之利不止醫以理中丸與之利益甚理中治中焦此利在下焦赤石脂散主之如不止當利其小便

赤石脂散

赤石脂二兩 禹餘糧二兩醋焠

右件二味爲末粥飲下三錢 類聚卷五十三傷寒門二十八葉六十八至百一

四時傷寒并時氣溫醫方

所謂濕䘌病者亦以有虫言之也由疾久食少三虫妄行食人五藏也其候與狐惑宜無異說治法數視病者唇裏其上唇裏有瘡乃粟唾血心中痛悶者此虫食上部下唇裏有瘡其人不寤者此虫食下部方見聖惠方

四時傷寒并時氣虛汗不止方

夫諸陽在表表者陽也陽氣虛則自汗出心主於汗今心藏虛故津液妄出也太陽病關節疼痛而煩脉沈而細（一云緩）者此名濕痺（一云）

中濕
濕痺之病其人小便不利大便反快但利小便濕家病一身盡痛發熱身色如薰黃濕家其人但頭汗出背強欲得被覆向火若下之早則噦胸滿小便不利舌上如苔者丹田有熱胸中寒渴欲得水而不能飲口燥煩也濕家下之額上汗出微喘小便利者（一云不利）死下利不止者死 問曰風濕相搏一身盡痛病法當汗出而解值天陰雨汗之病不愈者何者曰發其汗汗大出者但風氣濕氣在故

不愈若治風濕者發其汗但微微似欲出汗
者風濕俱去也　濕家病身上疼痛發熱面
黄而喘頭痛鼻塞而煩其脉大自能飲食腹
中和無病病在頭中寒濕内藥鼻中則愈
治傷寒濕温汗出偏身如水宜服杜仲散方
杜仲一兩半去皮炙　牡蠣二兩燒爲粉
右件爲末每服不計時候温水調二錢
治傷寒汗不止宜服牡蠣粉散方
牡蠣粉一兩　麻黄根一兩　杜仲一兩炙　黄耆一兩

右為细散每服二钱益蛤粉调下不计時
候

四時傷寒并时氣發黃方

夫發黃皆由寒濕之氣不散瘀熱在於脾胃
熏灼而成也陽明病無汗小便不利心中熱
壅必發黃凡發黃其寸口無脉鼻氣冷並不
可療

陽明病被火灸其額上微有汗出小便不利
亦發黃宜服茵陳散方

茵陳 梔子人 川大黃炒三味各一兩

右件擣篩為散每服四錢水一中盞煎至五分去滓不計時候溫服

治壯熱骨節煩疼連心兩肋氣脹急硬痛不能食變為黃宜服龍膽草散

龍膽草一兩 大青一兩 柴胡一兩 枳實一兩麩炒令黃 葳蕤一兩 黃芩一兩 梔子人一兩 茵陳一兩 川大黃一兩微炒 甘草半兩微炒

右件藥為散每服五錢以水一大盞煎至

五分去滓不計時候溫服

又方右以生小麥苗擣絞取汁每服一小盞日三四服即愈

治黃疸通身並黃宜服犀角散方

犀角一兩 茵陳半兩 葳蕤半兩 川升麻一兩 龍膽草一兩半 甘草半兩炙微赤 寒水石三分

右件擣麤羅為散每服五錢水一大盞煎至五分去滓入地黃汁半合更煎一沸不計時候溫服

治内癀即成黄疸若用瓜蒂散吹鼻中令黄汁出後多差忽振寒便發黄皮膚如黄塵出小便赤少大便時閉氣力有異食飲不妨餘熱不除久黄者宜服黄芩散

苦參半兩 黄連半兩 甜葶藶半兩隔紙微炒紫色 瓜蒂一分

黄芩半兩 黄蘗一分 川大黄半兩微炒

右為末每服二錢粥飲調下不計時候

四時傷寒并時氣大小便不通方

夫傷寒陽明候不可越出其汗汗出多則津

液枯竭熱結在內故令大小便不通

治傷寒五六日熱結在內大便不通大黃散

方

川大黃三兩　牛蒡子一兩炮　枳殼一兩麩炒

右為麤散每服四錢以水一中盞煎至六

分去滓溫服以利為度

四時傷寒并時氣發斑并豆瘡方

傷寒病出在表未當下而下之熱乘虛入

胃乃令胃爛爛則發斑發赤斑者易治發黑

斑者雖治豆瘡色或白或赤發於皮膚頭作漿戴白膿者其毒則輕有紫黑色作根隱隱在肌肉裏其毒則重甚者五内七竅皆有瘡其瘡形如豌豆此病便出血内壞瘡皆黑黶不出膿者死不治

治傷寒斑豆已出心藏尚有餘熱發歇煩躁宜服天竺黄散

天竺黄半兩研 川升麻半兩 子芩半兩 茯神半兩 犀角屑半兩 赤芍藥半兩 人參半兩 鉛霜半兩研 麥門

冬一兩去心　梔子人一分　甘草半兩炙　黃連一分

右件為末入研了藥令勻每服二錢煎竹葉湯調下不計時候

治豌豆瘡欲出宜服甘草散方

甘草一兩炙

右以水一盞同煎六分去滓食前後細細服之以防瘡出如出更不用服

治豌豆瘡未作膿

川芒消二兩細研

右以猪膽汁和塗於瘡上 肘後方同 勿令動著

直候痂落

四時傷寒并時氣热毒攻眼方

夫眼者藏腑之精華肝之外候也傷寒热毒

搏於藏則目赤腫痛甚者生障翳

治热毒攻眼翳膜赤痛右以水煮蜂窠洗之

日六七度甚效

又方以豮猪肝一具薄切以清水浸淘如法

貼眼瞼上乾即換之連日及夜貼之重者

不過二日效

四時傷寒并時氣咽喉痛方

夫傷寒過經而不愈脉反沈遲手足厥逆者此為下部脉不至陰陽隔絶邪客於足少陰之經熱毒上熏故令咽喉痛

少陰痛咽中痛半夏散方

半夏洗 桂枝去皮 甘草炙

右三味等分各別擣篩已合治之白飲和服方寸匕日三服若不能散服者以水一

升煎七沸內散兩方寸匕更煮三沸下火
令小冷少少嚥之半夏有毒不當散服

四時傷寒并時氣口舌瘡腫方

舌者心之候傷寒心脾熱盛則舌腫咽喉腫
痛方見聖惠方

四時傷寒并時氣欬嗽方

夫欬嗽由熱聚上膲而多渴渴則飲水多水
停於肺故喘嗽一曰熱盛而生涎亦嗽甚者
唾血方見聖惠方

四時傷寒并時氣毒攻手足方

夫三陰三陽之經脉俱出於手足之若熱毒熾盛則手足為之疼痛

治傷寒毒氣攻手足虛腫疼痛方

赤馬通二升

右以水一斗五升煮取一斗澄取汁看冷熱以漬手足

四時傷寒并時氣壞候方

經言壞候者正是過經病也為三陰三陽傳

畢而毒氣未散候多變故名壞候但隨其病

證治之為得

治壞傷寒經數日未解潮熱作時煩燥面赤

升麻散方

川升麻三分 鼈甲三分醋炙 前胡半兩 烏梅肉半兩 枳

殼三分麸炒 犀角屑三分 黃芩三分 甘草半兩炙 葛根

三分

右件為末每服五錢水一大盞煎至五分

去滓入生地黃汁一合更煎一兩沸不計

時候分為二服

四時傷寒并時氣百合候方

傷寒百合者言百脉一宗俱受病也其候意欲食復不能食欲臥復不能臥或有寒復如無寒或有热復或無熱若小便赤黄似有鬼祟若惡寒而嘔者病在上焦二十日當愈腹滿微喘三四日一大便時復濇利者病在中焦六十當愈小便淋瀝難者病在下焦四十日當愈

治傷寒百合病身微熱惡寒煩喘百合散方

百合二兩 紫菀一兩 杏仁去皮麩炒 前胡 麥門冬去心各一兩 甘草三分炙

右為末每服五錢水一中盞煎至五分去滓溫服

治傷寒百合病下利不止心中愊堅而嘔宜服半夏散方

半夏一兩湯洗七遍 黃芩一兩 百合二兩 乾薑半兩炮 黃連一兩 甘草炙 人參各一兩

右件為末每服三錢以水一中盞入棗三枚生薑半分煎六分去滓不計時候溫服

四時傷寒并時氣兩感候方

醫方或以再經病為感者非也惟熱論云兩感病一日巨陽與少陰俱病則頭痛口乾煩滿二日陽明與太陰俱病則腹滿身熱不欲食譫語譫之闕反謂言語妄謬而不次三日少陰與厥陰俱病則耳聾囊縮而厥水漿不入不知人為難治矣五藏已傷六府不通榮衛不行如是之

三日乃死治法當表裏俱救雙解之幸而可差

治傷寒双解散方

山茵陳一兩 麻黄一兩 石膏一兩研 川大黄一兩濕紙裹煨

右件三味搗為末入研了藥令勻每服二錢荊芥茶調下不計時候

治兩感寒四肢厥冷宜服附子丸方

附子半兩燒令半黑 芫花半兩醋炒令黑 皂莢半兩去皮并子酥炙

右件為末用豉心一合湯浸研如膏入藥
末和丸梧桐子大每服十丸煎去节麻黄
湯下如五里一服出汗不计时候

四時傷寒并時氣中風方

經曰中風之脉陽浮而弱陰小而急陽謂寸
脉也陰謂尺脉也其候翕翕發熱濇濇惡寒
鼻鳴乾嘔汗自出是也治法与正傷寒同而
惟用治風藥為異矣 方見聖惠方

四時傷寒并時氣瘟病方

傷寒痓者由肺热移於腎轉而為痓也一曰太陽病發汗太多因致痓其脈沈细其候身热足冷項强惡寒時頭热面赤目脈赤口噤背强反張也太陽病發热不惡寒無汗為陽痓發热惡寒汗出為陰痓

治傷寒汗出後成陰陽痓骨節煩疼不得屈伸近之即痛汗出短氣小便不利惡風身体微腫附子散方

附子一兩生炮 白术三分 甘草半兩炙

右件為末每服五钱水一大盞生薑半分棗三枚同煎五分去滓不计时候温服

治傷寒陽痉身熱無汗惡寒頭項強直四肢疼痛煩燥心悸睡卧不得宜服羚羊角散方

羚羊角屑 一分 犀角屑 一分 防風 茯神 柴胡 麦门冬 去心 人参 葛根 甘草 炙 枳殻 麸炒 已上各一分 石膏 龍齒 各半兩

右件為末每服三钱水一中盞煎五分去滓無時温服

四時傷寒并時氣食毒方

傷寒食毒病由其人脾胃素虛而又外傷風冷所致也其候身不大熱而三部之脈俱有緊數腹脹下痢多吐逆四肢不利治法調脾胃去熱為得

治食毒傷寒頭痛身不大熱心間痞悶大便不利白薑散方

白薑半兩炮 附子三分炮 甘草半兩炙 陳橘皮半兩

訶梨勒皮一兩 厚朴三分薑汁炙

右件為末每服二錢水一中盞同煎至五分
溫服

四時傷寒并時氣潮熱方

夫傷寒熱毒不退伏留於藏腑而不能散即攻於表隨其王衰而作發歇徧身壯熱或進或退故謂之潮熱也診其脉各隨其五臟六腑洪數者是也

四時傷寒并時氣發瘧方

夫傷寒六日至八九日如瘧熱多寒少一日

再發其脉微緩者為欲愈脉微而惡寒者為陰陽俱虛不可復吐下也發汗面色赤有热者為欲解宜服桂枝麻黃湯在前汗後方中又傷寒病後邪氣未散陰陽尚虛因為勞事致二氣交爭陰勝則發寒陽勝則發热寒热往來有時而作故成瘧也

治傷寒後毒氣不解變成瘧狀發作無時寒热不止方

恒山二兩 鱉甲二兩半醋炙令黃 川升麻一兩半 梔子

人一兩 枳殼一兩去瓤麸炒

右件搗羅為末每服二錢以溫水調下以

吐為度

又方恒山丸

麻黃四兩 恒山 知母 甘草 川大黃各三

分 青蒿半分

右件五味搗羅為末煉蜜丸如梧桐子大

空心服五丸酒下日進二服以差為度

四時傷寒并時氣令不相染諸方法

時氣病覺有三人病便須各為飲食盞器等
別具不得與未病人同用及多為方法以通
除之並預服藥為勝養生方導引法云常以
雞鳴時存心念四海神名三遍止百邪令人
不病　東海神名阿明　南海神名祝融
西海神名巨乘　北海神名禺強　又云存
念心氣赤肝氣青肺氣白脾氣黃腎氣黑出
周其身又兼辟邪鬼欲辟却眾邪百鬼常存
心為炎火如斗煌煌光明則百邪不敢干之

可以入溫疫之中又養生方云封君達常乘青牛魯女生常乘駮牛孟子綽常乘駮馬尹公度常乘青騾時人莫知其名字為誰故曰欲得不死當問青牛道士欲得此色駮牛為上青牛次之駮馬又次也三色者順生之氣也云古之青牛者乃栢木之精也駮牛者古之宗神之先也駮馬者乃神龍之祖也云道士乘此以行於路百物之惡精疫氣之厲鬼將長揖之

辟溫病粉身散

芎藭　白术　藁本

右三味等分擣篩內粉中以粉身

雄黃丸方

雄黃　雌黃　曾青　鬼臼　真珠　丹砂　虎頭骨　桔梗　白术　女青　芎藭　白芷　鬼督郵　蕪荑　鬼箭　藜蘆　菖蒲　皂莢已上各兩

右一十八味擣羅為末鍊蜜丸如彈子大

絹袋盛男左女右戴之卒中惡及時疾吞如梧桐子大一丸燒彈丸户内

四時傷寒并時氣後諸疾候方

夫傷寒時氣等大病之後戒忌尤多元最重者一曰飲食之無節二曰房室之不禁夫飲食無節謂大病之後脾胃虚弱肉食無戒再生虛熱則病候歸復矣經曰強食肉則復此之謂也若粱棗栗堅牢難消之物尤切忌之房室之不禁謂新差之後未滿百日体氣尚虛早合陰陽昔

雇獻子得病已差未健詣華佗視脉佗曰雖差尚虛陽氣不足勿為勞餘事勞尚可女勞即死死必吐舌三寸獻婦聞瘥從百里來省病住數宿交接之間三日而死果如華佗之言又唐張苗說有婢病後十日有六人奸之皆死為醫者不知此戒雖能愈病猶未愈也今特舉其二重者言之其他條不及盡證視所疾證求其方可也至於早起多言梳頭澡浴亦宜戒之

治傷寒差後食早傷脾胃勞復檳榔散方

榔檳一兩 麴二兩炒 麥蘖一兩炒 白朮一兩 人參一兩

桔梗半兩

右件為末每服三錢水一盞入生薑半兩

棗三枚煎五分去滓無時溫服

治傷寒差後頭復痛壯熱肢節煩疼桂心散

方冬廿

桂心 甘草炙 人參 赤茯苓 赤芍藥

麻黃去節 芎藭 厚朴各一兩薑汁炙

右件為末每服五錢水一大盞薑半分同

煎五分去滓無時溫服

治傷寒後飲食多勞復如初壯熱心煩麥門冬散方

麥門冬去心　麻黃去節　川大黃各一兩炒　豉二合　桔梗一兩　甘草炙半兩

右為末每服五錢水一大盞煎五分去滓溫服

治傷寒已愈後食飲過多復發香豉散方

豉二合　甘草炙半兩　白朮一兩　檳榔一兩　川大黃一兩

炒　川芒消半兩

右件搗羅為末每服半錢水一大盞煎五分去滓溫服以利為度

治傷寒已愈因食過多勞復頭痛壯熱梔子人粥方

梔子人一兩　豉一合　人參半兩　柴胡半兩　雄鼠糞二七粒

右用水二大盞煎取一大盞去滓入粟米半合煮作稀粥無時溫服

又方雞子空殼碎之炒令黃色

右細為末每服三錢以熱飲調下汗出即

愈

治傷寒病差後陰陽易勞復如初葛根散方

葛根一兩 生乾地黃一兩半 生薑一兩 麥門冬一兩去心

葱白三七莖 豉二合 勞水五分此水以杓洋之千遍名曰勞水

右件剉勻每服半兩以勞水一大盞煎至

五分去滓無時溫服

治傷寒後血氣未平復合陰陽成陰陽易病

者即小腹拘急陰腫身体熱盡氣衝胷頭重
不能舉蒺藜散
蒺藜一兩 桂心半兩 木香三分 荊芥半兩 雄鼠糞三七
枚
右件剉和勻分為五服每服以水一大盞
煎五分
治傷寒後陰陽易小便急痛陰腫四肢乏力
附子散
附子一兩炮 細辛三分 乾薑半兩炮 白朮半兩 甘草

炙半兩 蘹香子半兩

右件為末每服五錢以水一大盞生薑半分同煎至五分去滓無時溫服

治傷寒後陰陽易頭重百節解翕翕氣劣著牀不能起動甚者手足踡拳睛腫疼痛韮根散方

韮根二兩 菰蔞根二兩 青竹茹半兩 乾薑一兩炮

右件剉和勻分作八服每服水一大盞煎至五分去滓入鼠糞一字攪令勻不計時

候溫服

取女人褌附毛處燒灰水服寸匕日三小便利陰頭微腫此為愈女人即取男褌如此法

又方豉一兩鱉甲一兩醋炙枳殼一兩麩炒

右為末每服三錢水一中盞生薑半分煎五分去滓無時熱服

治傷寒後虛羸少氣嘔吐不納飲食陳橘皮散方

陳橘皮一兩 五味子一兩 麥門冬一兩半去心 人參一兩半 半夏一兩湯洗七遍 白朮半兩 甘草半兩炙 黃耆三分 白茯苓三分

右爲麤散每服三錢水一中盞生薑半分棗三枚煎六分去滓無時熱服

傷寒後風虛氣滿背膊煩疼不能飲食四肢無力時復汗出日漸虛羸宜服黃耆散方

黃耆剉 牛膝 附子各一兩炮 甘草半兩炙 人參 白茯苓一兩 五味子三分 木香半兩 當歸 白

芍藥各三分 乾地黄一兩 桂心三分 柴胡一兩 半夏
三分湯七遍 陳橘皮三分

右件擣羅為末每服五錢以水一大盞生
薑半分棗二枚煎至五分去滓食前温服

又黄耆丸方

黄耆一兩 檳榔三分 桔梗半兩 枳殼半兩麩炒
桂心三分 當歸半兩炒 陳橘皮三分 厚朴三分薑汁炙
牡蠣 附子炮去一兩 人參三分 茯神三分 甘草半兩
炙 龍骨三分 木香半兩 茱萸三分 白术三分 乾薑半兩

炮

右件擣羅爲末，鍊蜜爲丸，如梧桐子大，每服三十丸，食前粥飲下

傷寒後夾勞，寒熱作時咳嗽，盜汗，四肢疼痛，頰赤面黃，心胸不利，宜服前胡散方

前胡一兩　半夏二兩，炮洗　白鮮皮三分　柴胡　桑白皮　大腹皮　黃耆　訶梨勒皮　白朮　青橘皮各三分　甘草半兩，炙

右件爲末，每服五錢，水一大盞，生薑半分

棗三枚煎五分去滓温服

治傷寒後夾勞羸瘦或時增寒臥即汗出手

足時顫頰赤面黃宜服天雄丸方

天雄炮　人參　防風　鹿茸去毛酥炙　遠志去心

各一兩　牡蠣燒二兩　茱萸　澤瀉　牛膝　黃

耆各一兩　五味子三分　山茱萸三分　肉蓯蓉酒浸炙

桃人麩炒　乾地黃各一兩

右件擣羅為末鍊蜜和勻丸如梧桐子大

每服三十丸食前薑橘湯下

治傷寒後虛羸夜多盜汗口乾心躁杜仲散方

杜仲一兩去皮炙 牡蠣一兩半燒 麻黃根一兩半 白朮三分 白茯苓三分 黃耆一兩 白芍藥一兩 甘草半兩炙 人參三分 肉蓯蓉一兩酒浸

右為末每服五錢水一大盞煎五分去滓無時溫服

治傷寒後腎藏虛損夜夢失精及尿後餘瀝韭子散方

韮子炒三兩 麥門冬去心一兩半 鹿茸去毛酥炙一兩 龍骨一兩 兎絲子酒浸三日爁乾別爲末 車錢子一兩

右件爲末入兎絲子末和勻每服二錢食前溫酒調下

治傷寒後肺萎勞嗽唾成五色喘息漸急食羸瘦宜服天門冬丸方

天門冬去心一兩半 大麻人一兩 桔梗一兩 川升麻三分 貝母 五味子 款冬花 紫苑條三 麻黄去節半兩 陳橘皮半兩 甘草炙 紫蘇子炙 訶

梨勒皮三分 川大黄一兩炒 杏人半兩麸炒 厚樸三分薑汁炙

右件擣羅為末鍊蜜和丸如梧桐子大每服二十丸無時用温漿水下

治傷寒後脚氣久不差心腹滿腿膝浮腫胷膈煩悶宜服木瓜丸方

木瓜一兩半乾者 桂心半兩 沈香一兩 檳榔一兩 高良薑三分 赤芍藥 柴胡各一兩 吴茱萸三分炒 厚樸三分薑汁炙

右件為末鍊蜜和丸梧桐子大每服三十丸生薑湯下食前服之

虛煩候方 其病候已在傷寒總論中言之詳矣

竹葉湯方

竹葉每服入二七片細切 石膏二兩 人參一兩 麥門冬一兩去心 半夏一兩湯洗七遍去滑 甘草一兩炙赤

右件為末每服四錢水一中盞入生薑半分煎五分去滓無時溫服

橘皮湯方

陳橘皮一兩湯浸去瓤焙　生薑一兩

右細剉和勻分四服每服水一中盞煎六

分去滓溫服不計時候類聚卷五十四傷寒門二十八葉一至二十四

神巧萬全方卷五

目病

神麴圓主明目百歲可讀注書方

神麴四兩 磁石二兩 光明砂一兩研〔千金方無研字千金月令同〕

右三味為末鍊蜜為丸如梧子每服二九

以粥飲服之日二〔千金方飲服三九日三〕不禁常服

益眼力衆方不及學者宜知此方神驗不

可言當秘之〔醫方類聚卷六十五眼门五二葉十四〕◎據千金方輯

治雀目術

治麥芒入目不出方右煮大麥汁洗注目中良聖惠方同推而廣之凡爲物眯目俱以此法取所眯目物治之本書熱藥卷六十五眼門二葉四十四摘聖惠方輯

治雀目術令雀盲人至黃昏時看雀宿處打令驚起雀飛乃呪曰紫公紫公我還汝盲汝還我明如此日日暝三遍作之眼即明曾試有驗千金方上葉二十八同

又方每朝含黃蘗一爪甲許使津置掌中拭目訖以水洗之至百日眼明此法乃可終身行之永除眼疾神良千金方上葉二十九同

治眼赤諸方

治肝藏久積風熱兩眼赤痛上瞧壅滯頭重

心煩四肢不利宜服羚羊角散方

羚羊角屑一兩〇聖惠方作三分　茯神三分　車前子三分　甘菊花一兩〇聖惠方三分　決明子一兩〇聖惠方三分　防風三分去蘆頭　羌活叁分　赤芍藥叁分　蔓荊子一兩〇聖惠方叁分　黃芩叁分　川升麻叁分　梔子人叁分　麥門冬叁分去心　柴胡叁分去苗　秦皮一兩〇聖惠方無秦皮有枳殼一兩麩炒微黃去瓤　甘草叁分炙微赤剉

右件藥搗篩〇聖惠方作搗篩爲散每服四錢以水一中盞煎至六分去滓每於食後溫服忌

炙煿麵熱油膩同上葉四十五至四十六○據聖惠方輯

治眼風赤諸方

治眼風赤昏暗淚出青葙子丸方

青葙子半兩 決明子半兩 黃連半兩去鬚 人參半兩去蘆頭 苦參半兩剉○聖惠方各一兩 防風一分半去蘆頭○聖惠方叁兩 地骨皮半兩 白鮮皮半兩 川升麻半兩 玄參半兩 車前子半兩微炒聖惠无微炒 川大黃半兩剉碎微炒 枳殼半兩麩炒微黃去瓤 梔子人半兩 秦艽半兩去苗 茯神（苓）半兩○聖惠方茯神已上十味各一兩 龍膽一兩半去蘆頭○聖惠方叁分 黃芩半兩

治針眼方

治赤澀聖惠眼疼澀腫痛煬毒膏方

用大黃二兩 木香一兩 玄參二兩 白斂二兩 射干二兩 川芒消二兩

右件藥搗細羅為散以雞子白調又膏貼煬眼瞼上乾即易之 聖惠卷六十五眼門二葉百十一 摘聖惠

輯方

○聖惠方一兩

右件藥焙搗聖惠方作搗羅為末鍊蜜和搗三二百杵丸如梧桐子大每於食後以溫漿水下二十丸 同上葉五十四 ○摘聖惠方輯

治眼赤脈衝貫黑睛方

治眼赤脈衝貫黑睛熱毒腫痛心躁煩亂宜服犀角散方

犀角屑一兩 黃芩一兩 麥門冬去心焙壹兩半 黃連一兩半去鬚 葳蕤一兩 防風一兩去蘆頭 地膚子一兩 羚羊

茵蔯一兩　甘草一兩炙微赤剉　馬牙消一兩

右件藥擣麤羅為散每服三錢以水一中盞煎至六分去滓每於食後溫服聖惠方　同類聚卷六十六眼門三葉五十二

治眼白睛腫脹方

肺氣壅滯毒氣上於目故令白眼脹或痛疾也摘本書料

治眼忽然白睛腫脹如水泡者宜服桑根白皮散方以上摘聖惠方輯○肺氣壅滯毒氣上於目故令白眼脹或痛疾也　右

十八字当是萬全方在
本方下注文今撮輯于此

桑根白皮剉 木通剉 犀角屑 黄芩 旋
復花 茯神 玄参 川大黄剉碎微炒 已上各一
两 甘菊花半两 甘草一分炙微赤剉
右件藥搗麁羅為散每服三錢以水一中
盞煎至六分去滓每於食後溫服以差為
度 據聖惠方輯 同上 葉五十九至六十

治目珠子突出方

治眼睛無故突出一二寸者方右急以冷水

灌注目上數數易水須臾睛當自入平復如故聖惠方同上葉六十四同

治蟹目方

治眼生蟹目宜服黃芩散方

黃芩 梔子人 黃連去鬚 葳蕤 川升麻 蕤人湯浸去赤皮 犀角屑半兩 甘草炙微赤剉已上各一兩

右件藥擣麁羅為散每服四錢以水一中盞煎至六分去滓食後溫服臨臥再服之

聖惠方同上十五至六十六 同上葉

治眼偏視方

治眼偏視風邪攻肝牽射瞳人致目不正宜服獨活散方

獨活一兩 防風一兩去蘆頭 羚羊角屑一兩 細辛叁分 甘菊花 蔓荊子 決明子各叁兩○聖惠方已上四味各叁分 酸棗人一兩微炒 前胡叁兩去蘆頭 桑根白皮叁兩剉○聖惠方已上二味各叁分 茯神一兩 甘草半兩炙微赤剉

右件藥擣麤羅為散每服三錢以水一中盞煎至六分去滓每於食後溫服忌毒魚

肉同上葉六十七◎攝聖惠方輯

治眼膿漏方

治眼膿漏不止宜服黃耆散方

黃耆剉二兩 防風去蘆二兩 地骨皮一兩 遠志去心一兩 人參去蘆一兩 赤茯苓一兩 子芩二兩 川大黃二兩剉碎微炒 漏蘆一兩

右件藥搗麤羅為散每服三錢以水一中盞煎至六分去滓食後溫服聖惠方同葉七十三按聖惠方此下又有服臥再服忌炙煿油膩毒滑魚肉等十三字

治眼膿漏久不止宜点白礬散方

白礬一分燒灰 黃蘗末叁分 黃連末一分 雄黃一分研 ○聖惠方无研字 熊膽一錢 朱砂一分研 ○聖惠方无研字

右件藥都細研令勻以水二大盞調令勻內瓷瓶中以重湯煮一日藥成待冷用綿濾過每以銅筯取少許点目眥頭同上葉七十四

◎按聖惠方輯

治眼見黑花諸方

治眼昏暗赤澀遠視似有黑花及內障不見

物宜服肉蓯蓉丸方

肉蓯蓉一兩酒浸壹宿刮去皺皮炙乾 雀兒壹隻去毛觜爪翅足存腸胃去骨爛研○聖惠方一十箇 礠石一兩燒醋淬七遍細研水飛過 兔絲子三兩酒浸三日曝乾別搗為末○聖惠方二兩 神麴一兩炒微黃 青鹽一兩

右件藥搗羅為末以好酒二升入少鍊熟蜜入雀肉及鹽研令極爛成膏和諸藥丸如梧桐子大每於空心及晚食前以溫酒下二十九○同上葉八十一○據聖惠方輯

眼病

八減丸補暖元臟明目去風毒

椒紅（八兩） 甘菊花（七兩） 人附子 旋復花（五兩） 蒼朮（米泔浸去黑皮四兩） 決明子（叁兩） 萆薢（二兩） 紫芭戟（去心）一兩

右件擣羅為末棗肉和再杵三五百丸如梧桐子大每服三十丸食前鹽湯下漸加至四十丸

治眼蒼朮散

蒼朮四兩肥實者用銀石器內以河水煮一日煮時入皂角一寸許煮了不用皂角取蒼朮以銅刀子刮去黑皮切過曬乾取叁兩 甘菊花 京芎各一兩半 荊芥穗 木賊 旋復花 草決明溫水洗叁過曬乾 菥蓂子上音錫下音覓各一兩 甘草炙 細辛各叁分

右件十味焙擣為末用不津器內盛每服一錢入真臘茶半錢同點服

治肝藏壅熱風毒所攻眼赤腫痛生努肉侵睛宜服蔓荊子散方

蔓荆子　防風　獨活　黑參　梔子人
車前子　黄芩　甘菊花　甘草炙　秦皮
地膚子各一两　細辛一两半
右件藥杵羅為末每服三錢水一中盞
至六分去滓食後溫服
治肝藏風虛目視䀮䀮常多淚出芎藭散方
芎藭　甘菊花　烏蛇酒浸去皮骨炙黄各一两　細辛
白芷　桂心各一两
右件藥焙擣為散每服一錢食後溫酒調

下

治目中努肉并赤脉貫瞳人香乳膏方

生龍腦　白丁香各一分

右件藥細研如麵以男子乳和如泥點

目中神效

四神散洗一切熱毒眼

黃連　黃蘗各半兩　膽礬　朴硝各一分

右以礬硝一處於銚內熬過令枯却同黃

蘗同杵細羅為末每用一字於淨盞內湯

投澄清洗赤爛加膩粉麝香障腦加龍腦

硇砂各少許

治眼赤脉衝貫黑睛熱毒腫痛心躁煩亂

生地黄五兩爛研　川大黄末一兩

右件藥相和以帛子剪作片子如兩三指

長闊勻攤藥於於上以銅瓶中盛仰卧揄

眼覺熱即便換次者

治眼青盲無所見物兔絲子丸

兔絲子酒浸三日曝乾别研為末　車前子　冬瓜子微炒

細辛 桂心 黃連 青葙子已上各二兩 川大黃剉炒 決明子 茺蔚子 螢火蟲微炒去翅足 菜蘋已上各一兩 地膚子 藍子微炒 白蒺藜已上各半兩

右件藥搗羅為末，鍊蜜和搗三五百丸，丸梧桐子大。每服二十丸，食後以溫水下。

治眼赤及風赤眼腫痛方

黃連一兩去鬚別為末 杏人二七枚去皮尖細研 膽子礬半兩細研 膩粉一錢 黃丹半分研羅過

右件藥都研令勻入少許粟米粥和稀稠得所塗於瓷合中別用艾一兩燒合煙出却將合子於上面熏之候煙盡為度丸如雞頭大每用一丸以綿裹以井花水少許浸点眼

治胎赤風赤眼竜腦膏方

白龍腦一錢 細研　蕤人一分 去皮　杏人七枚 去皮尖雙人　馬牙消半分 研　膩粉一錢

右件藥都研如膏用生男婦人乳汁調和

令勻入瓷合貯之每點時以角篦點粟

米粒大著目眥頭類聚卷六十七眼門四葉三十七至四十一

食治眼痛諸方

治肝藏虛弱遠視無力補肝猪肝羹方

猪肝一具細切去筋膜　葱白一握去鬚切　鷄子三枚

右以豉汁中煮作羹臨熟打破鷄子投在

內食之

又方青羊肝一具細研水煮熟漉乾

右以鹽醬醋調和食之立効聖惠方同類聚卷七十

眼門七葉九十五至九十六

治肝藏風虛眼暗烏鷄肝粥方

烏雞肝一具細切

右以豉汁中和米作羹粥食之

治目暗耳不明蒼耳子粥方

蒼耳子半兩 粳米半兩

右擣蒼耳子爛以水二升絞濾取汁和米煮粥食之或作散煎服亦佳聖惠方同上葉九十六至九十七

眼

導引五更初仰卧以兩手掌相摩令熱急熨兩眼三十遍又大呵三十遍呵法鼻中引氣入口呵氣出令聲相逐呵字出之但人年四十已去慎須冥目勿他視非有要事不宜輙開此之壹術護慎之極也其讀書博奕等過度患目者名曰肝勞若欲治之非三年閉目不視不可得差徒自瀉肝及作諸治終是無効人有風疹多必眼暗先

攻其風其膽自差同上葉卷百十一至百十二

齒病

治齒齗間津液血出不止方生竹茹四兩醋浸一宿千金醇醋方二兩煮含之

治齒出血不止方刮生竹皮二兩苦酒浸之令其人解衣坐使人含噀其背上三過仍取茗草千金方作竹茹濃煮汁勿與鹽適寒溫含嗽咽千金方嗽之竟日為度千金翼方同類聚卷七十一齒門一葉三十七至三十八據千金方輯

又方燒釘令赤注血孔中止千金方同同上葉三十八

治齒出血不止六字據本書輯

蚯蚓糞水和作稠泥團以火燒令極赤如粉以臘月猪膏和傅齒齗上不過十度千金方無此四字和傅齒齗止瘥用三兩度永同上葉四十⊙據千金方輯

治牙疼方

治牙疼插耳皂莢丸方

皂莢一挺 豉一合 蒜一頭去皮 巴豆七枚去皮熬炒微黃

右件藥擣研為散每用一字綿裹如梧桐

子大隨病左右內耳中立驗千金方同 同上 葉五十

⊙據千金方輯

治牙齒蚛孔有蟲諸方

治牙齒蚛孔有蟲疼痛不可忍方

硇砂壹分 雄黃壹分 石灰壹分炒令黃 巴豆五枚去皮心紙裹壓去油 蝦蟆頭灰壹分⊙有聖惠方無頭字

右件藥先研巴豆以麵糊次入諸藥細研

以小浸蒸餅和丸如菉豆大有蚛孔者以

新綿裹一粒納於蚛孔中有涎即吐卻其

痛立止次要牙落者輕以刀子撥破牙根

令血出取丸子兩粒研揩在齒根下壹宿

即落也同上葉六十二至六十三⊙據聖惠方輯

又方雄黃末一分⊙聖惠方一兩

右以棗穌和用少許塞於蚛孔中更以棗

穌泥塞蚛孔子以上鐵筋烙之令熱便愈

同上葉六十四⊙據聖惠方輯

治齒墨諸方

治齒墨揩齒藥方

硫黄一分　白礬一兩
右件藥相和銚子中熬令黄煙盡研為末
每日未洗面先揩少許揩齒令著洗面畢
即漱口　聖惠方同　上葉六十九　同
治齒漏疳方
治齒漏疳斷上生瘡腫痛胡桐淚散方
胡桐淚一兩燒赤細研　石膽一兩細研　黄礬一兩燒灰研　蘆
會一兩細研　光明砂半兩細研　麝香一分細研　川升麻一兩
細辛三分　亂髮灰一分○聖惠方作亂作亂　當歸一兩剉　牛

按此方所記分兩校照聖惠方本書五味各五叁兩

膝半兩去苗 芎藭半兩

右件藥擣細羅為散入研了藥更研令勻

每用先以甘草湯洗漱令淨後用藥傅之

有涎即吐却日三度即差 同上葉八十一至八十二◎據

聖惠方輯

治齒齗腫痛諸方

治骨槽疾痛齗腫齒踈胡桐淚散方

胡桐淚壹兩 槐樹根五兩 白蘞薇根五兩 垂柳梢

五兩李樹根叁兩〇聖東方五兩

右件搗麄羅為散每用半兩以水二大盞煎至壹盞去滓熱含冷吐同上葉九十六至九十七

⊙擴聖東方軒

治牙齒脫落牢牙諸方

治牙齒動搖終不牢固者宜用出牙烏頭散方

川烏頭一个　巴豆一七枚去皮　大鵬砂一字　硇砂一字

大蜘蛛一枚炙乾　膩粉半兩〇聖惠方半錢

大蜘蛛一枚炙乾 臘茶半兩〇聖惠方半錢

右件藥擣細羅為散研入巴豆令勻每用

少許著牙根一食間牙自得出搞輯 聖惠方葉百二

治牙齒動搖不穩須出牙神驗方右取馬齒

莧曬大者燒作灰研為末入少砒霜同研

令勻每用少許著齒根下間坐人覺熱即

令輕嗽便動以手指出後傅止血藥神效

聖惠方同葉百〇

治牙齒不生法方

治牙齒不生方　牛糞中黑豆燒為灰細研

右先以針刺齒不生處令血出即以灰塗之神効　聖惠方同

又方　雄鼠糞各二七枚　麝香半錢

右件藥合研令細用之揩齒勿食酸鹹物効

又方　右取路傍遺却稻粒於齒落處點二七下其齒自生　聖惠方同　葉百五至百六

治齘齒法方

治風邪客於牙車睡中齘齒升麻散方

川升麻壹兩 當歸半兩 防風半兩去蘆頭 藁本半兩 杏人壹分湯浸去皮尖雙人麩炒微黃 酸棗人一分 細辛壹分 白芷一分 甘草壹分

右件藥搗細羅為散每用一錢以綿裹常含嚥津 聖惠方同

治睡中齘齒方 右密取患人臥薦下塵一捻內口中勿令知之即差 聖惠方同 同上 葉百二至百七

齒出血

治齒出血不止方每日以一捻鹽内口以燒
水含叩齒百遍常以為不絕不過五日且
口齒即牢密凡人患齒不能食菓菜者皆
齒露也為此鹽湯叩齒法神効
又方生地黄一斤取汁胡桐律研白礬半兩火燒灰麝
香許
右件以地黄汁入銀器中熬欲凝下諸藥
成膏收瓷合中用塗齒齗
治早米欠盖東蹺不得張口方一人以兩手

牽其頸以漸推則後入矣當疾出指恐誤

咬人

三枝散牢牙去府氣

槐枝　柳枝　桑枝各剉寸長計斗

右件用水三斗煮耗留一斗許却引用汁

麼細辛末各二兩胡桐淚二兩青鹽細研

入四兩各同入三枝汁中熬乾於瓷器內

收貯每日以揩牙使其槐柳桑枝仍先濾

去方入衆藥熬就　同上　葉百二十至百二十二

灸齒法

針灸治穴久頰車蹉方消蠟和水傳之無名

背第五椎一日七壯滿三百壯未差灸氣

衝三百壯胸前喉中甲骨中是 類聚卷七十三齒門

三葉四十一

咽喉方論

夫咽喉者氣之門戶也若藏府熱則上薰於

咽喉或腫或疾或痺或塞其喉不一故曰治

喉醫者觀其方之所主而用之 類聚卷七十三咽喉門一

葉八十

喉病

治喉痺卒（腫）不得（咽食）語方（以韮子一把擣熬）末蟬蛻心如棗核大飯
薄之不須臾效

治喉卒腫不下食方以韮子（千金方作韮）一把擣熬傅之冷則易（同上葉八十六 千金方輯）

治喉癰（聖惠方作懸癰）腫痛咽中生瘜肉及舌腫方

乾薑（炮裂剉）半夏（湯洗七遍去滑）

右件藥等分擣細羅為散先用以鐵針

治尸咽喉痛痒吐之不出咽之不入似得蠱毒方（常用含）生薑四寸口差 聖惠方 同葉九十一

刺破血出後用藥少許塗之神効若痒時以薑汁解之 同上葉八十七 ◎擴 聖惠方 輯

治懸（喉）癰（聖惠方作懸癰）腫卒長數寸喉嚨內食物不下方右以綿裹筋頭搵鹽揩之如此 同上葉八十七 ◎擴 聖惠方 輯

骨哽

治魚骨哽方鸕鷀屎服方寸匕

又方口稱鸕鷀鸕鷀則下

又方服橘皮湯

又方服沙糖水

又方燒魚䐁灰服方寸匕 右五方千金方同 葉九十三至九十四

又方以虎糞或狼糞燒煨細研以水調壹錢服之 聖惠方同 同上 葉九十三至九十五

治咽喉閉塞不通諸方

治咽喉閉不通蛇蛻皮散方

蛇蛻皮一分 白梅肉一分 微炒 牛蒡子半兩 甘草一分 生用

右件藥擣細羅為散每用綿裹壹錢湯浸

少時含嚥津

又方硇砂　馬牙消等分

右件藥細併令勻用銅筋頭於水中蘸令濕揾藥末點於咽喉中　右二方聖惠方同葉百二

治咽喉閉塞不通甚者宜用此方

巴豆一枚去皮膜○　聖惠方去大皮

右鑽中心綿裹令有出氣處內於鼻中隨腫左右時時吸氣令入喉中立效　據聖惠方輯

又方芥子三兩

右搗細羅為散以水蜜调為膏塗於外喉下燥之乾即易之聖惠方同同上葉百四至百五

治咽喉腫痛諸方

治咽喉卒腫不下食方

白頸地竜二七枚〇聖惠方二十枚

右爛搗塗於喉外以帛繫之據聖惠方輯

又方右取牛蒡子搗碎以綿裹二錢熱水浸過含嚥津立差聖惠方同同上葉百十

治喉痹諸方

白殭蠶微炒

右件搗细羅為散每服以生薑汁调下二

錢聖惠方同上葉百十五　同

治咽喉閉塞口噤諸方

治咽喉閉塞口噤方

羌活一兩細剉　牛蒡子二兩杵羅為末

右件藥先以水三大盞煎羌活取一大盞

半去滓入白礬灰一分攪令匀每取一小

盞调下牛蒡末二錢每服仍先以木尺㭬

牙發開々灌之得吐為効 聖惠方同 上百三十二 同

治尸咽喉痒痛諸方

治尸咽喉內痛欲失聲者宜服此方

桂心二兩 杏人二兩湯浸去皮尖雙人麸炒微黃 蕪荑人壹兩

右件藥搗羅為末以綿裹如杏人大含嚥津消即更服 聖惠方同 類聚卷七十四 咽喉門二葉七

治咽喉脰外腫痛諸方

治尸咽喉壅頸外腫方 下方同

牛蒡子二兩搗碎○鹽二兩 聖惠方三兩

右炒令熱熨腫上立效

又方右以皂莢炙黃雄去皮子擣羅為末以

水調傅之（同上葉十至十一 摘聖惠方輯）

治懸癰腫方

治喉黶（聖惠方作懸癰）垂長咽中妨悶白礬散方

白礬一兩燒灰 鹽花一兩

右件藥同細研為散以筯頭點在懸癰上

差（同上葉十二 ◎ 摘聖惠方輯）

治諸魚骨鯁法方

治食諸魚骨鯁久不出方右以皂莢末少許吹鼻中使得嚔鯁出多秘此方禮云魚去乙謂其腸間有骨如乙字形者鯁人不肯出故也 聖惠方同葉十八

又方右以東流水壹杯東向坐以手指水上書龍字訖飲之如不會書者即令他人書亦得 聖惠方同葉十九

又方右以雞足一對燒灰細研以溫水調服 聖惠方同葉二十

治誤吞諸物諸方

治誤吞諸竹木方右以布刀故鋸燒赤投酒中飲之聖惠方同

又方若是誤吞桃枝竹木但數數多食白糖即自消化聖惠方同月上葉二十一

喉痺

治喉痺氣欲絶馬牙消散方

馬牙消　消石　鵬砂　山茥根已上各半兩

甘草一分炙其山茥根甘草別為末

右件藥以上三味以瓷合內盛用鹽泥固濟候乾以慢火斷烟汁良久取出候冷於地坑子內先以甘草水灑後用紙三重裹藥以土蓋之三宿出火毒後取出細研為散却入下二味末和勻每服半錢以篦子抄內咽中嚥津甚者以竹管吹入喉中差

一法入真龍腦一分佳〔同上葉三十四至三十五〕

咽喉鍼灸

天牖 前谷主喉痹頸腫不可俛仰頸腫引

耳後

鬲俞主喉痹哽噎咽腫不得息食飲不下

凡喉痹胸中暴逆先取衝脉後取三里雲門皆瀉之又刺手小指端出血立已中衝在中指端少衝在小指端類聚卷七十六咽喉門四葉二十

口舌方論

夫脾氣通於口心氣通於舌二藏有熱則口舌生病或瘡或腫其最急者重舌木舌爾

唇齒方論

脣者脾之候齒者骨之餘而骨者又屬於腎脾若不和則病見於脣腎不安則疾生於齒各有根源尋而療之萬不失一類聚卷七十六口舌門一葉三十三至三十四

治口數蟲瘡連年不瘥擵本書濃煎薔薇根汁冷含千金方作含之又稍稍咽之日三夜一冬用根夏用莖葉同上葉四十六擵千金方輯

治口數生瘡連年不瘥方

薔薇根 黄芩 當歸 桔梗 黄耆
白斂 大黄 鼠李根皮 芍藥 續斷
黄蘗 葛根各一兩
右十二味為末以酒服方寸匕日二亦可
漿水服之千金方同 同
上葉四十八

舌病
治舌卒腫滿口溢出如吹猪胞氣息不得通
須臾不治殺人方急以指刮破舌兩邊去
汁即愈亦可以鈹刀決兩邊破之以瘡膏

傅之千金方同

又方刺舌下兩邊大脉血出勿使刺著舌下中央脉血出不止殺人次上治不愈或血出數升則燒鐵篦令赤熨瘡數過以絶血也千金方同　同　上葉五十四

治舌腫起如猪胞方釜下墨末以酢厚傅舌上下脱去更傅須臾即消若先決出血汁竟傅之彌佳凡此患人皆不識或錯治益困殺人甚急但看其舌下自有噤蟲形狀

或如螻蛄或如臥蠶子細看之有頭尾其頭少白燒鐵釘烙頭上使熟即自消（千金方同）

同上葉五十五

治舌根上有三四孔大如簪者血出如湧泉此心病戎鹽黃蘗葵子（已上各五分）人參（叁分）桂心大黃甘草（各叁分）右件擣羅為末鍊蜜和丸如小豆大飲服三丸日至加至十五丸

同上葉五十七

治緊唇方灸松脂帖上取瘥（千金方同 同上葉六十）

治重舌諸方

治口數生瘡連年不差攈本書杏人丸方

杏人四枚湯浸去皮尖双人熬研 膩粉半錢

右件藥同研丸如皂莢子大綿裹一丸含

嚥津同上葉六十八⊙攈十聖惠方輯

治重舌滿口攈本書右取赤小豆擣羅爲末以

醋和塗舌上攈聖惠方輯按此方在半夏酒方下誤輯在前

治重舌滿口半夏酒方右以半夏二十枚水

煮了炮及熱用好酒壹升浸密封頭良久

取酒乘熱含之冷即吐卻又含熱者以差

為度聖惠方同同上 葉七十七至七十八

治木舌諸方

治熱毒攻心脾致生木舌腫痛連咽喉不利

射干散方

射干三分 漏蘆三分 川升麻三分 當歸半兩 桂心半兩

川大黃半兩剉碎微炒 木通三分剉 馬藺子三分微炒 ○藺作蘭誤今據聖惠正 甘草三分炙微赤剉

右件藥搗篩為散每服五錢以水壹大盞

煎至五分去滓不計時候溫服 據聖惠方輯

又方右用鯉魚腸起作七子（聖惠方作片子）貼於舌上數易之便消

又方右取突煤（聖惠方取突煤）以醋調塗舌上當出涎沫又塗以舌如故即止（同上葉八十四）（摘聖惠方輯）

治唇生腫核諸方

治唇上生惡核腫由脾胃風熱壅滯獨活散方

獨活（三分）川升麻（三分）沈香（三分）桑寄生（三分）連翹（三分）犀角屑（三分）漢防已（三分）川大黃（三分剉碎微炒）甘

草半两炙微赤剉

右件药捣筛为散每服五钱圣惠方三钱以水

一中盏煎至六分去滓不计时候温服

治唇生肿核涂贴方

松脂半两 川大黄一分 白蔹一分 赤小豆一分 胡粉一

一分

右件药捣细罗为散以鸡子清调涂贴于

上圣惠方同 同上 叶九十至九十一

治紧唇方

治緊唇方燒青竹斧上取汗傅之立差（同上　葉百）

一

耳病方論

夫耳雖為腎之候其耳聾鳴非一途也有宗脉虛聾鳴者有髓虛而聾鳴者有手少陽之脉逆而聾鳴者有手太陽厥而聾鳴者有風聾者有勞聾者有上焦熱而聾者夫血氣虛損宗脉不足為風邪所乘邪入於耳與真氣相擊則耳鳴嘈嘈然者宗脉虛也足少陰腎

自病也手少陽之脉動而氣逆耳內燀燀焞
焞然者三焦病也三焦屬手少陽也手太陽
厥而耳內氣滿者少腸病也少腸屬手太陽
也風入於耳脉使經氣否塞不得宣通聲而
時頭痛者風聲也時息得血氣平和其聲
則輕或房室不節其聲則甚此勞聲也腎實
生熱上膈氣壅邪熱入耳耳閉而聲此爲熱
聲治法各隨其證而治之 類聚卷七十七耳門一葉四十二至
四十三

耳疾

治三十年久聾方：故鐵三十斤，以水七斗浸三宿，取汁，入麴叄十斤（千金方無叄十斤字），釀米五斗米（千金方作七斗），如常造酒法，候熟，取磁石壹斤，研末，浸酒中三日，乃可飲，取醉，以綿裹磁石內耳中，好覆頭臥，酒醒去磁石，即瘥。同上

葉五十九⊙

據千金方輯

治百蟲入耳方：右以桃葉塞兩耳，即差。千金月令

同　葉六

七十三

又方椒末一錢右以醋半盞浸良久少少灌耳中聖惠方同葉六十三

治蜈蚣入耳方炙猪肉令香掩兩耳即出千金方掩耳摘千金方軒同上葉六十三至六十四

治耳聾諸方

治耳聾燒腎散方

磁石壹兩燒醋淬七徧細研水飛過 附子壹兩炮裂去皮臍 巴戟壹兩去目 川椒壹兩去目及閉口者微炒去汗 茴香壹兩〇聖惠方無茴香

右件藥擣細羅為散每服用猪腎壹隻去

筋膜細切葱白薤白各一分細切入散藥

麦錢塩花麦字和攪令勻以十重濕紙裹

於煻灰火内燒熟空腹細嚼酒解薄粥下

之十日效 同上葉六十八 ⊙據醫心方輯

治耳聾立效塞耳丸方

松脂 兩半 杏人 一分去皮尖 巴豆 半分去皮膜 椒目末

兩半 葱汁 半合

右件藥都爛擣以膏摻丸如棗核大綿裹塞

耳中 醫心方同 同上葉六十九

治耳聾無不效方

地龍三條 鹽少許

右二味炒在蔥葉中自化為水用點耳中

三五日即差 攝醒齋方軒 ⊕按類聚云

舊法以自死白頸者入蔥葉中麵封頭蒸

令熟以汁滴入耳中 攝生書類聚云 神巧萬全方此下云

云別此文原屬注文今別行

目上葉七十一

又方取用生螃蟹一枚右用漆盤中養之令卻

經宿候有尿即取滴入中用荷葉取遮尿

用上好同上葉七十三

治耳風聾諸方

治風虚耳聾宜服磁石散方

磁石二兩搗碎水淘去赤汁 防風叁分去蘆頭 羌活叁分 黄耆一兩剉 白芍藥一兩 木通叁分剉 桂心半兩 人參一兩去蘆頭

右件藥搗麁羅為散每服以水壹大盞入羊腎壹對切去脂膜用藥末四錢同煎至四分去滓食前溫服聖惠方同上葉七十三 同

治風虛耳聾由腎藏不足風邪入於經絡故
四肢羸瘦腰背俱痛耳無所聞蓯蓉丸方
肉蓯蓉壹二兩酒浸壹宿刮去皺皮炙乾〇聖惠方作壹兩 山茱萸
叁分 石斛三分去根剉 磁石二兩燒醋焠七遍擣碎細研水飛過 石
竜芮叁分 杜仲叁分去麤皮炙微黃剉 附子叁分炮裂去皮臍
兔絲子叁分酒浸叁日曝乾別擣為末 鹿茸壹兩去毛塗酥炙微黃
巴戟叁分去心聖惠方无去心 熟乾地黃壹兩 菖蒲叁分 天
麻叁分 乾蠍叁分微炒
右件藥擣羅為末鍊蜜和擣三二百杵丸

如梧桐子大每於空心以酒下三十丸

治風虛耳中憁憁鬧便聾不聞人語聲磁石

浸酒方

磁石五兩搗碎水淘去赤汁 山茱萸二兩 木通壹兩 防風壹兩去蘆頭 薯蕷壹兩 菖蒲二兩 遠志壹兩去心 天雄壹兩炮裂去皮臍 蔓荊子壹兩 甘菊花壹兩 芎藭壹兩 細辛壹兩 肉桂壹兩去皴皮 熟乾地黃叁兩 乾薑壹兩炮裂剉 白茯苓壹兩

右件藥細剉拌和用生絹袋盛以酒二斗

浸經七日後每日任性飲之以差為度聖惠

方同　同上葉七十五至七十六

治耳久聾諸方

治久聾二三十年不差者方

熊膽一分　鼠膽二枚十二月收者

右件藥以水和旋取如菉豆大滴入耳中

日一兩度差聖惠方同　同上葉八十四

治耳疼痛諸方

治耳疼痛兼有水出方

杏人半兩湯浸去皮尖双人炒令黑色

右擣為膏綿裹如棗核大塞於耳中聖惠方同

治耳疾痛宜用此方

附子壹枚

右以醋微火煎令軟削可耳綿裹塞之聖惠方同上葉九十目六至九十八

治聤耳法方

治聤耳出膿汁方

白礬壹兩炮令汁盡　烏賊魚骨壹兩　黃連壹兩去鬚乾

壹兩

右件藥擣羅爲末，以綿裹杏核大，塞耳中，

日三換之。聖惠方同　上葉九十八　同

又方

狗膽汁壹枚　白礬壹分，燒令汁盡，細研

右件藥以臘月豬脂調和，内耳中，以綿擁

之，不經三兩上永除本根。聖惠方同　上葉九十九　同

治耳腫法方

治兩耳卒腫熱痛，宜用此方

木鱉子人壹兩，研如膏　赤小豆末半兩　川大黄末

半兩

右件藥同研令勻以生油旋調塗之聖惠方同

同上藥百四

治凍耳諸方

治凍耳成瘡方

楢葉參兩微炙為末　杏人四十九枚湯浸去皮研成膏　亂髮兩雞子大　鹽半兩細研　乳香半兩細研　黃蠟壹兩半　清油壹斤

右件藥先煎油令沸即下亂髮以消盡為度後下諸藥同煎令色焦黃濾去滓更以

綿重濾過再以慢火熬之然後入乳香黄
蠟等攪令稀稠得所於瓷器中盛以鵝
翎旋取塗之 醒東方同 類聚卷七十八耳門二葉二

治百蟲入耳諸方

治蚰蜒入耳滴耳麝香膏方
麝香半錢 阿魏各半分〇醒東方各半錢 騏驎竭壹字 一白
及壹字 乾漆壹字 膩粉壹字〇醒東方壹錢 硇砂半分〇 石砂醒東方
石膽壹字 半錢 生鐵屑壹字
右件藥搗研為細末入猪脂汁 醒東方猪膽汁 生

薑汁葱白汁等分少許相和令稀稠得所
每用少許灌入耳中其虫化爲水立驗同上
葉四〇據聖惠方輯
又方右用地龍一條內葱葉中化爲水滴入
耳中其蚰蜒亦化爲水立效聖惠方同上葉五
治蚰入耳方右用銅椀於耳邊敲打即出蚰自
出聖惠方同
治蜈蚣入耳方右用生薑汁灌耳中其蟲自
出聖惠方同同上葉七

治蟲入耳方驢牛乳最良灌入耳即出南北經驗方同同上葉六

耳病

治耳聾補益虛損鹿茸丸

鹿茸一兩半去毛酥塗炙黃　覆盆子　兔絲子　穿

心巴戟　山藥　肉蓯蓉酒浸一宿去皺皮炙　大附

子炮六味各一兩　磁石一兩半火燒醋淬細研水飛　防風　芎

藭　五味子　菖蒲四味各叁錢

右件搗為末煉蜜和勻杵三五百丸如

梧桐子大空心溫酒下三十丸晚食前再

服同上藥十三

治耳鳴聾方

客主人主耳聾壯如蟬聲

天窗中諸主耳聾嘈嘈若蟬鳴

凡耳中風聾鳴刺商陽入一分留壹呼灸三

壯左取右右取左如食頃 同上葉六十九

鼻病方論

鼻之疾有衄血有生瘜肉有生瘡有齆鼻有流

清涕時有乾而無涕時甚衄血者謂肝藏血

肺主氣而開竅於鼻血与氣相隨而行若勞

傷過度氣腑生熱血則妄行故從鼻而出謂之衄血脈消小弱者生實大牢浮去死若肺傷風冷則津液壅塞鼻塞不通或為鼻齆或生瘜肉或流清涕肺爽風熱則或生瘡或乾燥治法隨其冷熱處方為得 類聚卷七十八鼻門一葉八十二至八十三

鼻病

治鼻塞腦冷清涕出方

通草剉 辛夷各半兩 細辛 甘草遂 壹作甘草微炒

千金无御炒桂心　芎藭　附子炮裂去皮臍各壹兩○千金无炮裂去皮臍字

右件藥擣羅為末鍊蜜和丸如棗核大以綿裹壹丸內鼻中日三換之用白狗膽汁和之更佳聖惠方同　同上葉八十九⊙攝千金方~~及聖惠方~~有軒

治鼻塞氣息不通方

通草剉千金无剉字　細辛　附子炮裂去皮臍千金方无炮裂去皮臍

右藥擣羅為末煉蜜和丸如棗核大每夜

此方數藥服法未
載故留二行空白
以待他日覓聖惠
方補之
又此方出卷七十六
葉九十三

臨臥內一丸於鼻中差 聖惠方同 葉九十二 ◎ 同上 攟千
金方 輯

治鼻齆氣息不通方 聖惠方同

瓜丁 半兩千金方無半兩 細辛 一分千金方無一分

治鼻衄終日不止心神煩悶方 生乾地黃 一兩

剉阿膠 炒令黃燥 兩 杵碎 右件藥以水二大盞煎

至壹盞半去滓分為三服溫溫服之 聖惠方同

同上葉九十九

治鼻衄諸方

治鼻衄終日不止心神煩悶宜服茜根散方
茜草根　黄芩　側栢葉　阿膠杵碎麩炒○聖惠方
杵碎　炒令黃燥　甘草剉生用　已上各一兩
右件藥搗麁羅為散每服三錢以水一中
盞入生地黃半兩煎至六分去滓溫溫服
之類聚卷七十九　鼻門二葉一至二○摘聖惠方輯
治鼻卒衄吹鼻散方右用釜底墨細研以少
許吹鼻中即止　聖惠方同
治卒鼻衄方右用水罐壹枚鑽底作小竅子

盛秋汲水淋頂後宛宛中淋不過壹兩罐

即差聖惠方同上葉四同

治鼻塞氣息不通諸方

治外傷風冷鼻塞氣息不通壅悶宜服芎藭

散方

芎藭 桔梗 人參去蘆頭 赤茯苓 白朮

麻黃去根節 肉桂去皺皮○聖惠方无生 郁李人湯浸去皮

尖微炒 杏人湯浸去皮尖雙人麩炒微黃 甘草炙微赤剉各壹分○

○聖惠方已上各一兩

右件藥搗篩為散每服三錢以水一中盞入生薑半分煎至七分去滓每於食後溫服◎同上葉十五至十六 搖聖惠方輯

治鼻塞多年不聞香臭水出不止灌鼻蒺藜汁方

蒺藜一握當道車碾過者◎聖惠方作二握

右件藥以水一大盞煮取半盞仰臥先滿口含飲聖惠方作飯以汁一合灌入鼻中不過再灌之大嚏出一兩箇瘜肉似赤蛹出下

差（同上葉十八至二十九⊙據聖惠方輯）

治鼻齆諸方

治鼻齆窒塞不通氣息宜服羚羊角丸方

羚羊角屑（一兩） 連翹 漢防已 麥门冬（去心）

蓍蕷 檳榔 茯神（已上各半兩○聖惠方已上各二分）

白鮮皮 人參（去蘆頭） 羌活 細辛 白芷

當歸 黃耆（剉） 防風（去蘆頭） 旋復花 枳殼（麩炒微黃去瓤 已上各半兩）

右件藥擣羅為末鍊蜜和更擣三五百杵

丸如梧桐子大每於食後以溫水下二十丸同上葉十九至二十⊙攟聖惠方輯

治鼻中生瘡法方

治肺壅鼻中生瘡腫痛方

杏人二分湯浸去皮尖雙人研為膏　川大黃一分生為末○聖惠方一分半為末

右件藥相和研令勻以豬脂調塗鼻中同上葉七十九⊙攟聖惠方輯

治鼻中生瘜肉法方

治鼻中瘜肉漸大氣息不通妨悶方

藜蘆叁分去芦頭搗羅為末　雄黄壹分細研　雌黄壹分細研

右件藥同研令勻每用時以蜜調散用紙撚子展藥點於瘜肉上每日三度則自消化不得塗藥在於兩畔恐涕落於藥上

聖惠方同　　同

上葉二十三

治鼻中瘜肉傅鼻蚯蚓散方

白頸蚯蚓壹條韮菌內者　猪牙皂莢壹挺

右件藥內於甆瓶中燒熟細研先洗鼻內

令淨以蚕塗之傳藥少許在內令清水下
尽即永除根本　聖惠方同　同上葉二十四至二十五

治鼻流清涕方

治鼻塞恒有清涕塞鼻柱膏方

桂心　細辛　乾薑炮裂　川椒去目及閉口者微炒
去汗已上各半兩　皂莢一分

右件藥搗羅為末以青羊脂和成膏每用
如棗核大綿裹塞鼻中　聖惠方同　同上葉二十八

神巧萬全方卷六

面藥

治外膏主面皯䵳方

白芷 白蠟各二兩 白附子 辛夷 防風

烏頭 零陵香叄分千金方无叄分 藿香 萎蕤各一

兩〇千金方各半兩 藁本一兩 商陸 麝香各六銖 麻油

二合 羊脂五合 牛脂 鵝脂各一斤〇千金方各一升

右十六味並切醋漬浹洽經一宿旦合煎

候白芷色黃膏成以皂莢湯洗面傅之日

二千金方日三類聚卷八十頭面門二葉二十◎擴千金方輯

治面皯皰擴本書輯成鍊松脂為末溫酒服三合

日服盡卅無不瘥同上葉二十七◎擴千金方輯

治飲酒過多皶墨壺方作鼓鼻皶皰方梔子人二兩

川大黃壹兩半剉碎微炒芎藭壹兩甘草半兩炙微赤剉豉

壹合木蘭皮一兩右件藥擣羅為末鍊蜜和擣

三五百杵丸如梧桐子大每於食後以溫

水下二十丸同上◎擴葉三十五聖惠方

治頭偏痛諸方

治頭偏痛旋復花散方（聖惠方无旋復花散名）

旋復花（半兩） 草薢（半兩剉） 虎頭骨（半兩塗酥炙令黄）

右件藥搗細羅為散欲發時以溫酒調下

兩錢衣蓋出汗立差（擂聖惠方軒）

治夾腦風及洗頭後傷風頭偏痛甚者宜服

此神聖散方

麻黄（半兩去根節） 細辛（半兩） 乾蠍（半兩一半微炒一半生用） 藿

香（半兩）

右件藥搗細羅為散不計時候服用荷

酒或荆芥湯調下一錢 聖惠方同 葉四十八 同上

治頭瘡諸方

治頭瘡經年月不差松脂膏方

松脂 叁分 黄連 叁分 去鬚 川大黄 半兩 水銀 一兩半 胡

粉 半兩 合水銀入少水同研令星盡 苦參 一兩半 黄芩 一兩 白

礬 半兩 燒令汁盡 蛇床子 一分

右件藥搗細羅為末用臘月錬了猪脂調

令稀稠得所每日傅瘡上大効 聖惠方同 葉五十一

又方 杏人 二兩 湯浸去皮尖炒令黄黑色 豉 二兩 微炒 膩粉 一分 生硫

黄半两细研

右件药先擣杏人致如泥即入腻粉硫黄同研令匀先以葱盐汤洗后以生油调涂之圣惠方同五十一至五十二同上叶

治面䵟䵳诸方

治䵟䵳斑点方

皂荚子末半两　杏人半两汤浸去皮尖研如膏

右件药都研令匀每夜用浆水调涂之圣惠方同同上叶五十三

治面皰諸方

治少年氣血盛面生皰者

冬葵子微研　栝子人　白茯苓　冬瓜子

人已上各末兩微炒　⊙按聖惠方冬葵子一兩栝子人一兩冬瓜子人一兩餘各半兩

右件藥搗細羅為散每服以酒調一錢食

後服之　⊙同上葉六十三至六十　⊙摘聖惠方輯

又方　土瓜根末半兩　胡粉半兩　青羊膽二枚　水銀

半兩合胡粉入少水研令星盡

右件藥相和研令勻每夜塗面旦以熳漿

水洗去極妙聖惠方同 六十五葉

治粉刺諸方

治面上粉刺令悅澤方

硫黃一兩 密陀僧一兩 乳香一兩 白殭蠶末一兩 膩粉一兩 杏人一兩湯浸去皮研如膏

右件藥同研如粉都以牛酥調稀稠得所煖漿水洗面了拭乾以藥塗之勿使皂莢不過三五上甚效聖惠方同

治粉刺向野墨白斑駁宜用此方

益母草不限多半燒灰
右以醋漿水和作團以大火燒令通赤为
此可五度即细研夜卧時以粉塗之聖惠方同
同上葉七十三

治黑痣諸方

治面上黑痣令永除根本方
櫟木炭五斤燒熟淨爐上消為灰不厌叁令
右二味相和以水淋取濃汁壹大盞即於
小鐺内煎至三分以甆合盛之用小竹針

子取藥點於瘡上乾了又點之三日不洗

面瘡剝去忌勿食酸鹹油膩生薑等即無

瘢痕聖惠方同同上葉七十五

治疣目諸方

夫人身體有忽生疣贅者因風邪搏於肌肉

而變生也其腋下有䁙竅其臭如蔥豉之氣

者謂之狐臭此由血氣不和蘊積㶴濁之而

成也本書

治一切疣贅瘢靨方

風化石灰一升炒 爐炭灰一升 桑柴灰壹升

已上三味以水五升淋取汁重湯煎如

膏

砒霜一分 硇砂壹分 黃礬半分

右件藥同研令極細入前膏內調令勻用

布揩破塗之似有白痂即以新羅松子油

調塗之 聖惠方同

治面及身上生疣目方 右用蠟紙壹片多令

熱上以硫黃末少許摻令勻緊卷以火燒

點痣月上詩有沸聲便擦却已去根也 聖惠

方同 同上葉七十六至七十七

面脂諸方

令手面光潤方 猪脏壹具細切 川白芷半兩 桃仁半兩去皮 細辛半兩 冬瓜子人壹兩 萎蕤人壹兩 白及半兩 白斂半兩 甘松壹兩 龍腦壹分 黃腦壹兩

右件藥細剉以好酒二升都煎之令白芷色黃後去滓下黃蠟煎成膏盛入瓷器中旋取以塗手面 同上葉九十一

按此方分量疑有誤疑萬全方均各壹兩今姑照聖惠方錄之

治頭瘡白禿諸方

治白禿瘡不愈水銀膏方

水銀壹兩 黃連二兩去鬚 細墨壹兩○神巧萬全方壹兩

右件藥先以黃連并墨二味搗細羅為散

用不著水豬脂和水銀同研令星盡用塗

瘡上神秘 同上葉百三⊙據聖惠方輯

頭面方論

頭面者諸陽之會血氣既衰則風邪易傷故

頭瘍則或生兵瘡或生禿瘡面則有䵟䵴皰

瘾疹刺酒皶之属各观其方之所主用之

治白秃疮不愈

桃白皮斛半升

右以水五斗煮桃白皮汁三升饮小盏并用洗头良新破猪肚去粪及速搨上痒慎勿搔当缚两手当日中卧半日去之即用前桃皮汤洗

治面皯皰及产妇黑䵟如雀卵色羊胆膏方

羊胆二介取汁 猪脂叁合 细辛叁分末

右件藥相和並成膏夜後塗面上旦以漿
水洗之
治鼻面酒皶炏皰豆及瘡痛搔之黃水出宜
服冬瓜子人散
冬瓜子人微炒 栢子人 白茯苓 葵子炒
枳實麩炒黃色已上各一兩 梔子人二兩
右件藥擣羅為散每於食後以粥飲調下
二錢
治鼻面酒皶皰及惡瘡方

附子二兩生去皮臍 川椒二合去目 野葛半兩

右件藥細剉醋浸一宿濾出以豬脂半斤同煎以附子黃色爲度去滓時時塗之

治面上熱毒惡瘡方

膩粉 黃蘗 黃連 白及 白歛

右件藥各等分爲末同研和勻以漿水調日二三度塗類聚卷八十一頭面門三葉十五至十一

治髮白令黑法方

治血虛腦髓空竭諸藏虛之血氣不足少而

蒜髮及憂愁早白遠視䀮䀮得風淚出手足煩熱恍惚忘悞遠年下痢服之一月大驗甜瓜子散方

甜瓜子壹升微炒 白芷二兩 當歸二兩剉 芎藭二兩 甘草二兩炙微赤剉

右件藥搗細羅為散每於食後以酒或溫水調二錢服之（聖惠方同）類聚卷八十二頭面門四葉五十九至六十

黑髭髮壹醉烏方

訶梨勒十枚康兩頭邊 生地黃汁壹升 沒石子壹兩擣末

綠礬半兩細研　醋石榴二枚大者取汁〇聖惠方叁枚　硇砂
壹分細研〇萬全方壹分　硫黃壹分細研
右件藥都入於瓷瓶內用二味汁浸瓷封
口勿令透氣四十九日後取出其訶子狀
、如黑梅子至夜臨臥時含壹枚咽津到曉
爛嚼以酒壹中盞下之良久不喫酒壹兩
盞投之至醉其髭髮即三兩日後自黑更
三兩日再服之特妙忌生葱蘿蔔大蒜等
同上葉六十二至六十三〇摘聖惠方輯

變髭髮益氣血令終身不白但黑潤而已黃者經六十日變黑已白者服百日如漆堅牙齒益筋力四時長常服地骨皮丸方

地骨皮五兩 生乾地黃五兩 牛膝去苗三兩 覆盆子三兩 黃耆剉三兩 五味子三兩 桃人四兩去皮尖雙人別研入 兔絲子四兩酒浸三日曝乾別杵為末 蒺藜子四兩微炒去刺

右件藥擣羅為末下桃人攪使相入鍊蜜和更擣一二千杵丸如梧桐子大每日空心以溫酒下四十丸粥飲下將漿水下亦得

服藥十日即盡拔去白者二十日即黑者

却生神妙不可言終身不得食蒜牛肉生

葱蘿蔔等聖惠方同上葉六十三同

變白髮令黑填骨髓去萬病方

熟乾地黄四斤　杏人一斤湯浸去皮尖雙人研如膏　訶梨勒

皮斤半

右件藥擣羅為末入杏人同研令勻以鍊

蜜和擣三二千聖惠方作三二百杵丸如梧桐子

大每服以溫酒下三十丸食前服漸加至

四十九爲度於鬢黑內塗舒之變白功効
不可具述切不得令孝子女人見忌生葱
蘿蔔大蒜等
駐顏變髮令黑方
蓮子草半斤　杏人一斤湯浸去皮尖雙人熬炒微黃　熟乾地
黃一斤
右件藥搗和擣一萬杵色當如漆可丸如
梧桐子大每日空腹以溫酒下三十丸晚
再服之久服鬢髮如漆忌生葱蘿蔔大蒜

伐皆是代

等聖惠方同上葉六十八　同

手足方論

夫手足有甲疽伐指之類無皆五藏之氣流注於十二經脉成熱毒使然也其有拘攣皺裂者又風冷乘之然也類聚卷八十三四肢門一葉六十一

治甲疽諸方

治手指青黑黯作甲疽方

盧會半兩　麝香半兩　綠礬一兩〇聖惠方二兩

右件藥合研如粉以絹袋子盛内所患指

於袋中以線纏定不令動搖以差為度同上

葉六十八⊙
據聖惠方輯

治甲疽瘡神妙方

薑黃半兩　蛇蛻皮一分燒灰

右件藥同研為末每用先以溫泔浸洗瘡

令軟以尖刃子割去甲角裹乾以藥傅之

上用軟帛裹之半日許藥濕即易之一日

即除其痛聖惠方同　同
上　葉七十

治代指諸方

伐指者是五藏之氣使然流注於十二經脈熱衝於手指不還乃爲伐指也宜用此方

右用熱湯急蘸之出使滿七度便以冷水浸之訖又復如此三度即塗牛膽後便以豬膽籠伐指上用物纏之聖惠方同 上葉七十二 同

治五指筋攣手急法方

治手五指攣急疼痛連臂膊拘急羚羊角散方

羚羊角屑三分 羌活三分 桂心半兩 附子一兩炮裂去皮

臍
防風三分去蘆頭 當歸三分微炒剉 麻黃一兩去根節
薏苡人一兩 細辛半兩 芎藭三分 天麻三分 五加皮
半兩
右件藥擣細羅為散每服不計時候以溫
酒調下二錢 聖惠方同 上葉七十三 同
治五指攣急淋灕手指附子湯方
附子半兩去皮臍生用 防風半兩去蘆頭 枳殼半兩去瓤 羌
活半兩 白芷半兩 甘草半兩剉生用 蜂房半兩 川椒二兩去
目

右件藥擣篩為散每用一兩以水三大椀入生薑一兩生桑枝一握黑豆一合同煎令豆熟去滓看冷煖得所避風淋蘸手指水冷重煖用之聖惠方同同上葉七十三至七十四

治手足皸裂諸方

治手足皸裂血出疼痛方

右以酒接猪脂洗之立止聖惠方同

治人足無冬夏恒皸裂名曰尸腳方右用雞糞一升以水五升煮至三升停温冷浸腳

半月差聖惠方同上葉七十五同

治手足皸裂成瘡方右以羊髓熬成油入少黃丹攪勻令凝徧塗之三五上差聖惠方同上葉七十五同

治皸裂破痛方右炙松葉爇之並煮松葉洗之不過三兩度差聖惠方同上葉七十六同

治陰腫諸方

治虛勞陰癩痛方本書取鷄翅七莖燒灰細研每於食前以粥飲調下二錢患左取右翅患右

取右翅類聚卷九十一陰㿗門葉三十四㊀據聖惠方輯

治虛勞損腎㿗疝陰腫疼痛海藻丸方

海藻水洗去鹹汁 檳榔各壹兩半 牡蠣粉 木香

牛膝 硫黃研各半兩 肉蓯蓉酒浸刮去皮炙 蘹香子

沈香 天雄炮裂去皮臍二分

右件為末外入硫黃都研令勻煉蜜和杵

三五百丸如梧桐子大每服三十丸早晨

日午空心溫酒下（同上葉）

治虛勞陰㿗腫痛方 肘後方男子陰卒腫痛 右取桃人

去皮尖微炒黄為末以熱酒服壹彈丸

又方用新椒好者令淨布於餅內令厚以裹

腫處日再易（同上葉四十二）

痺

治中風筋脉攣急不可屈伸及風濕等宜喫

薏苡人粥方

薏苡人（二合） 薄荷（一握） 荊芥（一握） 葱白（壹握） 豉（一合）

右件藥先以水三大盞煎薄荷等取汁一

盞入薏苡人煑作粥空腹食之（類聚卷九十一 諸痺）

门葉百四至百五

心痛方論

心藏神心者身之主也其正經為風邪所乘名真心痛旦發夕死夕發旦死心有包絡脉是心之別脉為風冷所乘亦令心痛然亦輕於甚其病不至於死又手少陰心之經其氣逆謂之陽虛陰厥亦令心痛其痛引喉是也其心下急痛名脾心痛腹脹而心痛名胃心痛下血而苦泄寒中臍為心痛又為九種心

痛一虫二疰三風四悸五食六飲七冷八热九往来此皆邪之氣乘於手少陰之絡邪氣搏於心氣邪正相擊故令心痛諸其心脉急者為痛引背食不下寸口脉沈緊苦心下寒時痛關上脉緊心下苦痛左手寸脉沈則為陰陰絶者無心脉也其心下毒痛類聚卷九十二心腹痛门一葉二十五

治九種心痛諸方

治九種心痛腹脇氣脹不欲飲食宜服附子

丸方

附子二两炮裂去皮脐　乾薑二两炮裂剉　巴豆半两去皮心研帋裹壓去油　人参壹两去蘆頭　狼毒壹两剉研醋拌炒黄　食茱萸壹两

右件藥搗羅為末入巴豆研令勻鍊蜜和搗三二百杵丸如梧桐子大不計时候以熱酒下三丸同上葉七十至七十一

治九種心痛及腹脇氣聚滞不消方　右取乾漆二两搗碎炒令煙出細研為末鍊蜜和

丸如梧桐子大不計時候以熱酒下每服五丸至七丸醋湯亦得聖惠方作酒下五丸同上葉七十一◎撮聖惠方輯

治九種心痛妨悶方

桂心末半兩

右以酒一大盞煎至半盞去滓稍熱服立效聖惠方同同上葉七十一

治卒心痛諸方

治卒心痛腹脇氣滯方

桂心壹两 当归壹两剉微炒 蓬莪茂一两

右件药捣细罗为散不计时候以热酒调下壹钱 圣惠方同 同上叶七十二

又方用青布裹盐如弹子大烧令赤都研为末以热酒调顿服之 圣惠方同 同上叶七十四

又方右用葱大豆或煮豆以囊盛更番熨痛处冷复易之 圣惠方同 同上叶七十四

治诸虫心痛不可忍服之虫皆利下雷丸散方

雷丸　貫衆　狼牙　當歸剉微炒　檳榔

陳橘皮湯浸去白瓤焙　桂心　鶴虱已上各壹兩

右件藥搗細羅為散每服以粥湯調下壹

錢以利下蟲為度聖惠方同上葉七十六　同

又方鶴虱壹兩　乾漆壹兩搗碎炒令煙出

右件藥搗羅為末鍊蜜和丸如梧桐子大

每服不計時候以醋湯下十丸聖惠方同葉七十七

又方東引石榴根剉壹兩　檳榔半兩○聖惠方半錢

右件藥以水壹大盞煎至五分去

滓調臟腑以利下為效 同上葉七十八 ◎攝聖惠方輯

治冷氣心腹痛諸方

治冷氣攻心腹疞痛少思飲食檳榔散方

檳榔分三 當歸壹兩剉微炒 蓬莪茂分三 吳茱萸壹分湯浸七遍焙乾微炒 阿魏壹分麵裹煨令麵熟為度 木香分三

右件藥搗細羅為散不計時候以熱酒調下壹錢 聖惠方同上葉八十一 同

治心背徹痛諸方

治胃中氣滿引心背徹痛川椒丸方

川椒壹两去目及閉口者微炒去汗　半夏一两湯洗七遍去滑　附子壹两炮裂去皮臍

右件藥擣羅為末，鍊蜜和丸，如梧桐子大。不計時候，以醋湯下十丸。聖惠方同　同上葉九十九

治心腹相引痛諸方

治冷氣攻心腹和引痛，四肢逆冷，茱萸散方

吴茱萸壹两用米醋壹中盞浸壹宿掘壹地坑可深五六寸用炭火燒令赤去灰入茱萸及醋用盞合勿令泄氣候冷取出　木香半两　當歸一两剉微

炒桂心半兩 青橘皮一兩湯浸去白瓤焙 檳榔三分

右件藥擣細羅為散不計時候以熱酒調

下一錢 聖惠方同 上葉百七 同

治腹痛諸方

治腹痛不可忍汗出不能食青橘皮散方

青橘皮一兩湯浸去白瓤焙 蓬莪茂三分 附子一兩炮裂去皮

腸 桂心一兩 高良薑一兩剉 當歸一兩剉微炒

右件藥擣細羅為散不計時候以熱酒調

下一錢 聖惠方同 上葉百九至百十 同

治心腹痛方

治九種心痛腹脇氣脹不欲飲食用桂心烏頭各半兩蜜丸醋湯下十丸

治藏腑虛冷氣滿腹脹腸鳴切痛不思飲食四肢少力宜服丁香丸

丁香　羅蔔子微炒　檳榔各壹兩　木香　橘皮去白　白术各半兩

右為末鍊蜜和丸如梧桐子大每服二十丸生薑湯嚼下

治腹内諸氣脹滿及心胷氣隔不通宜服此方

鹽半斤去油二合和之用舊布帛片急裹以絁繫之置炭上燒令通赤待冷取出

木香一兩訶黎勒二兩煨用皮

右件擣羅為末每服半錢生薑醋湯調下

類聚卷九十三心腹痛門二葉九至十

食治心腹痛諸方

治心中冷氣往往刺痛腹脹氣滿蓽茇粥方

蓽茇壹分胡椒一分乾薑壹分炮裂剉檳榔壹分粟米

三合桂心一分

右已上五味搗羅為末以水二大盞下米煮粥候米熟入藥末三錢粥令匀每日空腹食之 聖惠方同 類聚卷九十四 心腹痛門四葉三十七

食治法

治邪氣攻心腹痛桃人粥方

桃人二十二枚去皮尖 生地黃一兩 桂心末半兩 粳米三合（細）研 生薑一分并地黃桃人二味以酒三合研絞取汁

右先用水煮米作粥次下桃人等汁更煮

令熱調入桂心末空腹食之同上三十八葉

心痛

心痛發作腫聚往來上下行痛不休腸中差出是交蛇也以手按而堅持之勿令移以大針刺中留久持之蟲不動乃去針同上四葉

二十

腰脚方論

古方論腰痛有五種而大抵俱本於腎蓋腎主腰脚而三陰三陽十二經奇經八脉皆貫

於腎經於腰脊或少陰氣衰而自病千金方
云十月萬物陽氣皆衰是以腰痛或風濕搏
於腎經或因勞役而傷腎或內有積水腎氣
不得宣通皆令腰痛治法補腎而隨其風水
而處方爲得類聚卷九十四腰腳門一葉五十八

腰痛

治腎虛腰痛方

萆薢 桂心 白朮各三分 牡丹皮貳分

右四味治下篩酒服方寸匕日三亦可作

渴服之甚良 千金方同 同上 葉七十四至七十五

丹參圓治腰痛并冷痺方

丹參 杜仲去皮炙令黃色 千金方无此六字 牛膝 續斷

各叁兩 桂心 乾薑各貳兩

右六味擣篩蜜和丸如梧桐子大每服二十 以上十二字據本書

丸日再服溫酒下 同上 葉七十七 ◎據千金方輯

治丈夫腰脚冷不隨不能行方上醇酒三斗

水三斗合著甕中溫漬脚至膝三月止冷

則甕下常著灰火勿使冷手足煩者小便

三升盆中温漬手足千金方同同上葉七十八

治風濕腰痛法方

治一切風濕腰痛神驗虎骨丸方擭類聖惠方

虎脛骨二兩酥塗炙天雄炮牛膝去苗白朮熬乾

地黄石南桂心各兩黄耆枳殻去白麩炒微黄防

風羌活酸棗人微炒當歸微炒蔓荊子已上各三分

右爲末煉蜜爲丸如梧桐子大每服三十

丸食前以温酒呑下本書同上葉八十八

治風濕腰痛轉動不得必效方蒴藋葉火燎

過厚鋪床上承熱卧於上次復易之冬月
取根舂碎醋熬令熱以帛裹熨痛處亦效
聖惠方同　上葉九十一　同
治腎氣虛弱中風濕而傷於腎經致腰痛
積久不差宜服鹿茸丸方
鹿茸一兩去毛塗酥炙黃　天雄一兩炮裂去皮臍　附子一兩半炮
裂去皮臍　杜仲一兩去粗皮炙微黃剉　安息香二兩用酒一大盞煎
成膏○聖惠方熬成膏
右件藥搗羅為末用安息香煎和為丸如

梧桐子大每於食前以溫酒下二十丸同上

葉九十四⊙據聖惠方輯

治腰脚痛

治五種腰痛腎藏虛冷顏容萎黃形體消瘦腰痛不可忍虛憊無力宜服鹿角丸

鹿角屑一斤炒令黃色 兔絲子壹斤酒浸壹宿別研為末 遠志去心 牛膝酒浸 杜仲去粗皮炙微黃剉 天雄炮去皮臍 茱萸各三兩 肉蓯蓉酒浸壹宿去皺皮炙乾 五味子各五兩 熟乾地黃六兩

右件藥擣羅為末鍊蜜和杵丸如梧桐子大每服三十丸空心日午晚前用温酒嚥下

治風腰脚冷痺疼痛行李不得虎骨散方

虎脛骨酥炙黄色 敗龜酥炙黄色 附子炮 牛膝酒浸去蘆頭已上各壹两 烏蛇壹两半酒浸去皮骨炙 萆薢 乾薑炮 芎藭 羌活 防風 白附子炮 天麻各半两 海桐皮 肉桂 骨碎補去毛 乾熟地黄 當歸炒炙三分 麝香一分別研入

右為末入研了麝香和勻每服二錢空心
以溫酒調下

治風腰脚疼痛冷痺筋骨無力牛膝丸

牛膝 萆薢 杜仲去皮炙 附子炮 乳香
安息香 石斛已上各一兩 酸棗仁炒 防風
丹參 芎藭 當歸炒 桂心 羌活
白茯苓已上各二兩

右為末煉蜜丸梧桐子大每服二十丸空
心溫酒下晚食前再服

治風腰脚冷痺疼痛宜用貼熁烏頭散方

川烏頭三分去皮生用

右為散釅醋調塗於故帛上傅之須臾痛止

治風脚膝軟弱行立不得宜服補脾腎壯骨髓利風毒除緩弱木瓜丸方

側子炮去皮 安息香 牛膝各一兩半 肉桂去皮 虎脛骨酥炙黃各二兩 天麻 獨活 白术 石斛去根 杜仲去皮炙 鹿茸去毛酥炙黃 陳橘皮去白 附子炮去皮 萆薢 葳靈仙 海桐皮 硇砂研細

（水飛過已上各壹兩）

右件為末以木瓜去皮用酒三升并硇砂入銀器中熬成膏和前藥末擣三五百杵丸如梧桐子大每服二十丸以豆淋酒下漸加至四十丸空心晚食前服之（類聚卷九十五腰腳門二葉三十八至四十）

食治方治腰疼不立方

甘草　桂心　杜仲　人參（各二兩）

治卒腰痛補腎方

杜仲壹兩去皮尖炙微黃剉

右以水二大盞煎至一盞去滓用羊腎一對細切去膜入藥汁中煮次以葱白七莖鹽花醋生薑椒調和作羹空腹食之猪腎亦可

治五勞七傷腎氣虛衰腰膝疼痛小便遺瀝羊髓餅子方

乾薑炮裂剉 桂心 訶梨勒皮各壹分 附子壹兩

炮去皮臍椒半兩去目閉口去炒去汗縮沙半兩去皮已上六味碾為末

寒壹一百介去合尖核細切羊筒骨髓五兩白麵二斤黃

牛酥二兩

右件擣羅為末入諸藥物等相和作餡分

為八分以溲麵包裹如常作髓餅子入鑪

上不甚火燒則須令徹裏過熟每日空腹

食之當暖腰腎及膀胱暖則止

又法正黃狗肉溫補宜腰腎起陽道隨意煮蒸

查類食佳類聚卷九十六腰腑门三葉十一至十二

腰脚痛

腰痛針承山得氣瀉之立愈或連膝痛於風市並三里兼瀉之 同上葉十三

脚氣方論

夫脚氣之病皆因感於風毒所致其狀自膝至脚已有不仁或即痺或淫淫如虫行或脚指及脛洒洒痠痛或屈弱不能行或微腫及酷冷或緩縱或攣急或困而能飲食或見食即嘔或有物如指發於腨脛上衝於心或舉

体轉筋斂壯熱頭痛或胸中忪悸寢處不欲
見光或腹內痛而多下以上疾候多端大抵
其病先從脚起漸入腿脛後及遍身也宜急
治之此病如瀉不差又不可見虛而不瀉也
灸亦無正穴但隨所苦處灸二三十壯可差
脉浮大而緩者宜續命湯風盛者宜越婢湯
加白朮服之脉駃而緊者宜竹葉湯心脉急
氣喘不停自汗出作寒作熱其脉促短而數
嘔吐不已者死凡脚氣雖復許候多途而三

部之脉須要不違四時者為吉其逆四時者勿治餘外脉經說吐中不復具載論曰其人本黑瘦者易治木肥大肉厚赤白者難愈黑人耐風濕赤白人不耐風瘦人肉硬肥人軟虛易受疾至深難已一類聚卷九十六脚氣门一葉五十三至五十四

反胃

反胃者胃口翻而不受食也有食已便吐者有食久乃吐者此受病不同輕重有異或因酒食傷損脾胃或有久積風氣滞在脾胃之

内不能消磨穀食或有憂愁忿怒腸結而胃
翻或有宿滞痼癖疾冷不除或有熱毒虛隔
胃口閉塞不下飲食噎而脈弱小便復利身
有微熱見厥難治陽緊陰數其人食已即吐
陽浮而數亦為吐寸緊尺濇其人胷痛不能
食而吐脈緊而絃為虛寒相搏則胃反
也凡服湯吐逆不入口者以甘草三兩水二
升煮取二升服得吐但服之不吐益加消息
然後服藥類聚卷百三翻胃門二
葉九十三至九十四

治反胃嘔噦諸方

治反胃病吐後補方

白术五兩杵羅為末 生薑五斤擣絞取汁五升入酒壹升

右件藥汁下白术以慢火煎去半入白瓷

二合酥二兩更煎如稀餳瀉於銀器中凝

定每日空腹以溫酒聖惠方清酒調下半匙服

之一月百病除愈類聚卷百三翻胃門一葉百十⊙撮聖惠方輯

反胃

治反胃人參湯

人參一兩細切以水一升入煎取三合 雞子白三枚 薤白三七莖切 粟米粥壹大合

右以雞子白薤白粟米粥三味調攪然後煖人參湯相和頓服未定更準前服出傳信方唐李直方舍人任歙州刺史病反胃服諸藥無效用此立驗

治反胃嘔噦吐食數月不定宜服煖薑丸

丁香壹兩 大附子 肉豆蔻去殼 木香 青橘皮各半兩

右件擣羅爲末煮棗肉和丸如豌豆大每
服用生薑一塊批開納藥三丸濕紙果煨
熟爛嚼鹽湯嚥下
治丈夫婦人吐逆連月（肘後方連月）不止粥食湯
藥俱不能下者五靈脂丸五靈脂不夾土
石揀精好者不計多少擣羅爲末用新狗
膽汁和丸如雞頭肉大每服一丸用熱生
薑酒摩令極細更以多少生薑酒化以湯
湯盪令極熱仍須先煮下粥溫熱得所左

手將藥與患人喫不得漱口右手急將粥

與患人喫不可太多

治嘔吐不止開胃丸

半夏三兩湯洗七遍去滑以生薑拌白术

三兩去皮研同半夏杵碎焙 未白

白荳蔻去皮陳橘皮去白人參各 未

皮焙 兩

右件杵為末以生薑汁煮棗肉和溲為丸

如梧桐子大每服二十丸以粥飲下不計

時候

治脾胃虛令嘔吐不下食厚朴丸

厚朴兩去皮剉如豆大 附子三兩炮去皮剉碎焙 生薑汁一升

合水五合

右件藥以生薑汁煮前二味令汁盡焙乾

杵羅為末以酒煮神麴末和溲為丸梧桐

子大每服二十丸溫酒下同上葉百十三至百十六

翻胃食治

食治法治脾胃氣弱不多下食四肢無力羸

瘦宜喫釀猪肚方

猪肚一枚洗者治如常法生 人參壹兩 陳橘皮去白一兩 饙

雜方是雞

飯半兩 猪脬

右以饙飯拌和諸藥并脬等內於猪肚中縫合熟蒸取肚以五味調和任意食之

治脾胃氣弱痰嗽嘔吐不下飲食半夏棊子粥方

半夏二錢湯浸七遍去滑 乾姜壹錢炮 白麵三兩 雞子白壹枚

右件為末与麵及雞子等相和溲切作棊子子熟煮別用熟水淘過空腹食之

凡嘔吐多食生姜此是嘔家聖藥類聚卷百四翻

胃門二葉六十

三至六十四

翻胃鍼灸 反胃

心俞灸百壯主吐逆不得食

膈俞灸百壯主吐噦逆不下食今日食明日

吐者

巨闕灸五十壯止吐逆不得下食

胃管灸百壯三報之主吐逆不住食

脾募灸百壯三報之主吐逆食却出

神光一名膽募灸百壯三報主吐逆宿汁合酸

灸兩乳下各一寸以差為度

灸臍上一寸二十壯

明堂針灸經云三里主胃氣不足反胃針腹背須針三里穴灸之亦佳類聚卷百四翻胃門二葉六十四至六十五

噦塞

治卒食噎方千金方无食字滿口著蜜食之即下

治卒食噎千金方作又方 捻取飯盆邊零飯壹粒食之即下

治卒食噎千金方作又方 刮舂杵頭細糠含之即下神驗 右三方據千金方輯

又方老牛涎棗核大水中飲之終身不復噎

千金方同 類聚卷百五腸噎門一葉九十

治五膈氣法方

治五膈氣心胃氣壅宿食不消腹胃脹滿大腸祕澁郁李人丸方

郁李人一兩湯浸去皮微炒　漢椒半兩去目及閉口者微炒
人參半兩去蘆頭　甘草半分炙微赤剉　桂心半兩　乾薑半兩
炮裂剉　細辛半兩　赤芍藥半兩　陳橘皮一兩湯浸去白瓤焙
厚朴一兩去麁皮生薑汁炙令香熟　胡椒半兩　附子半兩炮裂去皮
臍　川大黃二兩剉碎微炒　木香一兩　訶梨勒皮二兩
右件藥擣羅為末，鍊蜜和擣三二百杵，丸
如梧桐子大，每服不计时候，以熱酒下三
十丸。聖惠方同。　類聚卷百五腸噎门一葉九十七至九十八

治腸氣咽喉噎塞諸方

治膈氣咽喉噎塞食飲不下方

半夏一兩湯洗七遍去滑 乾薑一兩炮裂 昆布二兩洗去鹹味

右件藥搗羅為散每服三錢以水一中

盞入生薑半分並至六分去滓不計時候

稍熱服 聖惠方同 上一葉百五 同

治食噎諸方

治胃膈氣滯食噎不下方

舂杵頭細糠一合 昆布末一兩

右件藥用老牛涎一合生百合汁壹合二

味以慢火煎入少蜜攪成膏浸前二味丸

如雞頭實大不計時候含一丸細細燕津

聖惠方同　類聚卷百六膈噎門

二葉三十五

五膈

治五膈氣噎悶或吐逆不下食硇砂丸方

大附子壹介剜去中心肉別和後蒸熟杵不硇砂水飛過丁香已上

各半兩青橘皮去白穰木香肉豆蔻各壹分檳

榔三分生用

右以淨硇砂內入剜了附子中和不盡都

将麪麸以饅頭裹入灰中煨令焦却和下

香等都杵為末滴水和再杵丸如梧桐子

大每服二十丸生薑湯下

五膈丸治寒冷則心痛咽中有物吐之不出

咽之不下方

乾薑炮 桂心各二两 麥门冬去心 細辛去苗 人参去蘆

茱萸各二两 附子炮 遠志去心 椒炒令汗出 甘草炙各壹两

右件擣羅為末煉蜜丸梧桐子大空心酒

下二十九

治冷氣胃中煩滿否塞不通心腹虛脹心下結實飲食不得宜服訶梨勒散方

白芷 沈香 丁香 訶梨勒皮 前胡各一兩 木香剉 人參去芦 厚朴去皮塗薑汁炙各三分 沈香剉 青橘皮去白 益智子去皮 桂心去皮 枇杷葉拭去毛炙 蓽澄茄炒 赤茯苓去皮 高良薑剉 白豆蔻去皮 白朮切 甘草炙已上各半兩

右搗羅為末每服四錢以水壹中盞生薑

半分煎至六分去滓熱服

治五種腸氣壅滯氣逆心腹脹痛宿食不消

宜服丁沉丸

丁香　沉香　木香　訶梨勒皮　附子

炮　硇砂水飛　乾薑炮　青橘皮去白　神麯別杵　已上

各壹兩　檳榔半壹兩　桃人壹百二十个湯去皮麩炒黃

右件搗爲末以硇砂神麯別以酒煮爲膏

和溲丸如梧桐子大每服二十丸生薑湯

下

治食物過飽不消遂成痞膈將死方

馬牙消一大兩碎之丸無以朴消代之　吴茱萸半斤陳者

右並茱萸取濃汁投消承熱服之久未轉

更進一服立愈　唐竇群嘗話在常州時

食膾不消痞結悶甚諸藥悉不時腹堅氣

絶醫徐彦莊處得此方服乃瘥竇云微此

治噎

噎病方

夫噎病亦有五種謂氣噎憂噎食噎勞噎思

噎噎者噎塞不通心胷不利飲食不下也治

法各隨其證候而治之

治五噎立效方

枇杷葉拭去毛微炙黄 陳橘皮去白各一兩 生薑半兩

右為麁散都以水二大盞半煎至一盞半

去滓不計時温分三服

治五噎胷膈咽喉不利痰逆食少宜服此方

右用半夏七枚小者湯浸洗去滑擣羅為

末作一服以濃生薑湯調服之患年多者

不過三服瘥

治卒食噎方

陳橘皮壹兩湯浸去白
穰焙擣為末

右以水壹大盞煎取半盞稍热頓服

又方左右傳人可與輕解衣帶勿令噎者知
則愈類聚卷百六膈噎門二
葉四十四至四十七

膈噎

扁鵲云厥俞主胸中膈氣灸隨年壯

氣噎灸亶中憂噎灸心俞良食噎灸乳根勞

噎灸膈俞思噎灸天府 同上葉百一至百二

霍亂

治霍亂蠱毒宿食不消積冷心腹煩滿鬼氣

方

極鹹鹽湯三升熱飲壹升刺口令吐宿食使尽不吐更服吐訖復飲三吐乃住静止此法大勝諸治俗人以为田舍淺近法鄙而不用守死而已凡有此病即須先用之針

同類聚卷百七葉
方霍亂门一葉四十四

治霍亂吐下腹痛方以桃葉擣絞取汁十千金方並

汁服壹升立止冬用皮同上葉四十五⊙擷千金方輯

治中熱霍亂暴利心煩脉數欲得冷水者方

新汲井水頓服一升立愈先患胃口冷者

勿服之千金方同葉四十七同上

治霍亂醫所不治秘方童女月經衣合血燒

末酒服方寸匕百方不瘥者用之千金方同

治霍亂轉筋方蓼一把去兩頭以水二升煮

取一升頓服之擷千金方用蓼乘熱攃轉筋處

本書同上葉四十七至四十八

治霍乱水利不止吐不下食並煩渴草荳蔻散方

草荳蔻半兩去皮 黃連一兩去鬚 丁香半兩

右件搗篩為散每服三錢以水一中盞入黑豆五十粒生薑半分煎至六分去滓不計時候溫服 聖惠方同上葉五十三 同

治霍亂心腹痛諸方

治冷氣相攻霍乱少吐多利腹痛如刀刺宜

服此方

母生薑一片大如手掌以炭火燒令皮黑色

右搗碎以新汲水一大盞浸之良久漸

漸服之聖惠方同葉六十五至六十一同上

治乾霍亂諸方

治乾霍亂不吐不瀉腹脹如鼓心胸痰壅宜

服此方

鹽二兩 生薑半兩切

右件藥炒令轉色以童子小便壹大盞煎

至六分去滓分為二服溫溫服之聖惠方同

上葉六十九七

治乾霍亂不吐不利煩悶不知所為方

巴豆一枚去皮心

右以熱水研服之當快利三兩行即以漿

水粥止聖惠方同下又有立定二字 同上葉六十八至六十九

治霍亂四逆諸方

治霍亂吐瀉冷氣攻心腹痛四肢逆冷汗出

方

硫黄壹兩

右件藥細研以麵以熱酒調下壹錢　每服二錢溫酒調　每服壹錢酒調　早晨空心調

錢　東垣服　聖惠方以熱酒調下壹錢　同上葉八十六

霍亂外因證治

理中湯治霍亂吐下脹滿食不消心腹痛

人參　乾薑炮　白术　甘草炙　各三兩

右為剉散每服四大錢水壹盞煎七分去

滓食前遠行防霍乱煉蜜和丸如梧子大

每服三五十丸或作散每服方寸匕酒調

下六得若轉筋者加石膏煆三兩三因方同同

上葉九十五
至九十六

霍亂

治霍乱吐逆及利并脚轉筋香朴散

厚朴姜汁炙 陳橘皮 人參 白术 乾木

茯苓已上各一兩 乾姜 甘草炙各半兩

右件擣羅爲末每服三錢以水一中盞以

生姜半分煎去滓服

治霍乱吐瀉水神湯方

厚朴二兩去麁皮生薑汁炙黃　高良薑一兩　甘草半兩炙

右件擣羅為散以新汲水調下二錢素有冷氣者用溫酒下

治霍亂手足逆冷方

大附子炮　人參　白薑炮　甘草炙各半兩　木香三分

右為散每服二錢水一中盞煎至六分熱服

治乾濕霍亂及氣發食後心悶肚脹噯逆紫蘇丸

紫苏 桂心 陈橘皮去穰 高良姜各二两 人

参一两

右件捣罗为末炼蜜丸梧桐子大酒下二

十丸同上叶百四至百五

食治霍乱诸方

治霍乱不上心胃烦闷宜吃诃黎勒粥方

诃黎勒皮半两 生姜切半两 粳米二合

右以水三大盏煎诃黎勒等取汁二盏去

滓下米煮粥不计时候食之圣惠方同 类聚卷百八

霍亂门二葉九

十七至九十八

五積氣方論

經論五藏積氣皆因五藏王時不受所傳邪氣而成如肺病傳肝肝復傳脾脾以夏王王不受邪肝復欲還肺肺不肯受因留為積故肝之積名肥氣以仲景戊己日得之餘藏然如此例言之肝之積在左脇下覆如杯有頭足久不愈令人痎瘧心之積名伏梁以秋庚辛日得之其積起於臍上大如臂上至於心

一日横於心下如屋梁也通心為維治脾之積名痞氣以冬壬癸日得之其積在胃脘覆大如杯久不愈令人四肢不用發黄疸食不為飢肉肺之積名息賁以春甲乙日得之在右脅下覆大如杯久不愈令人寒熱喘嗽發肺癰腎之積名奔豚以夏丙丁日得之其積發於小腹上至心下如豚之奔走上下無時久不愈令人喘逆發骨痿少氣豈究此說亦未可必夫肺病傳肝肝傳脾之類有是傳其

所勝夫傳所勝者死若如所言則五藏之積皆死俟也其實不然山寒溫失宜飲食不節邪氣内積隨其藏而成病也類聚卷百九積聚門一葉百一至百二

治肝積氣諸方

治肥氣結聚不散腹脇脹滿嘔逆酸水食飲減少宜服牽牛煎丸方

牽牛子末三兩以生薑汁半升酒壹升慢火熬如膏 木香壹兩 附子壹兩炮裂去皮臍 鱉甲壹兩半塗醋炙令黃去裙襴 檳榔壹兩

桃人一两（汤浸去皮尖双人麸炒微黄研入○圣惠方壹两半）吴茱萸半两（汤浸七遍焙干微炒）硇砂壹两（不夹石者细研入）酸枣仁（仁微炒一两 细辛三分○圣惠方无酸枣仁）

右件药捣细罗为末入牵牛子煎中和溲为丸如梧桐子大每服食前生姜汤下二十丸（类聚卷百十积聚门二叶二十一○摘圣惠方辑）

治肥气积年不散左胁下状如覆杯久除即疾痛宜服硇砂煎丸方

硇砂二两（不夹石者细研以酒醋各一升熬如膏）乾漆一两（捣碎炒令

治心積氣方

煙防葵一兩半用菊花微炒〇木香半一兩 出 聖惠方壹兩無用以下字 聖

壹方一兩 洪朋子一兩半〇聖惠方川 大黃一兩半剉碎微炒

右件藥搗細羅為末入硇砂煎中入少饒

餅和溲為丸如菉豆大每日空心溫酒下

十九〇同上葉二十二 〇摘聖惠方輯

治伏梁氣結固在心下橫大如臂飲食漸少

肢體痛瘦宜服川烏頭丸方

川烏頭半兩炮裂去皮臍 芫花半兩醋拌炒令乾 京三稜

半兩剉醋拌炒 桂心各壹兩〇聖惠方每味半兩 鱉甲壹兩塗醋炙令

黃去裩襴 防葵半兩 乾漆半兩搗碎炒令煙出 硇砂一兩半不夾石者細研 川大黃壹兩剉碎醋拌微炒 木香壹兩

右件藥搗細羅為末先以米醋三升熬令稍稠入少麵作糊和溲搗三二百杵為丸如菉豆大每服空心以溫酒下七丸漸加至十丸以取下積滯物為度隔兩日再服

同上葉二十五

⊙據聖惠方輯

治伏梁氣心胸妨實背膊煩疼不能食四肢無力宜服大黃煎丸方

川大黃二兩剉碎微炒別搗羅為末以酒醋各壹升熬成膏　京三稜壹兩剉碎醋拌炒令乾　木香壹兩　桃人壹兩湯浸去皮尖双人麩炒微黃　訶梨勒皮壹兩　桂心壹兩　青橘皮壹兩湯浸去白瓤焙　檳榔壹兩　麥門冬壹兩去心　朱砂半兩別研研朱砂為衣○聖惠方无麦门冬朱砂為衣

右件藥搗細羅為末，入大黃煎中，更入蒸餅少許和溲為丸，如梧桐子大，每日空心以溫酒下十丸至十五丸。類聚卷百十葉二十六○摭聖惠方方輯

治痃氣結聚在胃管盤牢不動食飲漸少四
肢無力宜服鱉甲散方
鱉甲 壹兩半塗醋炙令黄去裙襴 川大黄 一兩半剉碎微炒
香 壹兩 郁李人 一兩湯浸去皮微炒 京三稜 壹兩炮剉 當歸
壹兩 檳榔 壹兩 草豆蔻 三分去皮 枳殻 三分麩炒微黄去瓤
白术 一兩○雕焦 方无白术
右件藥擣篩為散每服三錢水一中盞入
生薑半分煎至六分去滓食前稍熱服 同上
葉二十八○
據聖惠方輯

治瘵氣結固不散心腹冷疾食少体瘦宜服

硫黄丸方

硫黄二兩細研水飛過 木香一兩半為末 川大黄二兩剉碎微炒為末 桃人四十九枚湯浸去皮尖双人別研

右件藥四味先取大黄末用酒濕浸内新竹筒子内閉口入炊飯甑中蒸令飯熟為度取出与桃人同研極爛入硫黄木香末研勻入少麵糊和為丸如梧桐子大每日空腹以酒下壹十丸 同上葉二十九至三十〇 聖惠方同

治肺積氣諸方

治息賁氣在右脇下結聚脹痛喘促欬嗽宜服紫菀散方

紫菀二兩去苗土 吳茱萸半兩湯浸七遍焙乾微炒 白术半兩

當歸半兩 桂心半兩 鱉甲三兩塗醋炙令黃去裙襴○聖惠方壹兩

檳榔半兩 郁李人壹兩湯浸去皮微炒 枳實半兩麩炒微黃

款冬花三分○聖惠方無款冬花

右件藥擣篩為散每服三錢水一中盞入生薑半分並至六分去滓不計時候溫服

同上葉三十三
⊙摘聖惠方輯

治隋積氣訣方

治奔豚氣上攻心胸喘悶脹滿桃天雄散方 聖惠 桃仁散方

桃人一兩湯浸去皮尖雙人麸炒微黄研入 牽牛子壹兩微炒 檳
榔半兩 青橘皮半兩湯浸去白瓤焙 木香半兩 蘹香子壹兩
微炒 郁李人壹兩湯浸去皮微炒研入 天雄一兩炮去皮臍 ○聖惠方

天天
雄

右件藥搗細羅為散研入桃人郁李人令

匀每服不计时候以温酒调下二钱 同上叶三

十八◐〇摘 聖惠方辑

治奔豚气在小腹积聚成块发歇疼痛宜服

硇砂煎丸方

硇砂三两不夹石细研以酒醋各一升慢火熬令如膏 附子壹两炮裂去皮脐 吴茱萸半两汤浸七遍焙乾微炒 木香三分 桃人一两汤浸去皮尖双人麸炒微黄剉研入〇 槟榔三分 防葵三分剉碎醋拌炒令黄（聖惠方有才 芭戟去心 乾漆打碎令烟出 覆盆子各壹两〇

聖惠方无芭戟乾漆覆盆子三味

右件藥搗細羅為末入桃人令勻內硇砂煎中入少饙餅和溲為丸如梧桐子大每服食前以溫酒下十五丸同上葉三十九 ○據聖惠方輯

治癥病諸方

治癥病不消四肢羸困不欲飲食久不差大黃丸方聖惠方名硇砂丸

硇砂壹兩細研水飛過 ○聖惠方無水飛過 硫黃壹兩細研水飛過 木香一兩 ○聖惠方半兩 檳榔一兩 川大黃三兩剉碎微炒 牽牛子三兩微炒 吳茱萸壹兩湯浸七遍焙乾微炒 ○聖惠方半兩 京三

稜一兩煨剉微當歸一兩微炒剉肉桂一兩去皺皮青橘

皮一兩湯浸去白瓤焙鱉甲一兩塗醋炙令黃去裙襴

右件藥擣羅為末入研了藥令勻煉蜜和

擣三二百杵丸如梧桐子大每日空心及

晚食前以溫酒下三十丸同上葉九十〇摘聖惠方錄

治癥病結硬心腹疼痛京三稜丸方

京三稜一兩半微煨剉檳榔壹兩木香一兩乾薑壹兩炮裂

剉陳橘皮壹兩湯浸去白瓤焙桂心半兩當歸壹兩微炒剉

巴豆半兩去皮心研用紙裹壓去油

右件藥搗羅為末用醋熬巴豆成膏入前
藥末和丸如梧桐子大每服空心以生薑
橘皮湯下五丸聖惠方同 同上葉九十二

治癥瘕諸方

治癥瘕久不差令人不食羸瘦少力桃人煎
方聖惠方无方名
鱉甲三兩塗醋炙桃人三百介湯浸去皮
令黃去裙襴桃人尖双人以水三升
生研濾取汁〇京三稜三兩微
聖惠方二百枚煨剉
右件藥鱉甲三稜搗羅為末先將桃人水

入鐺中煎三五沸次下藥末同煎至壹升

漸漸入酒二升熬似餳取瓷合中盛於食

前以溫酒調下壹匙 類聚卷百十一積聚門三葉二至三回擾

聖惠方
粹

治寒癖諸方

治寒癖氣腹脇滿脹短氣嘔逆手足厥冷不

欲飲食腰背疼痛吳茱萸丸方

吳茱萸壹兩湯浸七遍焙乾微炒 厚朴壹兩半去麤皮塗生薑汁炙令香熟

附子三分炮裂去皮臍 桂心三分 人參二分去蘆頭 甘

草三分炙微赤剉半夏三分湯洗七遍去滑枳實壹兩麩炒微黃乾

薑三分炮裂剉

右件藥搗羅為末，鍊蜜和搗三二百杵，丸

如梧桐子大，每服以溫酒下三十丸。聖惠方同

又聖惠方出下並有日三四服四字同上葉十

治酒癖諸方

治酒癖痰水不消，兩脅脹聖惠方作脈滿，時復

嘔吐，腹中如水聲，宜服乾薑丸方

乾薑一兩炮裂剉 葛根剉一兩 白朮二兩 枳殼壹兩麩炒

微黄 去瓤 陳橘皮三分湯浸去白瓤焙 甘草半兩炙微赤剉

右件藥搗羅為末，鍊蜜和搗三二百杵，丸

如梧桐子大，每服以粥飲下二十丸，日三

服。同上葉十二 據聖惠方輯 ⊙

治食癥諸方

治食癥久不消礞石丸方

礞石半兩細研 硇砂半兩 乾漆一兩搗碎炒令煙出 附子壹兩

炮裂去皮臍 京三稜壹兩微煨剉 青橘皮壹兩湯浸去白瓤焙

香墨半兩 巴豆壹兩去皮心研紙裹壓去油

右件藥搗羅為末以頭醋二升化硇砂研
已盡入銀鍋子內微火煎成膏入諸藥末
和丸如菉豆大每服三丸宿食不消茶下
婦人血瘕當歸酒下心痛橘皮生薑湯下
神巧萬聖惠方同
同上葉十九至廿

治食癥方右以青州棗兩枚去核每箇內入
膩粉末一錢以白麵裹燒麵熟即去麵空心
以棗爛嚼煖水下之即瀉下癥塊聖惠方同 同

上葉二十二

保効化氣消食丸法方

治一切積滯氣胃膈不利飲食難化心腹結硬傚成癥瘕面色萎黃臍腹多痛宜服硇砂煎丸方

硇砂一兩另夾不共研　乾漆末一兩　京三稜末一兩　巴豆一兩去皮心研紙裹壓去油

已上四味用頭醋五升於甆器內以慢火熬三日成膏入後藥末

川大黃壹兩剉碎微炒　附子壹兩炮裂去皮臍　青橘皮壹兩

湯浸去白麩焙 香墨壹兩 當歸壹兩剉微炒

右件藥等搗羅為末入前煎中同和搗壹

千杵丸如菉豆大每服以溫酒下三丸臨卧

方同　同上
葉二十九至卅

錮劾化氣消食丸諸方

治冷氣破積聚消宿食巴豆丸方

巴豆壹兩去皮以漿水煮壹復時不住添熱水後去心膜紙裹壓去油 硫

黃壹兩細研水飛過 木香壹兩 桂心壹兩 附子半兩炮裂去皮

腑 檳榔半兩

右件藥擣羅為末入巴豆硫黄同研令勻
用軟飯和丸如菉豆大每服以生薑湯下
五丸 聖惠方同 同
上藥三十二
五積氣
治伏梁氣結固在心下横大如臂飲食漸少
肢体消瘦宜服茯神丸方
茯神 鼈甲醋炙黄色去裙襴 茂香 川大黄剉碎
醋和炒巳上各一兩 川烏頭炮裂去皮臍 芫花醋拌炒令乾 京
三稜剉搓醋拌微炒 桂心 遠志去心 乾漆杵碎炒令煙出

枯疑桔之誤

各壹兩 硇砂壹兩半不夾石去细研 蓬莪术三个
右件细擣為末先以米醋三升熬令稍稠
入少麵作糊和溲得所丸如菉豆大每服
空心溫酒下七丸漸加至十丸以取下積
滞物為度隔兩日再服
治息賁氣結塊在右脇下疼痛芫花煎
芫花壹兩米醋拌炒令乾為末 鱉甲壹兩半醋炙黃去裙襴 京三
稜炒 青橘皮 皂莢去皮酥炙 枯梗 硇砂不夾
石去细研用米醋二小升同芫花末熬如膏各一兩

右為細散入芫花硇砂煎中入小蓋餅和溲丸如梧桐子大每服十丸食前以生薑湯下

痃癖方論

夫痃癖之病大同而小異痃者近臍左右成條大者如臂次者如弦之狀癖者癖在兩肋之間有時而痛此皆由陰陽不和經絡否隔飲食停滯不得宣流邪冷之氣搏結而成也

治痃氣兩脇痛不可忍香巴丸方

巴豆壹兩去皮心膜紙裹壓去油　木香　當歸　京三
稜　蓬莪茂各二分　川烏頭炮　附子炮　乾薑
炮各半兩
右件為末入巴豆同研令勻以醋煮麵糊
和丸如菉豆大每服五丸煎生薑醋湯下
治痃癖症瘕塊及療丈夫腰脚補暖下元去
積滯丁沉丸
硇砂湯泡澄清以瓷器熬乾過　白桃人去皮尖雙人麩微炒研入已上
各一兩半　川大黃末壹兩　阿魏半兩酒化　神麴壹兩已上五味

以酒一升於銀器中慢火熬成膏和餘藥末如少更入酒熬　大附子炮
丁香　木香　沈香各壹兩　檳榔二兩生用　肉豆
蔻去殼　青橘皮去穰　厚朴浸童汁炙　京三稜　蓬莪
茂　當歸各三分
右件為末入硇砂膏中和令得所丸如梧
桐子大每服二十丸生薑湯下一切氣刺
痛不可忍者以青布裹鹽壹彈子大入火
中燒令赤急挑盞中酒投放溫下二十丸
治瘕癖諸氣塊并伏梁等疾向丁香丸

白丁香壹兩　京三稜　檳榔兩各半　白艾灰

白薑　桂心　木香兩各壹　硇砂兩半

右以醋熬一兩硇砂為膏和丸如梧桐子大每

服二十丸生薑湯下空心服

又方昔有人病痃癖有人教令取數斤大蒜

合皮截去兩頭吞之名内灸依此大効

論癥瘕

癥瘕之狀雖同而不動者名癥其有法攻而

易推移者名瘕瘕病輕於癥癥不動者必死

之候其人浮躁聲嘶語不出此人食
結在腹其病寒口中常有水出四肢洒洒然
癖飲食不能鑄鑄而痛此食癥也
治虛積瘀血累經取下臟腑虛者方用之纏

金丹

朱砂半兩研水飛過　粉霜　硫黃研　消石　硇砂飛過各壹錢　粉霜秤二錢　砒霜　龍腦各半錢研

右件都為末入去皮心膜巴豆半兩研勻
用黃蠟半兩鎔作汁同和旋丸如菉豆大

温腎水下五丸至七丸 類聚百十一積聚 門三 葉五十三至

五十
丸七

神巧萬全方卷七

治咳癔諸方

治胃冷欬癔氣瘷不通高良薑散方

高良薑壹兩剉 乾木瓜半兩 蓮子心半兩 菖蒲半兩

丁香壹分

右件藥擣篩為散每服三錢以水一中盞入生薑半分煎至六分去滓不計時候熱服 聖惠方同

治氣逆欬瘷不止方

伏龍肝壹兩 丁香半兩

右件藥搗細羅為散不計時候煎桃人醋

湯調下壹錢聖惠方同

治寒氣攻胃欬癔方

草荳蔻一兩去皮 益智子壹兩去皮 乾柿二兩

右件藥擣羅為散每服三錢以水壹中盞

入生薑半分煎至五分去滓不計時候熱

服聖惠方同

又方右用黑豆二合於瓶子中以熱醋沃之

紙封開壹小孔子令患人以口吸其氣入

咽喉中即效 聖惠方同

又方右用木瓜汁生薑汁等分和勻溫服壹

合 聖惠方同

又方右用薄荷汁壹合生蜜壹錢和調服之

聖惠方同 類聚卷百十三

咳逆門葉八十八至八十九

治卒呃噦厥逆方

治卒呃噦厥逆飲新汲冷水三升 同上葉九十二

欬嗽總論

經言五藏六府皆有欬嗽蓋各以因其時而感其寒故受病不同形證亦異謂乘秋而得之者肺先受病肺嗽之狀嗽而喘息有音聲甚則唾血乘夏而得之心先受病心嗽之狀心痛喉中介介如鯁甚則咽腫喉痺乘春得之者肝先受病肝嗽之狀咳而兩脇下痛甚則不可轉動兩脇下滿乘季夏得之者脾先受病脾嗽之狀咳則兩脇不痛陰陰引背膊甚則不可動動則輒嗽乘冬而得之者腎先受

病腎嗽之狀則腰背相引而痛甚則嗽而多
唾若乃所論則五藏各於王月而生病也夫
當王固不當病今反病者其當王而不能王
也以其不能王故風邪易傷之也五藏嗽久
則傳與六府故脾嗽不已則傳之胃胃嗽之
狀嗽而嘔甚則長蟲出肝嗽不已則傳之膽
膽嗽之狀嗽則吐膽汁肺嗽不已則傳之大
腸大腸嗽之狀嗽而大腸洩利心嗽不已則
傳之小腸小腸嗽之狀嗽而失氣氣與嗽俱

出腎欬不已則傳之膀胱膀胱之狀欬而遺
溺此皆究此證理甚通明然暴欬之病在肺為
多何則肺主氣合於皮毛風邪之入先客於
皮毛故也況五藏六府又皆稟氣於肺故暴
欬病多在於肺治其外則其次熱之候尤為
兼醫大抵欬病脈浮大者生沈小伏匿者死
又有十咳之證夫欲證因欬言不得盡謂之
風欬飲冷食寒因之而咳謂之寒咳心下堅
滿欬則引痛其脈反遲謂之支欬欬則引腹

下痛謂之肝欬欬而唾血引手少陰謂之心
欬欬則七出續續不止引小腹謂之脾咳咳
引頸項而唾涎沫謂之肺欬欬則耳無所聞
引腰臍中痛謂之腎欬咳而引以中頭痛口
苦謂之膽欬欬而引舌本謂之厥陰欬留飲
欬者其人欬不得臥引頸上欬時如小兒掣
縱狀夫久欬家為癆風者不下之寒欬文欬
肺欬心欬脾欬則剋是大都肺欬則剋手少商隨
欬剋之少陰膽欬剋是之陽陵泉厥陰欬剋之

大指三毛中欲內時當熱脈在卒弦者氣虛此爲胸中寒實所致也當吐之夫欬家其將欲行吐藥當相人強弱而無熱可吐耳欬家其人脈弦者爲有水可與十棗湯下之不能卧者陰不受邪故也夫有支飲家欬煩胸中痛者不卒死至一百日一歲可與十棗湯方見千金方

痰病方論

古方論痰有四種有痰飲有懸飲有溢飲有

文飲有痰癖有痰冷有痰热有痰厥有痰实
候夫痰飲之候其人素盛今瘦胸脇脹滿水
穀不消结在腹脇水入腸胃瀝瀝有聲身重
多唾短氣好眠甚則上氣咳逆其形如腫以
其飲水留滞而成痰也下後水留在脇下咳
唾引痛謂之懸飲飲水過多溢行四肢發汗
出而不汗出身重謂之溢飲其人咳逆倚息
短氣不得臥其形如腫謂之支飲留飲者其
人背寒手足冷噫氣酸臭腹滿吞酸是也痰

癖之候飲水停聚在於脇肋痞癖而痛时有
水聲痰炎之候痰水結聚停在胸膈令人吞
酸氣逆四肢青不能飲食痰熱之候身体虚
熱逆害飲水蓋由陰陽否膈飲食不散熱氣
与痰水相搏而成也痰厥之候由痰水結聚
陰氣逆上衝於頭目令人頭痛胸滿短氣嘔
吐白沫痰实之候心腹痞滿氣息不利頭痛
目眩常欲嘔逆或發寒熱大抵諸候皆由氣
脉闭塞津液不通所致也 類聚卷百十四欬嗽门一葉六十二

至六十五

欬嗽

治嗽熏法以熟艾薄薄布紙上紙廣四寸後以硫黃末薄布艾上務令調勻以荻一枚以紙長捲之作十枚先以火燒纏下去荻烟從孔出口吸烟咽之取吐止明旦復熏之如前聖惠方同日一二止自然可瘥得食白粥飲皆忌恐是熏黃如硫黃見火必焰矣

千金方同 類聚卷百十五咳嗽門二葉三十三

治久欬嗽結方

治久咳嗽上氣不差宜服紫蘇子丸方

紫蘇子壹兩 五味子壹兩 蘿蔔子一兩微炒 桑根白皮銼一兩 皂莢三兩去黑皮塗酥炙微黃去子 甜亭歷二兩隔紙炒令紫色

右件藥搗羅為末鍊蜜和搗三二百杵丸如梧桐子大每服以麥煮粥飲下二十丸日三四服 聖惠方同葉四十九

治一切喘嗽久不差甜亭歷丸方

甜葶藶一兩隔紙炒令紫色 人參三分去蘆頭 赤茯苓三分

蛤蚧一對頭尾全者塗酥炙令微黃 杏人壹兩湯浸去皮尖雙人麸炒微

黃

右件藥搗羅為末以棗肉和丸如梧桐子

大每服以粥飲下二十丸 聖惠方同又聖惠方此下有日

三四服 同上藥

五十

治欬嗽喉吐諸方

治欬嗽喉吐寒熱不下飲食宜服厚朴散方

厚朴二兩去麁皮塗生薑汁炙令香熟　白朮三分　貝母三分煨微
黃　紫菀壹兩去苗土　陳橘皮壹兩湯浸去白瓤焙　人參壹兩
去蘆頭　杏人壹兩湯浸去皮尖雙人麩炒微黃　甘草半兩炙微赤剉
半夏壹兩湯洗七遍去滑　訶梨勒皮壹兩〇聖惠方无訶梨勒皮
右件藥搗篩為散每服四錢以水壹中盞
入生薑半分煎至六分去滓不計時候溫
服◎同上葉八十一⊙據聖惠方輯

治欬嗽失聲諸方

治欬嗽氣促胸中滿悶語聲不出宜服五味

子煎方

五味子一两 款冬花一两 木通一两锉 细辛一两 杏人二两汤浸去皮尖双人麸炒微黄 人参三分去芦头 桂心三分 青竹茹二两 菖蒲一两 酥三两 枣膏五两 白蜜五合 生姜汁一合 紫菀一两〇圣惠方无紫菀

右件药捣五味子已下九味为粗散以水五大盏煎至二大盏去滓下酥枣膏蜜生姜汁等煎成膏不计时候服一茶匙含咽之〇同上 叶九十二

〇摘圣惠方辑

治欬嗽痰唾稠黏諸方

治欬嗽上氣痰唾稠黏坐臥不得宜服皂莢丸方

皂莢三挺長大者去黑皮塗酥炙令焦黃去子 旋復花一兩 杏人壹兩湯浸去皮尖雙人麩炒微黃研如膏

右件藥搗羅為末煉蜜和丸如梧桐子大每於食後煮棗粥飲下十丸聖惠方同 上葉九十六

咳嗽

治肝咳睡臥不得阿膠丸

阿膠炒麩菊花　白朮　紫菀　酸棗仁炒

麻黃去節桑白皮兩各一杏仁二兩去皮炒研如膏入甘

草炙款冬花兩各半

右件藥擣羅為末煉蜜和丸梧桐子大每

服三十丸粥飲下

治心咳嗽胸膈不利喘息短氣生麥門冬煎方

生麥門冬去心研汁半升杏人三兩去皮麩炒微黃生地黃

汁半升生薑汁一合白蜜五合紫蘇子三兩研濾取汁人

參　白茯苓　五味子各二兩同杵為末

右件先研杏人如膏與諸藥合煎令稠不
計時候服半茶匙含化津嚥

治肺嗽痰滯咽吐不下食宜服半夏丸方

半夏洗三 訶梨勒皮 紫菀 附子 枳殼
杏人 黃耆 陳橘皮去穰各一兩 肉桂半兩 人
參 甘草炙赤 款冬花各三分

右件擣羅為末鍊蜜和丸如梧桐子大
每服二十丸生薑湯下

治肺嗽痰唾稠黏肩背壅悶喘促不食宜服

紫菀散

紫菀生壹两 旋覆花 桔梗 射干 款冬花 川升麻 麻黄去根节 半夏汤洗七遍已上各壹两 陈橘皮去穰 甘草炙黄 大腹连皮 杏人汤去皮麸炒黄已上各三分

右捣筛为末每服三钱以水壹中盏入生姜半分煎六分去滓温服

治肾嗽补下脏虚惫冷气上攻胸膈满不下饮食宜服巴戟丸

巴戟去心　覆盆子　紫菀　貝母微煨　百部

款冬花　五味子　半夏湯洗七遍去滑　射干

芫花根皮　紫蘇子炒　乾薑炮　陳橘皮去穰

已上各半兩　白石英研末飛過　鍾乳粉　杏人去皮麩炒　已上各壹兩

右搗羅為末鍊蜜和丸梧桐子大每服以

粥飲下三十丸日三

治積年欬嗽方

皂莢二兩去皮子酥炙黃　乾薑炮　桂心各壹兩

右搗羅爲末鍊蜜和丸梧桐子大粥飲下五丸

治欬嗽喉中呀呷聲宜服桂心散

蛤蚧壹枚全者炙令乾　桂心　甜葶藶隔紙炒各壹兩　皂莢去皮酥炙黃焦去子用壹兩

右搗羅爲散鍊蜜和丸梧桐子大以粥飲下十五丸

治久咳嗽唾血膿阿膠煎方

阿膠三兩搗碎炒令黃燥　薯蕷　白茯苓　款冬花

紫菀　酥　杏仁湯浸去皮熬炒黄研入，各叁兩　麦门冬去心，各叁兩半　白蜜二合　生地黄汁叁升　生薑汁叁合　天门冬去心，叁兩半

右搗羅前五味為末，与后七味相和於銀器中，以慢火熬，令得所，用不津器盛，不計时候，含大棗大，嚥津。

治欬逆上氣，睛时唾濁，但坐不得卧方

皂莢八兩，酥炙，去黑皮子

右為末，鍊蜜丸如梧桐子大，以桑白皮湯

下一十九

痰飲

治痰飲胸膈不利宜服此方

半夏三兩 天南星二兩 白礬灰半兩

右件先以半夏天南星二味用醋并水煮

一日曬乾杵羅為末入白礬灰令勻以蒸

餅和丸如梧桐子大每二十丸生薑湯下

治心下堅滿此為留飲宿食宜服此方

甘遂一錢煨微黃 半夏湯洗七遍 赤芍藥 甘草各

分
右爲散每服以生薑汁半合蜜半合湯壹中盞相和分爲三服每於食前温服以稍爲度
治痰癖氣不散不思飲食宜服此方
生薑二兩　附子一兩炮
右件細剉分三服每服以水壹中盞煎至五分去滓温服
治支飲心胷壅滯喘息短氣皮膚水腫宜服

赤茯苓丸

赤茯苓 旋覆花 漢防己 甜葶藶隔紙炒令紫色 桂心 前胡 檳榔已上各壹兩 枳殼去白炒令黃半兩

右為末煉蜜丸如梧桐子大每於食前以桑根皮湯下二十丸

治痰飲胸膈氣滿吐逆不思飲食宜服此方

半夏一兩湯洗七遍去滑 乾薑壹兩炮 丁香壹兩

右件搗為末以生薑湯飲調下一錢

治膈上風痰乾嘔不下飲食天南星丸

天南星壹兩剉 半夏壹兩湯洗七遍去滑 皂莢根皮壹兩剉

白礬半兩熬令汁乾

右為末以生薑汁煮麵糊丸梧桐子大

以溫水下十丸

治上膲痰熱頭旋目運心神煩躁不可飲食

宜服此方

犀角屑 枳殼麩炒去白各三分 苦參 麥門冬

前胡去心，各壹兩 枇杷葉拭去毛，蜜炙黃 旋覆花各半兩

甘草炙，壹分

右件搗羅為散，每服三錢，以水一中盞，煎

至六分服。

治痰厥頭痛防風散

防風 甘菊花 牛蒡子炒 白附子炮 前

胡各壹兩 石膏二兩，水飛過，先洗研

右為末，每服二錢，以生薑茶清調下，食後

服。

又方治疫癍頭痛宜吐之

茶末四錢人參蘆頭壹分燈心壹大束

右件以水壹大盞煎至五分去滓溫服如

未吐再服

又方治疫癍頭痛

附子 半夏各半兩生用

右件擣羅為末每服壹錢以水調如膏用

紙看大小塗藥貼在大陽穴上藥乾疼處

立止

治痰實胸中結聚不散宜服此方

半夏五兩 前胡二兩

右件同於大鼎子內用水煮半夏半日洗去滑同前胡焙乾擣羅為末每服壹錢以水壹中盞入生薑半分蔥白七寸同煎六分去滓溫服 類聚卷百十七欬嗽門四葉四至十

諸瘧方論

經言瘧病皆因傷於風寒之氣所為也以其風者陽也寒者陰也其先傷於寒後傷於風

者則先寒而後熱先傷於風後傷於寒者則先熱而後寒又曰夏傷於暑秋必病瘧夫然則風寒暑之氣中人皆成瘧而孫思邈又言五藏並有瘧候而六腑則無謂色蒼蒼然多悲怒者肝候也心煩熱飲清水者心候也腹中痛腸鳴多自笑者脾候也驚恐如有所見宜視不在人者肺候也腰脊痛大便難手足寒者腎候也後有衍而條之有溫瘧有寒瘧有癉瘧有山瘴瘧其數瘧者其說蓋出於風寒暑之氣別之名目尔又秋發而無時候者為鬼瘧但熱而不寒者為癉瘧癉瘧

者本在肺也其因疫而發者名疫矣瘧久而不愈者劳瘧候既不一處方亦别大抵邪之中人旦中則旦發暮中則暮發其邪氣客於五藏其道遠其氣深者則間日而發也夫瘧脈弦數多熱弦遲多寒弦小緊者可下弦遲者宜溫藥脈數而緊者可汗浮大者不可針灸凡療瘧皆於發前先如食頃乃治之過則失時也瘧必從四肢始先其時一食頃用左索纏堅束其手足十指過時方解瘧歲歲發

至三歲連月發不解在脇下右痞治之不得以其痞但得虛其津液發其汗服湯先小寒寒則引衣自温覆汗出小便自利即愈類聚卷百二十一諸瘧門一葉三十九至四十

牡瘧

瘧多寒者名曰牡瘧蜀漆散主之擾金匱治方科

牡瘧多熱者本書

蜀漆散方

蜀漆燒去腥　雲母燒二日夜　龍骨等分

金匱方无此六字

右三味杵為散先未發前食頃間（金匱方未發前）
以漿水服半錢溫瘧加蜀漆半分臨發時
服壹錢匕（類聚卷百二十一瘧門一葉八十八至八十九◎摘金匱方輯）

牡蠣湯治牡瘧

牡蠣熬四兩麻黃去節四兩甘草二兩蜀漆三兩如無恒山
代◎金匱方无此五字
右四味先洗蜀漆一過以水八升先煮蜀
漆麻黃去上沫得六升內諸藥煮取二升
溫服壹升若吐則勿更服（同上葉八十九◎摘金匱方輯）

▲治瘧或間日發或夜發者方

恒山三兩 竹葉各二兩 秫米一百粒 石膏八兩 ◎撮千金方輯

右四味以水六升漬藥露一宿 明旦煮取二升半分三服取未發前一食頃布盡服臨欲發又二服 本書卷百葉九十二 數原卷百二十一

溫瘧

麻黃湯治瘧須發汗方

麻黃去節 千金方无去節 栝蔞根 大黃各四兩 甘草一兩

右四味㕮咀以水七升煮取二升半分三服未發前食頃盡服臨發盡服服後皆厚覆取汗 同上葉九十一至九十二◎撮千金方輯

▲治五藏瘧諸方

治脾瘧霍亂吐逆下利人參丸方

人参壹两去芦头 鳖甲壹两涂醋炙令黄去裙襴 高良薑壹两剉 白茯苓壹两 桂心壹两 甘草壹两炙微赤剉 麝香壹分细研

右件药捣罗为末入麝香研匀炼蜜和捣二三百杵丸如弹子大以温酒一合半内药壹丸研破食前服之圣惠方同

治脉瘧来去不定其状令人心寒甚即发热热则多惊以有所见犀角散方

犀角屑半两 杏人半两汤浸去皮尖双人麸炒微黄 麦门冬

塗

半兩去心 恒山半兩剉 糯米八十壹粒 甘草半兩炙微赤剉

右件藥都擣令碎以水五大盞煎至二盞半去滓分為五服於發時前不計時候溫

服聖惠方同

治背瘧腰背痛手足寒食少無力烏梅丸方

烏梅肉一兩微炒 桂心壹兩 甘草壹兩炙微赤剉 虎頭骨

二兩塗酥炙令黃 人參壹兩去蘆頭 香豉一合炒 乾恒山二兩

剉 鱉甲二兩塗醋炙令黃去裙襴 麝香二分細研 附子半兩炮裂

去皮臍 桃人半兩湯浸去皮尖雙人麩炒微黃 肉蓯蓉壹兩酒浸

壹两剉去皮炙令乾鈹　川升麻壹两

右件藥擣羅為末入麝香研勻鍊蜜和擣三五百杵丸如梧桐子大每於食前以粥飲下二十丸漸加至三十丸聖惠方同　同上葉十五至十七

治瘧瘴諸方

治瘴瘧發作不定但熱不寒宜服此方

恒山壹两　桃人壹两湯浸去皮尖雙人麸炒微黄　黄丹壹两炒令紫色　香豉壹两炒乾

分上乘
空白

右件藥擣羅為末鍊蜜和丸如梧桐子大

每至發日空心煎桃人湯下十丸於發時

前再一服 聖惠方同 類聚卷百二十二諸瘧門二葉二至二三

治勞瘧方

治勞瘧發歇不恒日漸羸瘦豉心飲子方

豉心壹合 雄鼠糞壹合燒灰細研後入 ○聖惠方一分 童子

小便二大盞 甘草半兩炙令微赤 鼈甲壹兩塗醋炙令黃去裙襴

柴胡壹兩去苗 梔子人半分 ○聖惠方三分 烏梅肉七枚微炒

桃心一分 ○聖惠方桃心一握 柳心一握 地黃汁二合後入 生

右件藥細剉投入小便內浸一宿明日旦煎
取壺盞二分去滓下鼠糞灰地黃汁攪令
勻分為三服空心食後一服近晚二服聖惠
方空心未服食後一服近晚一服 同上葉四回摘聖惠方輯
治山瘴瘧諸方
治山瘴瘧方
鬼臼半兩 赤小豆三分 鬼箭羽半兩 朱砂細研半兩 雄
黃細研半兩 阿魏別研半兩
右件藥搗羅為末都研令勻用酒煎阿魏

為膏和丸如梧桐子大每用一粒以緋絹繫中指上男左女右嗅之如未差即以井華水服壹丸即差 群書方同 葉十至十一 同上

治鬼瘧諸方

治鬼瘧連年不差方

恒山末壹分 朱砂半兩細研 黃丹半兩炒令紫氣

右件藥以水壹大盞浸用刀子攪三二十下橫刀子於藥上置於星月下壹宿至發日平明以刀攪次服半盞至晝時前又服

半盞候藥力散即得食聖惠方同 葉十六 同上

治鬼瘧進退不定神效方

砒霜半兩細研 五方桃心握圭

右先東次北逆取五方並於砂盆內研令

細次下砒霜相和研為丸如梧桐子大臨

發前以新汲水下一丸忌食熱物聖惠方同

上葉十七

治痰實瘧法方

治痰實瘧發作無時寒熱不下飲食方

川升麻半兩　恒山半兩　蜀漆半兩

右件藥擣羅為散每服四錢以井華水壹中盞煎至七分去滓空腹頓服良久即吐吐定食漿水粥補之葉二十七 聖惠方同 同上

瘧

治一切瘧常山飲子此方得之大理寺丞梁公用之三十年救療不少

常山　鼈甲醋炙　知母　柴胡　枳殼去白麩炒

肉桂生　青蒿子已上各壹兩

右件七味為麁散每服三錢水壹盞半入
烏梅兩个桃柳枝各七寸煎至八分去滓
熱服未發前空腹一服臨發前食頃間再
一服同上葉六十九至七十

三痟方論

夫痟渴者有三般一者痟渴二者痟中三者
痟腎若飲水多者小便又少名曰痟渴若喫
食多不甚渴小便數消瘦名曰痟中若渴飲
水不絕甚者腿膝瘦弱小便濁有脂液名曰

痟渴此蓋由積久嗜食鹹物炙肉飲酒過度皆成痟渴然大寒凝海唯酒不冰明其酒性酷熱物無以喻於此之味酒徒耽嗜不離其口酣醉已後制不由己飲啖無度加以醋醬不擇酸鹹積年長夜醋臥不休遂使三膲猛熱五臟乾燥木石猶且焦枯在人何能不渴治之愈不愈屬在病者若能如方節慎旬日而瘳不自保惜死不旋踵方雖效驗其如不慎者何其所慎者有三一酒二房三鹹食熱

麵能慎此者雖不服藥自可無他不知此者
縱使金丹玉粒亦不可救矣診其脉數大者
生細小浮者死又沈小者生實大者死病有
口甘者名之為何何以得之此五氣之溢也
名曰脾癉夫五味入於口藏於胃脾之所為
行其氣液在脾令人口甘此肥美之所發此
人必數食甘美上溢為病渴也又平人夏日
喜渴者由心王也心王便汗汗則腸中虛燥
故渴而小便少也冬月不汗故小便多而數

也此為平人之渴也名爲消而不飲者腎實
也經云腎實則消而利是也所以服石之人
於小便利者石性歸腎腎得石則實實則消
水漿故利利多則不渴潤養五藏衰則生諸
病張仲景云熱結上焦則爲堅熱結下焦則
爲溺血亦淋閉不通明不必悉是小便利信
矣内有熱者則喜渴除熱止渴補虛則差也
類聚卷百二十四消渴
門一葉十七至十九

消渴

栝蔞散治大渴秘方深掘大栝蔞根厚削皮
至白處止寸切水浸一日一夜易水經五
日取出爛擣碎研之以絹袋濾之如出粉法
乾之水服方寸匕日再（千金翼方）日三四亦可作粉
粥亂釀中食之不限多少以差為度（同上 葉七）
叶十二至七十三 摘千金方輯
巴郡太守奏三黃圓治男子五勞七傷消渴
不生肌肉婦人帶下手足寒熱方
春三月黃芩四兩 大黃三兩 黃連四兩

夏三月黄芩陸兩大黄壹兩黄連七兩

秋三月黄芩陸兩大黄壹兩〇千金方貳兩黄連七兩〇千金方叄兩

冬三月黄芩六兩〇千金方三兩大黄三兩〇千金方五兩黄連三兩〇千金方貳兩

右三味隨時加減和擣以蜜為丸如大豆飲服五丸日三不知稍加至七丸取下而已服一月病愈久服走逐奔馬常試有驗

壹本云夏三月不服同上葉八十五至八十六〇摘千金方輯

治痟渴法方

治痟渴小便不利方宜多燒竹瀝食後時飲

一合 雖東方同 同 上葉九十五

治痟渴熱盛心神煩亂宜服此方冬瓜一枚

近一頭切斷去子以黃連二兩去鬚杵為

末內瓜中合定用繩縛蒸半日取出候冷

熱得所取瓜中水不計時候飲一小盞其

冬瓜皮肉曬乾並理胃益勞及酒黃多年

者為散每於食後以溫水調下二錢甚効

聖惠方同　同
上葉九十六

治消中法方

治消中渴飲水不多心中煩亂四肢煩熱臥不安席宜服鉛霜丸方

鉛霜三分細研　菰蘆根去土半兩　甘草半兩炙微赤剉　石膏三分細研　知母三分　子芩三分　鐵粉半兩細研　黃連半兩去須　朱砂半兩細研

右件藥搗羅為末入研了藥令勻鍊蜜和搗三二百杵丸如梧桐子大每於食後以

清粥飲下二十丸 聖惠方同 上葉百二 同

治痟腎諸方

治痟腎小便滑數四肢少力羸瘦困乏全不思食薯蕷丸方

薯蕷一兩 雞肶胵一兩微炙 牡丹半兩 黄耆半兩剉 萆薢
藪根半兩 白龍骨一兩 白茯苓半兩 麥門冬二兩去心
熟乾地黄一兩焙 桂心半兩 附子半兩炮裂去皮臍 楠
澤子半兩 兔絲子一兩酒浸 人參半兩 ○聖惠方無兔絲子
人參有山茱萸半兩 澤瀉半兩

右件藥搗羅爲末，鍊蜜和搗三五百杵，丸如梧桐子大，每於食前以清粥飲下三十丸。（據聖惠方輯）同上葉百十⊙

治痟腎（渴煩躁）小便白濁諸方

治痟渴煩躁飲水不止或成骨蒸之狀宜服此方

大冬瓜壹枚（割開頭去子） 黃連壹斤（去鬚） 甘草三兩（炙微赤剉）

童子小便壹兩 地黃汁五合 蜜五合

右件藥搗甘草黃連羅爲末，都入冬瓜內

即以頭却蓋之又以黃土泥封裹可厚一

寸候乾即以糠火燒之一日待冷去泥置

於露下一宿取瓜爛研生布絞取汁每於

食後以清粥飲調下一合 聖惠方同上葉百十七 同

治痟渴煩躁狂乱皮膚乾燥宜服此方生葛

根切去皮木向内擣取汁壹大盞入蜜一

大匙 聖惠方 二大匙攪令匀不計時候分為三服

同上葉百十九 ⊙擣聖惠方輯

治痟渴口舌乾燥諸方

治痟渴口舌乾燥骨節煩熱方生芭蕉根擣絞取汁時飲一二合 聖惠方同 類聚卷二百二十五消渴门

二葉四

治痟渴後成水病諸方

治痟渴後成水病浮腫方

甜葶藶壹兩 隔紙炒令紫色 杏仁壹兩 湯浸去皮尖双人麩炒微黄

菾藶子壹兩 漢防己壹兩

右件藥擣羅為末鍊蜜和擣三百杵丸如梧桐子大每服煎赤茯苓湯下三十丸

日三四服聖惠方同　菓二十八

治大渴後虛乏諸方

治大渴後下元虛乏日漸羸瘦四肢無力不思飲食肉蓯蓉散方

肉蓯蓉壹兩酒浸一宿刮去皺皮炙令乾　熟乾地黃二兩○聖惠方壹兩　白茯苓三分　白芍藥半兩　桂心半兩　牛膝三分去苗　麥門冬壹兩去心　白石英壹兩細研　附子壹兩炮裂去皮臍○聖惠方三分　黃耆壹兩剉　牡蠣壹兩燒為粉　磁石一兩火煅醋淬淘去赤汁○聖惠方二兩搗碎水淘去赤汁　五味子三分

人參三分去蘆頭 續斷三分 萆薢半兩剉 柴胡三分 地
骨皮半兩○聖惠方有桂心半兩無柴胡三分
右件藥擣麤羅為散每服用豬腎一對
切去脂膜先以水壹大盞半煎至一盞去
滓入藥五錢生薑一分葱白三莖煎至五
分去滓每於食前溫服 同上葉二十九至三十○攜聖惠方輯
治消渴發動無時飲水無限方 攜食醫心鑑 生蘿
蔔五枚 右擣擠取汁壹大盞攪粥作飲頻喫
甚効 聖惠方同 類聚卷百二十六消渴门三葉三六

食治三痟諸方

治痟渴飲水不止方

黄丹（三分） 菰𦯀根（一兩 末） 葱白（壹握 切） 白麵（五兩） 薤白（壹握 切）

右件黄丹等末以水和麵溲作餺飥捸即先煮葱薤白令爛熟即内餺飥煑之令熟即并汁食之（跬棗方同）

治三痟心熱氣逆不下食宜喫杏酪粥方

並成濃杏酪（壹斤） 黄牛乳（壹升） 大麥人（三合 折令細滑）

右件藥依常法煮粥食之入白餳沙糖和之聖惠方同又此下聖惠有更大美也四字 葉卅七

治三痟小便數宜喫羊肺羹方

羊肺一具治如食法精羊肉五兩切粳米半合葱白五莖切生薑少許鹽醋等

右相和依常法作羹飽食之聖惠方同 同上葉三十八

水病方論

素問水熱論云腎者至陰也至陰者盛水也

又曰腎者胃之關也關閉不利故聚水而從

王水当是壬水

其類王水云關者所以司出入也腎主下焦膀胱為府主其分注關竅一陰故隨氣化則二陰通二陰閉則胃填滿故腎者胃之關也關閉則水積水積則氣停氣停則水生水積則氣溢氣與水同類故關閉不利聚水而生病靈樞亦曰下焦溢而為水又巢氏云腎主水脾胃主土胃為水穀之海今胃虛不能傳化水氣使水滲液經絡浸漬腑藏脾得水濕之氣加之則病脾病則不能制水故水氣獨歸

於腎腎水妄行散入　令腫其有從肝水心
水之類者亦不可必之大抵法腫俱屬治
法去水補脾隨爲得脉浮大易治脉虛小難
治大都水病難治差後特須慎於口味又病
水人多嗜食不廉恥以此病雖愈然醫者隨
時情不本性命病人欲食肉於貴勝之處勸
令食羊頭蹄肉以此未見有一愈者又此病
百脉之氣中外俱實治之皆欲令竭之使虛
羊頭蹄極補那得瘥愈所以治水藥多用葶藶

等諸藥本草云葶藶多服令人人虛故水病非久虛不得絕其根又有蠱但腹滿不腫水脹但腹不腫而四肢面目但腫大有醫者不善診候治蠱以水藥治水以蠱藥或但見脹滿皆以藥如此者仲景所云愚醫殺人今錄慎忌如左音樂房室諠戲并一切魚肉生冷鹽醋蒜豆油膩並須戒忌三年慎之永不復重發不爾者差而更發重發不可更治也世人多疑水病不可救則水無所出故十人言

水病非久虛之不絕其根然取之之術不可執一途也雖大槩利其大小便然後汗之針之也經云廓其元府故形乃復此之謂也病甚者初隔一日一取候減及二三分則隔兩日一取候減及六七分即隔三日一取更減八九分即須隔四五日一取其不是取日即須汗之或針之其補藥以蘇不水香丸之類日不下二四服亦相兼服行水不動藏腑之藥以葶藶丸木香丸之類是也云云此下詳見千金

方又取水之法，初服甚快利，後漸見無力，須漸增其丸數。如初服十丸得利五六行，第二三次服便見行數少，如初時即加三五丸。既加一二度又還帶慢，即又加三五丸，每取常令得五六行為佳。散藥亦如此，以意漸增之數。聚卷百二十六水腫门，一葉七十四至七十七

治十水腫諸方

治十種水氣，此方出神仙禁藏，絕人間無本，因鄭鍊師向天台金壇上石壁所記有數本

錄得傳療諸疾有行此方二十餘年得效者甚多凡水氣有十種此方俱療一差已後永不再發但能斷得鹹物無不效者此是先聖所傳石壁金壇所記有此靈驗有人先患腳氣十餘年發盛便成水病四時之中徧身腫滿腹硬如石水飲難下靡覺飢渴但喘急不得睡臥頭不著枕二百餘日無問晝夜即呷粥飲常須倚物而坐羸弱異常因服此藥當日氣散十日後肚硬消盡二十餘日後氣力

川

如舊既獲神效，誓傳於世。用朴消丸方

川朴消二兩（細研） 川芒消壹兩（細研） 馬牙消半兩（細研） 川
烏頭（生，去皮臍，搗羅為末）壹兩（聖惠方用半兩） 檳榔一兩（微炒，搗羅為末）
甜葶藶一兩（隔紙炒令紫色） 莨菪子壹兩（水淘去浮者，水煮芽出候
乾，炒令黃黑色） 杏人二兩（湯浸去皮尖、雙人，麩炒微黃）
右件葶藶、莨菪、杏人等相和，先搗一千杵，
取大棗十枚，煮，取肉，與上件藥都研令勻，
然後入鍊了蜜，和搗一千杵，丸如梧桐子
大。每服空心以桑根白皮湯下二十丸。數服

卷百二十七水腫门二葉二十七至二十八回 橘瞿惠方輯

治水氣偏身浮腫結方

治水氣坐卧不得面身体並浮腫方 又

葱白七斤和鬚令作兩塌子

右先以炭火燒一處淨地令赤即以葱塌子安在地上令病人脫襪以人扶著踏葱上蹲坐即以被衣圍裹勿令透風待汗通小便出黃水葱淡即止小便多即差矣 瞿惠

方同 同上葉三十七至三十八

治水氣腫諸方

治氣水腫滿上氣喘促木香丸方

木香壹兩 海蛤壹兩細研 肉桂半兩去皴皮 檳榔一兩 訶

梨勒皮壹兩 漢防己一兩 桑根白皮半兩剉 旋復

花半兩 郁李人壹兩湯浸去皮微炒

右件藥擣羅為末煉蜜和擣三二百杵丸

如梧桐子大每服煎大腹皮湯下二十丸

日四五服 聖惠方同 上葉四十八 同

治水氣脚膝浮腫諸方

治小氣脚膝浮腫大小便不利上氣喘急檳榔散方

檳榔 木香 桂心 紫蘇莖葉 郁李人湯浸去皮微炒 赤茯苓 木通剉 陳橘皮湯浸去白 牽牛子微炒 已上各一兩⊙按聖惠每藥有不同分兩

右件藥搗細羅爲散每服空心以桑根皮湯調下二錢夜臨卧時再服同上葉六十六⊙掖聖惠方觧

水病

治十種水氣面目四肢脹滿心腹虛脹三膲壅滯坐卧喘急黑牵牛丸

黑牵牛炒微 陳橘皮去白各半兩 木通 川大黄剉微炒 川朴硝 大戟剉微炒 甘遂煨令微黄 芫花醋拌炒令乾 椒目微炒去汗 甜葶藶隔紙炒令紫色各壹分

右件藥擣羅為末鍊蜜和丸如梧桐子大每空心以粥飲下十丸當得快利如未利更服五丸

治大腹水腫氣息不通命在旦夕椒目丸

椒目（隔紙炒去汗） 桂心 生牽牛子（微炒，已上各半兩） 昆布（洗去鹹汁） 海藻（洗去鹹汁，各五分） 甜葶藶（三分，隔紙炒令紫色） 牛黄 人參（各壹分）

右件別搗葶藶如膏，丸如梧桐子大，粥飲服十丸，日二，加至小便利為度。

治石水腹墜漸大四肢腫滿葶藶丸

甜葶藶（二兩，隔紙炒令紫色） 川芒硝（三兩） 椒目（二合，微炒去汗） 水銀（壹兩，以少棗肉同研令星盡） 漢防已（壹兩） 海蛤（壹兩，細研）

右件為末，研入水銀令勻，煉蜜和杵丸如

梧桐子大每服三十丸粥飲下日三四服

治水腫及暴腫鴨頭丸

葶藶子三兩　大漢防已四兩　杵末

右件葶藶子六千下令如法（肘後方如泥）即下漢防已末取緑頭鴨就臼中截頭瀝血血盡并鴨去皮毛安臼中更杵五千下丸丸梧桐子大空腹十丸（肘後方白湯下）稍可者五丸頻服五日止此藥甚利小便其效如神河東裴頃傳經試方立效

治膽元水中軍候黑丸主癖飲停結滿悶目
暗方
芫花分十二 巴豆人分八 桂心 桔梗各四 杏
人去皮熬三分別杵
右件擣羅為末煉蜜丸丸小梧桐子大每
服二丸米飲下此膽水先從頭面至腳腫
頭眩痛身虛熱名曰元水體腫大小便澁
宜此方疾候在五藏門肝部中
治諸氣腫大有妙效以用補藥磁石丸

礬石 石火煅赤入醋淬十數次細研水飛過秤半兩 羌活 木香
澤瀉 白朮 訶子皮 肉桂皮去 川烏頭
炮 草豆蔻去皮 赤茯苓各半兩 厚朴去皮薑汁炙 桑
白皮末別杵 椒紅 肉蓯蓉酒浸炙 人參 附
子炮 陳橘皮去白三分 鱉甲醋炙黃 黃耆 檳
榔各壹兩
右擣羅為末用羊石子或猪石子去筋
膜生細研和末杵數千下為丸如硬更入
少酒煮糊和丸梧桐子大焙乾用羊石子

作酒下二十丸至三十丸以温酒下亦得
午前再服切忌房室并鹽毒物須至百日
外

薰洗法
樟柳根壹斤　赤小豆壹升　麻黄去節四兩　葱白連須壹斤
右以水三㪷煎取二㪷急傾入盆中以木
作橋承脚又以緜被自臍以下圍繞勿令
泄熱氣薰令汗出候水稍温却洗忌風甚
者日日為之輕者隔一日為之　同上葉九十二至五

食治水腫諸方

治水氣腹大臍腫腰痛不可轉動方

赤小豆五合 桑根白皮三兩 白朮二兩 鯉魚一頭三斤者治洗如常

右以水一斗都一處煮候魚熟取出魚盡意食之其豆亦宜喫勿著鹽味其汁入蔥白及生薑橘皮入少醋調和作羹食之甚效聖惠方同 類聚卷百二十九葉九十至九十一

治脚腫滿轉上入腹垂死方

赤小豆一升淘令淨

右以水五斗聖惠方三斗煮熟去豆取汁浸腳

冷即重煖用之其豆食之亦妙同上葉九木四⊙擩

聖惠方輯

水病

凡五十七穴者皆藏之陰絡水之所客也凡

上五行者脊當中行督脈氣所發者　脊

中　懸樞　命門　腰俞　長強

次侠督脈兩旁足之太陽脈氣所發者[redacted]大腸

俞　小腸俞　膀胱俞　脂内俞　白環

俞

次外俠兩旁並太陽脉氣所發者　胃倉

肓門　志室　胞肓　秩邊

伏菟上各二行行五去腹部正俞俠中行左

脉兩旁行脉並少陰之會者　中注　四

滿　氣穴　大赫　横骨

次俠衝脉並少陰兩旁並陽明脉氣所發者

外陵　大巨　水道　歸来　氣衝

踝上各一行行穴者足內踝之上有足少陰陰蹻脉並循腨而上行足少陰脉有大鍾 復溜 陰谷二穴 陰蹻脉 照海 交信 築賓

右說以此然亦不必盡針擇其腹背并足要穴刺之可也同上葉百六至百七

諸黄方論

發黄之病經言數種有卒然發黄心滿氣喘者名為急黄但頭痛而不發熱者名為陰黄

先心腹脹滿氣急然後發黃者名為肉黃額
上黑微汗出手足熱痛薄暮發膀胱急小便自
利者名為勞黃身體浮腫汗水染衣黃如蘗
汁脈沉不渴狀似風水者名為汗黃大抵黃
病皆由寒濕在表熱在脾胃腠理不開瘀熱
與宿穀相搏而成也其病大便多澀但令大
小便快利佳爾若病者口中有血齒下如豬
肝狀凡黃病寸口近掌無脈口鼻氣冷者並
不可治

疸病候

疸病與黄大約一同而經云有黄疸有酒疸有穀疸有黑疸有風疸黄疸之病由酒食過度熱併脾胃復為風濕所搏而成也其候渴者難治不渴者易治發於陰部其人必嘔發於陽部必振寒而發熱酒疸之病本虛勞之人穀食少進飲酒過度脾胃生熱或因大醉當風入水所致也其候身目皆黄心中懊悶足脛腫滿小便黄澀面發赤斑黄心中欲嘔

而

者宜吐之脉浮者宜吐之沉弦者宜下之穀疸之病由人飢大食胃氣薰行所致也其候食畢即頭眩心忪怫鬱不安其脉反遲黑疸之病由诸疸久不愈而变成之其候額上黑足下热大便黑是也风疸之候好卧血心振面虚黑色本由风氣与热搏於藏肝小便或黄或赤是也 類聚卷百三十一黄疸门 一葉三十二至三十四

酒疸

治酒疸心懊痛足脛满小便黄面發赤斑大

茵蔯散方

川大黃三兩剉微炒〇聖惠方二兩 枳實壹兩麩炒

梔子人微黃一兩三錢兩合

右件藥搗篩為散每服四錢以水一大盞

煎至五分去滓溫服日四五服 同上葉五十一至五

十二〇擴 聖惠方軒

治急黃諸方

治急黃頭目四肢煩熱疼痛小便赤大便難

心躁不得睡白鮮皮散方

白鮮皮一兩半 川升麻一兩半 川朴消二兩 茵陳一兩 黄芩一兩半 梔子人一兩半 大青一兩半 川大黄二兩剉碎微炒 葛根一兩半剉

右件藥擣細羅為散每服以新汲水調服三錢須臾當利壹兩行如人行十里未利即再服 聖惠方同 同 上葉五十八

治急黄宜服丁香散吐之方

丁香七粒 瓜蔕七粒 赤小豆七粒

右件藥擣細羅為散以雞子清一枚相和

用新汲水調頓服當吐利即效未好即再

服聖惠方同上葉五十八

治陰黃諸方

治陰黃小便不利面赤身汗出者表和裏實

也宜下之大黃散方

川大黃二兩剉碎微炒　黃蘗一兩剉　梔子仁一兩　川朴

消二兩　甘草一兩炙微赤剉　木通一兩剉

右件藥搗羅為散每服四錢以水一中

盞煎至六分去滓溫服如人行十里再服

以利為度 聖惠方同 葉氏 同上

治内黄法方

治内黄身面眼悉黄如金色小便濃如黄蘗汁衆醫不能療茵陳散方

茵陳二兩 黄芩壹兩 梔子人壹兩 川升麻二兩 聖惠方三兩 川大黄壹兩剉碎微炒 龍膽壹兩去蘆頭 枳殼壹兩麩炒微黄去瓤 秦艽壹兩去苗

右件藥擣篩為散每服四錢以水壹中盞煎至六分去滓不計時候温服 同上 葉氏 十三日播

聖惠方斬

又方黄瓜蔞一枚大者

右以新汲水壹大盞半浸黄瓜蔞開絞取

汁下蚕半分入川朴消三分細研攪令勻

分為三聖惠方作三服頻服之效同上藥六十四字據聖惠方補

治黑疸諸方

治黑疸身体間黑小便赤澀茵陳丸方

茵陳壹兩枳殼壹兩麩炒微黄去瓤白术壹兩半夏三分湯洗

七遍去滑焙聖惠方無焙字○赤茯苓壹兩甘遂壹分煨微黄當

归三分 杏人三分，汤浸，去皮尖、双人，麸炒微黄 木通一两，剉 川椒三分，去目及闭口者，微炒去汗 川大黄三分，剉碎，微炒 甜葶苈壹两，隔纸炒令紫色

右件药捣罗为末，炼蜜和捣三二百杵，丸如梧桐子大，每服食前以温水下十丸。

治风疸诸方

治风疸心脾风热，面色尘黑，身体皆黄，小便赤涩，宜服牛黄散方

牛黄壹分，细研 犀角屑三分 防风三分，去芦头 菝葜根

●肝黃證候
治肝黃柴胡散方
柴胡壹兩去苗 甘草半兩炙微剉 決明子半兩
車前子半兩 羚羊角屑半兩
右件藥搗篩為散每服三
錢以水壹中盞煎至五
分去滓不計時候溫服 聖惠
方同 同上
葉八十四

壹兩 杏人三分湯浸去皮尖雙人麩炒微黃 白鮮皮三分○ 聖惠方
二分 秦艽三分去苗 川大黃壹兩剉碎微炒 甘草半兩炙微
赤剉 麥門冬壹兩去心焙 梔子人半兩
右件藥搗細羅為散研入牛黃令勻每服
不計時候以竹葉湯調下壹錢金銀湯下
六得效 原卷頁三十一 黃疸門一葉
八十至八十一 ◎據聖東方軒
●心黃證候
治心黃心神恍惚口乾煩悶馬牙消散方
馬牙消一兩細研 朱砂壹兩細研 龍齒壹兩 犀角屑壹兩

黄芩壹两 甘草壹两炙微赤剉

右件药捣细罗为散，每服不计时候

以生地黄汁调下二钱 圣惠方同 同上 叶八十五至八十六

脾黄證候

治脾黄土瓜根散方

土瓜根壹两 蘇蘄根壹两 甘草半两炙微赤剉 枳殼半两麸炒微黄去瓤

右件药捣筛为散，每服三钱，以水壹中盏

煎至五分，去滓，不计时候温服 圣惠方同

肺黄證候

治肺黄葶藶散方

葶藶壹枚杭去 柴胡去苗半兩 甘草半兩炙微赤剉 款冬花半兩 蘆根半兩剉 貝母半兩煨令微黄

右件藥擣篩為散每服五錢以水一大盞入生薑半分煎至五分去滓不計時候溫服聖惠方同

腎黄證候

治腎黄附子散方

附子壹分炮裂去皮脐 乾薑壹分炮裂剉 生乾地黄二两

〇聖惠方二两

右件藥搗篩為散分為三服每服以水一大盞煎至五分去滓不計时候温服同上葉八十五至八十八〇摘聖惠方同

諸淋方論

夫言諸淋者有石淋有勞淋有血淋有氣淋有膏淋有沙淋有熱淋其名不一故曰諸淋石淋者淋而出石也腎主水水結而化為石

也勞淋者，謂勞傷腎氣而生熱，熱而成淋，勞倦即發。血淋者，淋而尿血，心主血，循環腑藏，勞熱失常，滲入胞中而成血淋也。氣淋者，由腎虛，膀胱氣脹所爲也，其狀膀胱小腹皆痛，尿澀而有餘瀝也。膏淋者，小便肥而似膏，亦謂之肉淋，亦腎虛不能制肥液也。冷淋者，其狀先寒戰，然後尿也。此由腎氣虛弱，下焦受於冷，冷氣入胞，與正氣交爭，寒氣勝則寒戰而成淋，正氣勝則寒戰解而得小便也。熱淋者

本書

由三焦有熱氣搏於腎流入於脬而成淋也

治法各隨其候而用藥聖濟卷百三十二諸淋门一葉五十四

淋閟

治諸淋熱澀熱劇小腹痛復易亦治小便血

同上葉七十五 回攟醫千金方輯

治諸淋方用桃膠棗大以叁四合湯和壹服

日叁下石子如豆石盡止同上葉七十六

治膏淋諸方

治膏淋臍下妨悶不得快利沈香散方

沉香叁分　黄耆剉叁分　陳橘皮叁分湯浸去白　新燒滑石壹兩　黄芩半兩　桑白皮剉壹兩　蘧麥叁兩　韭子壹兩微炒　甘草半兩炙微赤剉　枸杞子叁分○聖惠方無枸杞子

右件藥擣細羅為散，每於食前以清粥飲調下二錢。

又方

桑白皮剉叁兩　牡蠣粉壹兩火煅為粉研○聖惠方無此五字　肉蓯蓉壹兩酒浸炙為末○聖惠方無酒浸炙為四字

右件二味末相和令勻，以水三大盞並桑白皮取二大盞，去滓，每於食前調下散藥

一錢同上葉九十〇
摘聖惠方輯

諸淋

治石淋及血淋下砂石兼碎血片小腹結痛
悶絕犀角散

犀角屑　石韋　王不留行　滑石　備

黄耆已上各兩　黄芩　大黄剉炒三　木通　葵子

赤芍藥　當歸剉炒兩半　車前子二兩

右為末每服三錢以水一中盞煎至六分
去滓溫服以利為度

治石淋水道澀痛頻下砂石宜服人參散

人參　桂心　葵子　磁石火煅醋淬研水飛過

滑石　川大黃炒　膩粉　木通　琥珀

木香已上各半兩

右為散每於食前以蔥白燈心湯調下二

錢

治氣淋小腸疼痛茴香散

茴香　紫蘇　檳榔各壹兩　木通　巴戟去心

人參　赤茯苓各二　當歸　桃人去皮尖炒黃各

半两

右为麤散，每服三钱，以水一中盏，煎至六分，去滓，食前温服。

又方

石燕（三枚，杵碎为末） 榆枝（剉碎，壹合） 木香（半两）

右以水二大盏，煎取一盏三分，去滓，食前分作三服。

治劳淋，小便常不利，阴中痛，日夜数起，此皆劳损肾气，虚热所致，宜服石韦散。

石韦（去毛） 消石（各壹两） 葵子 桂心 黄芩

巴戟去心酒浸壹宿 王不留行各三分

右件焙為末每服二錢食前以葱白湯調

下類聚卷百三十三諸淋門二葉八至十

治熱淋小便出血莖中疾痛宜喫車前葉羹

方

車前葉切一斤 葱白切一握 米二合

右以相和致汁中煮作羹空心食之食醫心鑑

同上同葉六十三

治小便澀少疼痛青頭鴨羹方

青頭鴨一隻治如食 蘿蔔根 冬瓜 葱白各四

兩

右如常法著塩醋五味食醫心鑑作羹煮塩醋調和

心空食白者亦佳同上葉六十〇攜食醫心鑑輯

食治五淋諸方

治小便出血淋痛宜喫生地黃粥方

生地黃汁二合〇聖惠方三合 蓍二合 米壱合 車前葉

取汁参合

右先以水壹大盞半煮葳汁次入諸藥汁
及蜜更煎三兩沸分為二服（同上葉六十六 摘聖惠方輯）

諸小便方論

夫膀胱為腎之府主水行於小腸入胞為小便腎與膀胱熱則小便或澀或不通或便血又有胞轉之令小便不通此由忍尿入室或飽食訖而走馬或忍小便急走令胞中屈辟不得開張外水應入而不入內溲應出而不得由所致也若腎與膀胱虛冷則小便或數

或不禁各隨其病而補寫之

論大小便不通諸候

治大便不通者是三焦五藏不和冷熱不調熱氣偏入腸胃津液竭燥故令糟粕痞結壅塞不通門類聚卷一百三十四大小便一葉六十五至六十六

治小便不通諸方

治小便不通立效方

燈心二黍生姜半两黑鉛半两錯為末

右件藥用井華水一大盞煎取五分去滓

以葱青枝慢火燒令熱柏破先安在臍内

後頓服其藥聖惠方同上葉百九　同

治小便不通腹脹氣急悶方

車前葉汁九合　冬瓜汁二合

右件藥相和分為二服食前服之聖惠方同　同

上葉百九

治小便數多諸方

治腎中虛熱雖能食小便數多漸加瘦弱宜

服地骨皮飲子方

地骨皮三兩 生乾地黃一兩 人參一兩去蘆頭 麥門冬二兩去心 白龍骨一兩 黃耆一兩剉

右件藥細剉和勻，每服半兩，以水一大盞，入生薑半分，小麥半合，煎至五分，去滓，每於食前溫服。聖惠方同

治小便數日夜無時山茱萸散方

山茱萸一兩 赤石脂二兩 萆薢一兩剉 牛膝一兩去苗 肉蓯蓉二兩酒浸一宿，刮去皺皮，炙乾 狗脊一兩 牡蠣一兩燒為粉 黃耆一兩剉 土瓜根一兩

心

右件藥擣麤羅為散每服四錢以水一中盞煎至六分去滓每於食前溫服聖惠方同同

上葉百十一

治尿血諸方

治小便出血諸淋煩熱以乾眠不安栢葉散方

栢葉二兩微炒 黃芩二兩 車前子二兩 甘草二兩微赤剉炙

阿膠二兩擣碎炒令黃燥 豉炒枯 ○聖惠方

右件藥擣篩羅為散每服四錢以水壹中

盏入生地黄汁半两竹叶二七片煎至六分

去滓每于食前温服卷百三十五大小便门二叶三

又方

蒲黄二两　郁金二两

右件药捣细罗为散每□□□粥饮调下

二钱圣惠方同

又方

生地黄汁五合　生藕汁五合　蜜壹合

右三味相和煖令温食前分为三服圣惠方同

同上葉五

治脬轉諸方

治脬轉不得小便鬼箭散方

鬼箭羽三兩 蘧麥一兩 葵子一兩 石韋一兩去毛 滑石二兩 木通一兩剉 榆白皮二兩剉

右件藥搗篩為散每服四錢以水一中盞煎至六分去滓不計時候溫服 聖惠方同上葉八

治脬轉小便不得經三四日困篤欲死方

滑石三兩○聖惠方二兩 蒲黃一兩

右擣細羅為散不計時候以温水調下二
錢 同上葉十

治大便不通諸方

治大便不通十日秘者方

棗 壹枚去核 膩粉 壹兩

右以膩粉內於棗中和白麵裹之於火上
炙令熟研羅為末以煎湯調頓服之立效

聖惠方 同 同
上葉十五至十六

治大便秘澀不通方牽牛子 二兩壹半微炒壹半生用

右擣細羅為散每服以生薑湯調下二錢良久以熱茶投聖惠方同上葉十六同

又方

巴豆壹枚去皮以油煠燋去心膜

右以粳米飯二十粒同研熟丸如菉豆大每服以溫水下半丸聖惠方三丸如人行十里當通未通即再服同上葉十七⊙擴聖惠方鼓

治大便難結方

治腸胃冷熱不和大便難秘食飲不消心腹妨悶檳榔丸方

檳榔壹兩 訶梨勒皮壹兩 柴胡三分去苗 桂心壹兩 草
荳蔻半兩去皮 木香半兩 郁李人壹兩湯浸去皮微炒 川大
黄壹兩剉碎微炒 吴茱萸半兩湯浸七遍微炒
右件藥搗羅為末鍊蜜和丸如梧桐子大，
每於食前以生姜湯下二十丸聖惠方同同上葉

十二

治關格大小便不通諸方

治大小便關格不通經三五日方右用無蚛
皂莢燒灰細研以粥飲調下三錢立通聖惠

方同　同
上葉二十六

治大小便難臍腹防悶赤芍藥丸方

赤芍藥兩半桂心兩半羌活兩半川大黃壹兩剉碎微炒

郁李人壹兩湯浸去皮微炒川芎壹兩檳榔壹兩木香壹兩大麻

人二兩○聖惠方壹兩

右件藥擣羅為末鍊蜜和擣三二百杵丸

如梧桐子大每服空腹以溫水下三十丸

晚再服同上葉二十八○據聖惠方輯

諸小便方

治小便出血心神煩熱口乾眠臥不安刮滑

石末水和傳澆小腹及澆陰際佳

尿在胞中為屎碍津液不通以葱葉貫內陰

莖孔中深三寸微用口吹之胞脹津液大

通便愈凡人候鼻頭色黄法小便難也

治遺尿宜服此方

牡蠣大煆 蛸戌粉 鹿茸去毛酥塗 吳茱萸 阿膠熬炒枯 各二兩 桑

木耳 兩壹

右為末每於食前以粥飲調下二錢 同上 葉卅

食治法

治尿床方取羊肚系盛水令滿線縛兩頭熟煮即開取中水頓服之立差

又羊胞盛水滿炭火燒之空腹飲不過四五次差

又取雞肶胵一具并腸燒末酒服男雄女雌

類聚卷百三十六大
小便門 三葉七十三

小便

第七椎兩傍各五寸主尿血

大敦　行间　氣海治小胞泄利小便不禁灸各百壯三報之屈牀垂兩手兩髀上盡指頭有陷處灸七壯

諸痢方論

夫痢者皆由榮衛不和腸胃虛弱冷熱之氣乘虛客於腸胃之間泄而為痢也夾熱則赤夾冷則白冷熱相交則赤白相雜又脾胃氣虛不能消化水穀糟粕不聚變而為水穀痢其或乍發乍止者名休息痢其冷熱為積腸

胃間虛滑泄垢膩者名腸垢久痢不已毒氣蝕於藏府血出雜肝雜膿瘀者名蠱注痢食生冷傷於脾胃水穀不消大腸虛寒下水者名水瀉治法隨其證候用其藥爲得　凡痢脉遲實者爲未止宜以利藥下之脉數而滑有宿食急下急下必差差後不止者爲下不盡更下之愈下痢腹下堅者更下之讝語者腹有燥屎宜下之大孔痛者溫煖之下而腹痛爲寒下之腹滿不減者下之欲飲者熱下

痢脉散而渴欲自愈下熱汗出愈痢脉沈弦
者下重也脉大者為未止脉小浮弦去血氣
上結心胸脉弱數者欲自已脉雖甚熱不已
下痢脉遲浮數尺中自澀其人必清膿出血
下痢其脉遲數而浮今自愈設不差必清膿
而有熱故也設脉復緊為未解下痢三部皆
按之其脉緊急下之下痢脉遲滑實為未止
積冷積熱及水穀實而下者以大黄湯下之
治人句過兩劑皆消息五六日更進壹劑其

秘澀渴不效者可三四日進壹劑凡五藏絶於内者下不自禁下甚者手足不仁也下痢手足無脉灸之不温微喘者死下痢舌黄燥不渴胷中實下不止者死下痢後脉絶手足厥晬時脉還手足温者生不還不温者死類聚卷百三十七諸痢門二葉七至九

治痢

下痢圖治數十年痢下氣消穀令人能食夏月長將服之不霍亂方

大麥蘖三升○千金方一升無蘖 法麴一升 烏梅二升半 附子（炮 千金方無炮）乾薑（炮 千金方無炮）黃連 黃蘖 桂心各三兩 蜀椒半兩 吳茱萸四兩

右十味為末蜜和丸如梧子食後服十九每日三加至二十三十九再食再服可至四十丸米飲下（千金方食後服十丸日三加至二十丸三食三服亦可至四十九○同上葉八十三 攝千金方輯）

又方黃連 烏梅肉 阿膠 麩（炒）各二兩 胡粉（二十棊子）

右四味杵羅為末以猪肝一具徹煮熟同

並藥爛杵三五百下丸如梧桐子大每服二十丸溫酒下同上葉八十五

治白痢諸方

治白痢腹痛不思飲食瘦瘁骨立宜服黃連丸方

黃連一兩去鬚微炒 乾薑半兩炮裂剉 厚朴半兩去麤皮塗生薑汁炙令香熟 神麴半兩炒微黃 禹餘粮半兩燒醋焠七遍〇聖惠方五遍 赤石脂一兩二 當歸半兩剉微炒 醋石榴皮半兩 川烏頭半兩炮裂去皮臍 木香炒半兩〇聖惠方无木香

右件药捣罗为末以醋煮麪糊（圣惠方麴糊）和

丸如梧桐子大每服不计时候以艾汤下

三十九类聚卷百三十八诸痢门三

葉九至十◎摘圣惠方辑

治赤白痢诸方

治赤白痢日夜不绝赤石脂散方

赤石脂一两 龙骨一两 阿胶一两捣碎炒令黄燥 地榆一两

厚朴一两半去麤皮涂生姜汁炙令香熟 诃梨勒一两煨用皮 当

归一两剉微炒 乾姜一两炮裂剉 黄连一两去须微炒

右件药捣细罗为散每服不计时候以粥

飲調下二錢醒惠方同上葉十二 同

治赤白痢行數不減時或口乾發歇烏梅散方

烏梅肉半兩微炒 黃連三分去鬚微炒 乾薑半兩炮裂剉 訶梨勒三分煨用皮 白礬半兩燒灰

右件藥搗細羅為散每服不計時候以粥

飲調下二錢醒惠方同上葉十四 同

治赤白痢神効方 又 川烏頭末壹兩 黑豆末壹兩

右件藥用新汲水和丸如菉豆大朱砂末

内裂過每服以淡水下七丸聖惠方同同上葉十六

治血痢諸方

治血痢日夜不止腹中疞痛心神煩悶黃蘗散方

黃蘗壹兩炙微赤剉 當歸壹兩剉微炒 黃連壹兩去鬚微炒 地榆剉三分

右件藥搗細羅為散每服不計時候以粥飲調下三錢聖惠方二錢同上葉二十五目 據聖惠方輯

又方右以生地黃汁三合煎取二合下蜜壹合攪令勻溫服頻服效聖惠方同同上葉二十七

又方黃連二兩去須微炒

右擣羅為末以雞子白和作餅子丸二分厚焙令乾燋細研為散每服不計時候以粥飲調下壹錢以上聖惠方此方予家君曾病血痢進諸藥無效遂用此方立止本書同上葉二十八

治蠱注痢諸方

治蠱注痢下血如鵝鴨肝腹痛不止地榆散

方

地榆一兩剉　甘草半兩炙微赤剉　赤芍藥一兩　柏葉一兩微炙　茜根一兩剉　訶梨勒一兩煨用皮　當歸一兩剉微炒

黃連一兩去鬚微炒

右件藥搗麤羅為散每服四錢以水一中盞煎取六分去滓不計時候溫服聖惠方同

治蠱注痢血如雞肝去心神煩躁宜服此方

犀角屑一兩　地榆三分剉　蘘荷根一兩　馬兜零根

壹兩

右件藥搗篩為散每服四錢以水壹中盞

煎至六分去滓不計時候溫服聖惠方同 同上葉

五十七至

五十八

治痢腸滑下腸垢諸方

治水穀痢積久不差下腸垢赤石脂丸方

赤石脂壹兩 桂心壹兩 白礬二兩燒令汁盡 乾薑壹兩炮裂

附子壹兩炮裂去皮臍

右件藥搗羅為末鍊蜜和搗百餘杵丸如

梧桐子大每服不計時候以粥飲下三十

丸聖惠方同 上葉六十二 同

治痢後不能食諸方

治痢後不能食氣虛羸瘦麥蘖丸方

麥蘖二兩炒令微黃聖惠方作二合○麴半斤炒令微黃附子壹兩

炮裂去皮臍桂心壹兩烏梅肉壹兩去核炒人參壹兩去蘆頭

白茯苓壹兩

右件藥搗羅為末鍊蜜和搗三二百杵丸

如梧桐子大每服不計时候煮粟粥飲下

三十九同上葉六十五至六十六　十六日樞醒東方軒

諸痢

治大熱毒純血痢治不可差者方

右用大黃三兩搗羅為末每服四錢水壹中盞煎至七分露星月下空心服之利三五行以粥止不差加黃連一兩以瘥痢法治之

治白痢心腹脹滿不能飲食硫黃散方

硫黃細研　訶梨勒皮炙去兩半　肉豆蔻去殼　乾薑炮

陳橘皮去穰 附子炮各壹兩 厚朴二兩去皮薑汁塗炙 甘草半兩炙令赤

右件擣羅為末每服二錢以粥飲調下

唐太宗療氣痢據實錄正觀中上以氣痢久而未痊下詔訪求有衛士進乳煎蓽撥方用之有效後累試虛冷人服之尤妙其藥不兩以意量之多少臨時大約蓽撥壹服三錢匕其乳煎了湯半升已來

治一切痢

黄連二兩半　黄蘗　羚羊角各一兩半　白茯苓半兩

右四味爲末煉蜜和丸如梧桐子大每服

二十丸空心薑蜜湯下唐張回使君曾貽

南中云得此方長慶中韋給事洪景使安

劉夢得授之此方暑月涉海渴痢疾用之

立効

又方青木香　黄連　甘草炙　肉荳蔻各等分

右焙爲末以沙糖和之溲丸空心以水飲

下十丸以意斟酌加減之

治赤白痢

甘草半兩擘破炙以漿水蘸三度又炙蘸　生薑半兩和皮用

右二味以漿水壹升半煎八合服立效

治泄瀉無度漸成休息痢氣脉久冷宜服草還丹

乾薑一斤　甘草四兩　草豆蔻　連皮大腹絲五

右用水於鍋内慢火煮一伏時水盡添水

煮切開看薑内無白心即住候煮乾白薑

將切焙乾為末入大附子二兩炮　白檳榔二兩　次

用酒酵子壺汁焙乾為末和勻以糯粟米粥為丸梧桐子大每服二十丸米飲下一日三服

治泄痢脫肛方

龍骨　艾葉微炒　黃連各兩　鱉頭骨二分酥炙　阿膠三分熬炒焦

右件搗為末食前以粥飲調下二錢

治水瀉腹痛不納飲食龍骨散

龍骨白色者　木香炮　當歸炒　肉荳蔻麪裹炮熟已上

各一两

厚朴二两去皮姜汁炙

右件为末每服粥飲調下二錢日三四服

治冷氣水瀉日夜二三十行腹中疞痛四肢不和縮砂丸方

縮砂去皮 黄連炒 附子炮 吴茱萸湯洗七遍焙炒各一两 木香 乾薑炮各半两

右為末用醋煑飯和丸梧桐子大每服三十丸以粥飲下

治水瀉不止腹藏久冷不思飲食硫黄丸方

方：

硫黄一两　白礬三两灸枯

右件都細研為末以粳米飯和丸如菉豆

大每服十丸以粥飲下不計時候

又方訶梨勒三顆麵裹煨令麵赤黄色去麵

取訶梨勒皮杵羅為末飯和丸梧桐子大

米飲下二十丸　類聚卷百三十九諸痢门　四葉七至十一

諸痢食治

治腸胃冷下赤白痢鯽魚粥方

鯽魚切作鱠四兩 粳米二合

右將米和鱠煮粥，椒醬葱白在意食之 食醫心鑑同 類聚百四十九

諸痢門六葉七十九

治血痢日夜百餘行方

葛粉三兩〇聖惠方二兩 蜜一兩〇聖惠方一合

右以新汲水四合 聖惠方二中盞 攪調空心頓服之 食醫心鑑同〇聖惠方分兩度服之⊙同上葉七十

治赤白痢蠟煎餅方

雞子三枚取黄〇聖惠方五枚 薤白三莖去鬚細切 白麵四兩 白

蠟一兩

右將雞子并薤白調和麵作煎餅用蠟揩

唯熟爲妙空腹任意食之 同上葉八十一

◎攝 聖惠方軒

治赤白痢休息氣痢久不差者宜喫攒粥方

薤白 壹握去鬚細切 葱白 壹握去鬚細切 白麵 四兩

右已上和麵調令勻臨湯以筯旋撥入鍋

中熟煮空腹食之 聖惠方同

治冷痢飲食不下宜喫附子粥方

附子 壹分炮裂去皮臍 乾薑 壹分炮裂剉

右件藥搗細羅為末每日空腹煮粥內藥

二錢食之以差為度聖惠方同同上葉八十三

治血痢馬齒粥方

馬齒菜二大握切粳米三合折洗○聖惠方三合折細

右以水和馬齒菜煮粥不著鹽醋空腹淡

食一頓效同上葉八十三⊙據聖惠方輯

諸痢

交信主泄痢赤漏血

關元大谿主泄痢不止

天樞主冬月重感於寒則泄當臍痛腹胃間遊氣切痛

尺澤主泄上下出兩脇下痛

太白主腹食不化喜嘔泄有膿血

腎俞章門二穴主寒中洞泄不化

凡暴泄心痛尤甚此胃氣痛痛灸刺大都并太白右灸穴內天樞二穴臨事四年予親老在郃陽忽患水瀉百藥無效遂灸天樞二穴立止故述之 同上葉八十九至九十

神巧萬全方卷八

六極總論

六極者筋極主肝脉極主心肉極主脾氣極主肺骨極主腎精極主藏腑筋極之狀令人數轉筋十指手甲皆痛苦倦不能久立脉極之狀忽忽喜忘少顏色眉髮墮落肉極之狀飲食無味不生肌肉皮膚枯槁氣極之狀正氣少邪氣多氣不足多喘少言骨極之狀腰脊酸削齒痛手足煩疼不欲行動精極之狀

肉虛少氣喜忘鬢髮墮落然謂之極者病重於勞也治法與治五勞同類聚卷百四十三諸虛門一葉七十六至七十七

五勞七傷

石韋圓黃帝問五勞七傷於高陽負高陽負曰一曰陰衰二曰精清三曰精少四曰陰消五曰囊下濕六曰腰胷一作脅苦痛七曰膝厥痛冷不欲行骨熱遠視淚出口乾腹中鳴時有熱小便淋瀝莖中痛或精自出有病如此

所謂七傷一曰志勞二曰思勞三曰心勞四曰憂勞五曰疲勞此謂五勞黄帝曰何以治之高陽負曰石韋丸主之

石韋去毛千金方无去毛二字 細辛 礬石 遠志去心千金无去心 茯苓千金茯苓 澤瀉 菖蒲 杜仲 蛇牀子 肉蓯蓉酒浸一宿炙斷千金无炙斷二字 桔梗 天雄炮千金无炮 牛膝 山茱萸 栢子人 續斷 薯蕷各貳兩 防風 赤石脂各三兩 杏仁去皮尖麩炒 五味子已上二十一味各一兩○千金方無杏仁五味子

右二十味為末煉蜜和匀丸梧桐子大每
一服三十丸溫酒下以上二十四字據本書類要卷百四十諸虛門二四葉九十二至九十三

治心勞諸方

治心虛勞損羸瘦四肢無力心神昏悶除寒
熱利腰腳充肌膚益氣力宜服遠志散方
遠志一兩半去心堅東方壹兩 ○ 白朮壹兩 肉桂一兩半去
皺人參壹兩去蘆頭 鼈甲壹兩半塗醋炙令黃去裙襴 麥門
冬壹兩半去心焙堅東方天門冬 ○ 杜仲一兩去麤皮微炙令黃剉 肉

牛膝去苗壹兩 白茯苓壹兩 薯蕷壹兩 山茱萸壹兩 柏子人壹兩 生乾地黃壹兩 黃耆剉三分 甘草半兩炙微赤剉 羚羊角屑 丹參 防風各壹兩 朱砂半兩研入○聖惠方有川椒壹兩去目及閉口者微炒去汗 石斛壹兩去根剉無羚羊以下四味

右件藥擣細羅為散每服壹錢以溫酒調下空心及晚食前服忌鯉魚莧菜類聚卷百四十五諸虛門二葉三十九○攜聖惠方轉

治心勞熱傷心有長蟲名蠱長一尺貫周心為病宜服此方

雷丸壹两 狼牙壹两 陳橘皮壹两湯浸去白麸炒 貫衆一两
桃人壹两湯浸去皮尖双人麸炒微黄 蕪荑一两 青葙子一两
蜀漆一两 白殭蠶三七枚微炒 桃白皮二两剉◎聖惠方壹
两 吴茱萸根一两剉 亂髮灰三分
右件藥搗羅為末鍊蜜和搗三二百杵丸
如梧桐子大每服空腹以粥飲下三十丸
以虫下為度同上葉四十◎摘聖惠方輯

治脾勞諸方

治脾勞氣臟冷熱不調食少羸瘦四肢無力

胃蒸熱疾痛食不消心腹積聚臍下冷痛而
色萎黄宜服猪肚丸方
猪肚二枚以皂莢水净洗用童子小便二
斗於鍋内煮至五升已來取出猪肚
細切於砂盆中爛研以新布絞去筋膜
却内小便中慢火煎至二升入後藥末鼈
甲二兩塗醋炙令黄去裙襴 京三稜二兩炮剉 檳榔二兩東方元壁
二兩 肉桂壁東方桂心 乾漆搗碎炒令煙出 附子炮裂去皮臍
木香 草豆蔻去皮 枳殼麩炒微黄去瓤 厚朴去麁皮塗
生薑汁炙令香熟 當歸 白朮 紫菀洗去苗土 赤芍藥
蓬莪茂 訶梨勒 芎藭 神麴微炒 陳橘

皮湯浸去白麩焙黄耆已上各一兩柴胡去苗二兩桃人三兩湯浸去皮尖双人麩炒微黄肉苁蓉二兩去壳阿魏一兩麵裹煨令麵熟為度大麦蘗炒高良姜人參蓽撥各一兩○聖惠方有石斛牛膝桔梗赤芍藥無大麦蘗以下四味右件藥擣細羅為末入前猪肚並中慢火熬令稠可丸即丸如梧桐子大每服以人參湯或温酒下三十丸空心入晚食前服之同上葉四十四至四十五○據聖惠方輯

治脚勞熱有虫在脚中為病令人發喉吐出

虫宜服此茱萸根浸酒方

吴茱萸根東引大者一尺剉 大麻人四两 陳橘皮二两湯浸去白麩炒

右件藥擣麁羅為散以清酒五升浸一宿

微火煖之絞去滓每日空腹飲一中盞晚

食前再服下盡虫為度 聖惠方同 上葉四十六至卌七 同

治肺勞諸方

治肺勞羸瘦四肢無力每至日晚即煩熱頰

赤痰嗽不利骨節多疼或下寒上熱飲食不

成肌骨宜服天灵盖散方

天灵盖壹两涂酥炙令黄　醋煮方作涂酥　○鳖甲一两涂醋炙令

黄去裙襕　柴胡一两半去苗　诃梨勒一两半煨用皮　桂心去皮一两

桅子人一两　人参一两去芦头　赤茯苓一两半　桃

人三两汤浸去皮尖双人麸炒微黄○醋煮方二两　麦门冬一两

半去心焙　地骨皮一两　生乾地黄二两　槟榔半两　黄耆一两去

半夏汤洗七遍去滑　射干各一两○醋煮方有贝母一两煨令黄无

半夏射干

右件药捣细罗为散每服五钱以童子小便

及水各一小盏入葱白壹茎生姜半分煎

至壹盏去滓食前温服 同上叶一百四十五 ⊙摘圣惠方斛

治肺劳痰嗽气促下焦虚损上焦烦热四肢

羸瘦宜服天门冬丸方

天门冬二两去心焙 牛膝壹两去苗 麦门冬二两 人参

一两去芦头 紫苑二分洗去苗土 黄耆二两剉 ⊙ 圣惠方壹两

款冬花 ⊙ 圣惠方杏人壹两汤浸去皮尖双人麸炒微黄 白茯苓一两

鳖甲二两涂醋炙令黄去裙襕 薯蓣一两 五味子一两 石斛

壹两去根剉 枸杞子壹两 熟干地黄二两 沈香壹两 诃

乾

棃勒皮一兩去肉 蓯蓉一兩酒浸一宿刮去皺皮炙令乾

右件藥搗羅為末，鍊蜜和搗三五百杵，丸

如梧桐子大，每服食前以棗湯下三十丸

忌鯉魚莧菜 同上葉五十一至五十二

治肺勞經久，生蟲在肺，令人欬逆氣喘，或

謂憂恚氣，陽寒熱所致，宜服麥門冬丸方

麥門冬二兩去心焙 川椒半兩去目及閉口者微炒去汗 遠志

一兩去心 附子一兩炮裂去皮臍 黃薑一兩炮裂剉 人參一兩

去蘆頭 細辛一兩 肉桂一兩○重方桂心 甲 前胡一兩半剉

○鬱金杏人壹兩湯浸去皮尖　方一兩~~黄耆~~双人麸炒微黄○聖惠方有黄耆壹兩剉

右件藥搗羅為末鍊蜜和搗二三百杵丸

如彈子大每服綿裹壹丸含化嚥津　同上葉五

十三至五十四　日據聖惠方輯

治腎勞諸方

治腎勞虛寒面腫垢黑腰脊痛不能久立屈

伸不利夢寐驚悸上氣小腹裏急痛引腰脊

四肢苦寒小便或白濁宜服羊腎湯方

人參壹兩去蘆頭　麥門冬壹兩去心焙　半夏　乾熟地黃壹兩　當歸一兩　杜仲壹兩去麤皮炙令黃剉　芎藭一兩　白茯苓壹兩　石斛壹兩去根剉　五味子一兩　黃耆半兩剉　肉桂壹兩〇聖惠方桂心　續斷一兩　磁石三兩擣碎水淘去赤汁　紫胡　牛膝各一兩〇聖惠方有白芍藥一兩　遠志一兩去心　無柴胡牛膝

右件藥擣麤羅為散每服用羊腎一對切去脂膜以水一大盞半煎至一盞去腎下藥末五錢入生薑半分棗二枚煎至六分聖惠方棗三枚煎至五分去滓空心及晚食前溫服　同上

葉五十八回 摘聖惠方料

治筋極諸方

治筋極身体拘急四肢疼痛行李不得宜服

桑枝酸棗人煎方

酸棗人二兩一兩半炒令香熟壹兩半生用 羚羊角屑一兩 海桐皮炒二兩 羌活二兩 仙靈脾一兩 赤箭壹兩 萆薢壹兩剉 杜仲一兩去麄皮炙令黃剉 虎脛骨壹兩半塗酥炙令黃 防風二兩去蘆頭 石斛壹兩半去根剉 牛膝壹兩去苗 巴戟壹兩 附子一兩炮裂去皮臍 木香壹兩 生乾地黃一兩 麥

四兩真酥一兩桑枝壹握長壹尺剉

右件藥除酥並桑枝外搗羅為散用清酒七升先煎桑枝令色微黃去桑枝以下藥末更煎壹二十沸次下酥並煎成膏看稀稠得所以瓷合盛每服食前以溫酒調下壹茶匙聖惠方同同上葉六十三至六十四日摘聖惠方輯

[redacted]治脉極諸方

治脉極傷風損於心氣多汗無潤澤虛煩右

普散方

石膏二兩 梔子人壹兩 黃耆剉壹兩 防風壹兩去蘆頭

犀角屑壹兩 桂肉三分聖惠方桂心二分 白金皮生用 茯神一兩 人參壹兩去蘆頭 麥門冬壹兩半去心焙 桑根白皮壹兩剉 杏人壹兩湯浸去皮尖雙人麩炒微黃 地黃乾熟去壹兩半○聖惠方無乾地黃

右件藥搗麤羅為散每服四錢以水壹中盞煎至六分去滓不計時候溫服同上葉六十五至六十六○據聖惠方科

治脉極驚跳不安不發宜服補虛安神人參

丸方

人參壹兩去蘆頭 麥門冬壹兩半去心焙 黃耆壹兩剉 甘草一兩炙微赤剉 石菖蒲壹兩 防風壹兩去蘆頭 遠志壹兩去心 白茯苓壹兩 五味子壹兩 桂心壹兩 朱砂 秦艽各壹兩 ◯聖惠方有附子一兩炮裂去皮臍並朱砂秦艽

右件藥搗羅為末，鍊蜜和搗三二百杵，丸如梧桐子大，每服不計時候，以粥飲下二十丸。同上葉六十七至六十八 ◯摘聖惠方料

治肉極諸方

治肉極皮膚不通，表裏虛，外又得濕，腰腳
疼痛獨活散方
獨活二兩 當歸一兩半 白茯苓一兩半 乾薑壹兩炮裂
剉 人參一兩去蘆頭 黃耆壹兩剉 防風厚朴薑汁炙□聖惠方防
風一兩去蘆頭 肉桂半兩去皮□聖惠方桂心 川烏頭炮□聖惠
方附子半兩炮裂去皮臍 甘草半兩炙微赤剉 麻黃一兩去根節 牛
膝壹兩去苗
右件藥擣麤羅為散，每服四錢，以水壹中
盞聖惠方水壹大盞，入大豆半合，煎至五分，去滓

食前溫服 同上 葉七十〇 據聖惠方輯

治肉極虛寒為脾風体重怠墮四肢不欲舉

關節疼痛不嗜飲食黃耆丸方

黃耆剉 二兩 巴戟二兩 肉桂壹兩〇聖惠方作桂心 石斛

一兩去根剉 澤瀉壹兩 白茯苓壹兩 柏子人壹兩 乾薑

一兩炮裂剉 獨活二兩 山茱萸壹兩 天雄壹兩炮裂去皮臍

半夏壹兩湯洗七徧去滑 白朮壹兩 陳橘皮去穰 厚朴去皮

姜汁炙各壹兩〇聖惠方有白茯苓一兩无陳橘皮厚朴

右件藥擣羅為末煉蜜和擣三二百杵丸

丸梧桐子大每服空心及晚食前以温酒下三十丸忌飴糖湿麺同上葉七十二⊙擬聖惠方輯

治氣極諸方

治氣極虚热皮毛乾燋津液不通四肢無力宜服黄耆散方

黄耆二兩剉 人参壹兩去芦頭 桂心一兩 紫菀壹兩洗去苗土 白茯苓⊙聖惠方杏人壹兩湯浸去皮尖双人麩炒微黄 五味子壹兩 紫胡壹兩去苗 陳橘皮三分湯浸去白穰焙 桑根白皮壹兩剉 甘草半兩炙微赤剉 麥门冬一兩半去心焙

右件藥搗散，每服四錢，以水壹中盞，入生薑半分，棗三枚，煎至六分，去滓，每於食前溫服。同上，第七十五至七十四頁。據《聖惠方》輯

治氣極，臟腑虛寒，腹脅脹滿，咳吸短氣，嘔逆，胃痛，四肢洒淅，皮毛乾燋，肌膚羸瘦，面無光澤，宜服鍾乳丸方

鍾乳粉二兩　五味子三分　肉桂三分，去皺，聖惠方桂心　白术三分　訶梨勒一兩半，煨，用皮　木香三分　人參一兩，去蘆頭　白茯苓一兩　黃耆壹兩，剉　熟乾地黃一兩　川椒三分，去目

及闭闭者桔梗壹两 肉苁蓉酒浸炙 款冬花
微炒去汗 三分
壹两半◎麻黄（醒惠方有）去节 壹两捣碎炒令黄燥 天
门冬去心壹两半去心焙 石菖蒲三分 无桔梗
肉苁蓉
款冬花

右件药捣罗为末炼蜜和捣三五百杵丸
如梧桐子大每服以温酒下三十丸空心
及食前忌鲤鱼羊血同上 叶七十七至七十八 ◎摘醒惠方辑

治骨极诸方

治骨极肢节酸疼脚胫无力两耳虚鸣宜服
附子丸方

酒肖昌圖

附子二兩炮裂去皮臍 肉蓯蓉二兩酒浸一宿剉去皺皮炙令乾

補骨脂一兩微炒 鹿茸一兩去毛塗酥炙令黃 杜仲一兩去麁皮炙令黃剉

黃耆一兩半剉 五味子一兩 牛膝一兩去苗 薯蕷一兩 山茱萸一兩 酸棗人一兩 芎藭三分 柏子人一兩 肉桂一兩半去皺皮

右件藥搗羅為末鍊蜜和搗三二百杵丸如梧桐子大每服空心及晚食前以溫酒下三十丸聖惠方同同上葉八十

治骨極腎藏勞傷少氣不足羸瘦無力肢節

酸疼腿脚多痛不能久立宜服填骨髓地黄七聖

益丸方聖惠方名填骨髓地黄益丸

生地黄八斤淨洗浪乾搗絞取汁 大麻人半斤以水研濾取汁 牛

髓去毛二斤 白蜜二斤 無灰酒五升 大棗五十枚煮去皮取肉爛研

天門冬去心一斤搗絞取汁已上七味同於銀鍋中熬成膏入後藥末 鹿角

膠五兩搗碎炒令黄燥 石斛二兩去根剉 覆盆子二兩 酸棗

人二兩微炒 肉蓯蓉二兩酒浸一宿刮去皺皮炙乾 人參二兩去蘆

頭 附子二兩炮裂去皮臍 牛膝二兩去苗 白茯苓二兩 五

味子二兩 熟乾地黄三兩 補骨脂三兩微炒 乾漆二兩

擣碎，炒令煙出　肉桂三兩，去皺皮　杜仲二兩，去麤皮，炙令黃，剉

絲子二兩，酒浸去宿，曝乾，別擣羅為末○醫心方三兩

右件藥擣羅為末，入前地黃煎中，以慢火熬候可丸，即丸如彈子大，每服以溫酒化下，未丸空心，午前、睡前服。若要丸如梧桐子大，每服二十丸。其藥臘月合，彌佳。同上八十一至八十二

⊙梅醫心方輯

治骨極實熱，骨髓酸疼，宜服生地黃煎方

生地黃汁三升　生天門冬汁一升　白蜜半斤

右件藥相和令匀以慢火煎丸膏每於食
後煎竹葉湯調下半匙 聖惠方同 同上 葉八十二至八十三

治精極諸方

治精極五藏六腑虛羸骨節煩疼精常漏洩
宜服此益氣養神駐顏色調血脉久服令人
肥健地黃煎丸方

生地黃 五斤揀擇好者洗擣絞取汁 無灰酒 五升已上二味於銀鍋中以慢火熬成膏入後藥末 肉蓯蓉 二兩酒浸一宿刮去皺皮炙令乾 巴戟 一兩去心 鹿茸 二兩去毛塗酥炙令微黃 五味子 一兩 蛇床子

壹兩　石斛一兩去根剉　附子二兩炮裂去皮臍　補骨脂二兩

微炒　枳殼壹兩麸炒微黄去瓤　黄耆壹兩剉　牛膝壹兩去苗　兔

絲子壹兩酒浸壹宿曝乾別搗羅為末　石龍芮一兩　陳橘皮

壹兩湯浸去白瓤焙　沈香壹兩　鹿角膠壹兩搗碎炒令黄燥　覆盆

子一兩　麥门冬壹兩去心　○聖惠方有桑螵蛸壹兩微炒　石龍芮一兩無

覆盆子麦门冬

右件藥搗羅為末用地黄煎和搗三五百

杵丸如梧桐子大每服空心及晚食前以

溫酒下三十丸　同上葉八十五　⊙擂　聖惠方軒

治急劳诸方

治急劳烦热不得睡卧乌梅散方

乌梅肉半两微炒 柴胡壹两半去苗 秦艽壹两去苗 陈橘皮壹两汤浸去白瓤焙〇聖惠方壹分 甘草半两炙微赤剉 桔梗壹两去芦头 黄连半两去须 杏人壹两汤浸去皮尖双人麸炒微黄

右件药捣细罗为散每服煎生姜童子小便放温食前调下二钱

治急劳骨蒸薄荷煎丸方

薄荷汁一升〇聖惠方二升 生地黄汁一升 青蒿汁

一升童子小便一升○聖惠方二升桃人二兩湯浸去皮尖雙人麩炒微黃別研如膏○聖惠方三兩麝香二錢細研朱砂壹兩細研秦艽與鱉甲同杵鱉甲三兩醋炙黃色去裙襴○聖惠方秦艽三兩去苗搗羅為末

右件藥用前藥等汁並小便同煎然後下桃人膏及朱砂等以慢熬候可丸即丸如梧桐子大每日空腹以清粥飲下三十丸晚食前再服同上葉百十一至百十二⊙據聖惠方輯

治虛勞渴諸方

治虛勞煩渴津液竭絕宜服含化生地黃丸

方

生乾地黄 知母 菝葜根 烏梅肉微炒

麥門冬去心焙 土瓜根 五味子已上各壹兩 甘

草半兩炙微赤剉

右件藥擣羅為末鍊蜜和擣三二百杵丸

如小彈子大食後及在臥時以綿裹含壹

嚥津聖惠方同 同上葉百二十六至百二十七

治虛勞苦渴方

右以白羊腸一具去肥膩於柳木砧上以

竹刀细切後於砂盆內以柳木槌研傾於
淨瓷甕中以沸熱水三升浸經一日一夜
取其汁渴即旋飲之極效聖惠方同同上葉百二
十七至百二十八

治虛勞吐血諸方

治虛勞吐血胃腸不利桂心煎方
桂心末壹兩須是真嫩者○聖惠方二兩無須以下五字生薑汁二合白
蜜十兩生地黃汁壹升
右件藥先以水壹大盞煎桂心取五分去

滓入生薑地黄及塞等以慢火銀器内熬
成糊貯新瓷器中服時含一丸嚥津（聖惠方以
慢火熬成煎不計時候含一茶匙嚥
津）同上葉百三十三⊖摘聖惠方轄

治虛勞欬嗽諸方

治虛勞欬嗽及肺痿上氣宜服蛤蚧丸方
蛤蚧壹對頭尾全者塗酥炙令黄 貝母一兩煨令微黄 紫苑一南
去苗土 杏人壹兩湯浸去皮尖雙人麩炒微黄 鼈甲二兩塗醋炙令
黄去裙襴 桑根白皮壹兩半剉 ○聖惠方壹兩 人參 款冬
花各壹兩 ○聖惠方有皂莢人炒令焦黄無人參款冬花 同上葉百三十七至

百三十八⊙
摘聖惠方輯

治虛勞裏急諸方

治虛勞裏急兩脇疼痛四肢無力不欲喫食

宜服訶梨勒散方

訶梨勒皮壹兩 木香三分 陳橘皮三分湯浸去白瓤焙 當歸三分 黃耆剉壹兩 甘草半兩炙微赤剉 白朮三分 牛膝去苗壹兩 白茯苓壹兩 人參壹兩去蘆頭 白芍藥壹兩 肉桂三分⊙聖惠方桂心

右件藥搗粗羅為散每服三錢以水壹中

盏入生姜半分枣三枚煎至六分去滓食前温服 類聚卷百四十六諸虛門四葉 五至六日據聖惠方輯

治冷勞諸方

治冷勞肌体羸瘦或時腹痛食飲不消日漸尫羸宜服豬肝丸方

豬肝一具 切去脂膜用醋五升煮令盡取出研以膏 鱉甲一兩半 塗醋炙令黃燋去裙襴 厚朴 二兩去粗皮塗生姜汁炙令香熟 訶梨勒 一兩半煨用皮 陳橘皮 一兩湯浸去白瓤焙 川椒 三分去目及閉口者微炒去汗 柴胡 一兩去苗 肉桂 三分去皮 聖惠方桂心 蒼术 一兩

訶梨勒壹兩半，煨，用皮　木香三分　桔梗三分，去蘆頭　烏梅

肉三分，微炒　甘草半兩，炙微赤，剉　紫菀壹兩，洗去苗土　乾薑三分，

炮裂，剉　蓽茇三分，微炒○聖惠方二分　當歸三分　大附子

壹兩半○聖惠方无大附子

右件藥搗羅為末，入豬肝膏肉和搗五七

百杵，丸如梧桐子大，每服食前以粥飲下

三十丸。總錄同上葉六十三○據聖惠方輯

治氣勞諸方

治氣勞心腹冷痛，與食減少，四肢羸弱，宜服

蓽澄茄散方

蓽澄茄三分　白朮一兩　黃耆三分剉　附子三分炮裂去皮臍　草荳蔻三分去皮　肉桂半兩○聖惠方桂心　蓬莪茂三分　當歸三分　木香半兩　芎藭半兩　柴胡一兩去苗　牛膝三分去苗　吳茱萸半兩湯浸七遍焙乾微炒　甘草半兩炙微赤剉

右件藥擣麤羅為散每服三錢以水一中盞入生薑半分棗三枚煎至六分去滓不計時候稍熱服　同上葉六十九○據聖惠方校

治虛勞喉逆諸方

治虛勞嘔逆不能下食心腹脹滿面色萎黃，

宜服蓽茇丸方

蓽茇一兩　乾姜壹兩炮裂剉　人參壹兩去蘆頭○聖惠方各一兩　君　半

白茯苓半壹兩　胡椒一兩半○聖惠方一兩　訶梨勒二兩

煨用皮　肉桂壹兩○聖惠方桂心　檳榔兩　陳橘皮湯浸壹兩

去白穰焙各一兩半○聖惠方已上三味各壹兩　厚朴壹兩半○聖惠方无

右件藥搗羅為末鍊蜜和搗三二百杵丸

如梧桐子大每服以粥飲下二十丸日三

四服○同上　葉七十六

○攝聖惠方轉

治虛勞唾稠黏諸方

治虛勞羸瘦，每唾稠黏，心胷壅悶，宜服白朮散方

白朮一兩 前胡一兩去蘆頭 半夏各二兩湯洗七遍去滑○聖惠方叁二 人參叁分去蘆頭 桑根白皮剉三分 杏人一兩湯浸去皮尖双人麩炒微黃○聖惠方半兩 紫菀叁分去苗土 赤茯苓叁分 檳榔一兩○聖惠方半兩 肉桂叁分去皮○聖惠方桂生心 鼈甲二兩塗醋炙令黃去裙襴○聖惠方一兩 百部叁分 枳殼叁分麩炒令黃去瓤 旋復花一兩○聖惠方半兩 甘草叁分炙微赤剉

右件藥擣篩為散每服三錢以水壹中盞入生姜半分煎至六分去滓不計時候溫服同上 葉七十七至七十八 ◎摘聖惠方輯

治虛勞上膲氣壅每唾稠黏不思飲食四肢少力宜服人參散方

人參壹兩去蘆頭 桔梗壹兩去蘆頭 桑根白皮壹兩剉 枳殼叁分麩炒微黃去瓤 麥門冬三分去心 柴胡壹兩去苗 黃耆壹兩剉 赤茯苓叁分 叁分鱉甲二兩塗醋炙令黃去裙襴◎聖惠方 壹兩 訶梨勒皮壹兩 木香叁分 肉桂叁分◎聖惠方桂心

右件藥擣篩爲散每服四錢以水壹中盞
入生姜半分煎至六分去滓不計時候溫
服同上葉七十八至七十九○摘聖惠方輯

治虛勞心腹痞滿諸方

治虛勞冷氣心腹痞滿四肢乏力脇下時痛不思飲食宜服
厚朴訶梨勒丸方

訶梨勒一兩煨用皮　厚朴一兩去麤皮塗生薑汁炙令香熟　木香半兩　肉桂三分○聖惠方桂心二分　附子三分炮裂去皮臍　人參半兩去蘆頭　陳橘皮一兩湯浸去白瓤焙　訶梨勒一兩煨用

皮 黄耆三分剉 白术一兩 乾姜半兩炮裂剉 草荳蔻壹兩去皮 當歸半兩

右件藥搗羅爲末鍊蜜和搗二三百杵丸如梧桐子大每於食前以生姜湯下三十丸 同上葉八十四⊙撮聖惠方輯

治虛勞身體疼痛諸方

治虛勞衰損氣血虛弱風邪所乘肢节不利身体疼痛宜服石斛丸方

石斛壹兩去根剉 天雄三分炮裂去皮臍 黄耆一兩剉 肉

桂生一两聖惠方壹两半去麁皮〇鼈甲壹两塗醋炙令黄去裙襴

當歸三分芎藭三分白术三分沈香三分海桐皮三分

剉牛膝一两半去苗杜仲壹两半去麁皮微炙剉巴戟一两

去心〇聖惠方无去心乾漆枳殼三分麸炒微黄去瓤骨碎

補沒藥各三分〇聖惠去有五味子三分乾漆三分擣碎炒令煙出無

骨碎補沒藥

右件藥擣羅為末煉蜜和擣五七百杵丸

如梧桐子大每服空心及晚食前以溫酒

下三十丸忌莧菜同上葉八十八至八十九〇據聖惠方輯

治虛勞盜汗諸方

治虛勞盜汗口乾心煩不欲飲食四肢少力

宜服麻黃根散方

麻黃根壹兩　牡蠣粉壹兩　黃耆剉二兩　人參壹兩去芦

欽　枸杞子壹兩　麥门冬壹兩去心　聖惠方三分　○白龍骨

壹兩　白茯苓壹兩　熟乾地黃壹兩　杜仲去皮炙一兩　聖惠無

右件藥擣篩為散每服四錢以水壹中盞

入生姜半分棗三枚煎至六分去滓不計

時候溫服　同上葉九十四　⊙摘聖惠方韓

治虚劳小便数方

治虚劳小便数或不禁者宜服附子散方

附子壹两炮裂去皮脐 熟干地黄二两 白龙骨二两 桂心三分 续断壹两 干姜壹两炮裂 甘草壹两炙微赤剉

右件药捣筛为散每服三钱以水壹中盏煎至六分去滓食前温服 圣惠方同 上葉百九 同

治虚劳四肢羸劣手足多疼小便数心神烦宜服牡蛎丸方

牡蛎壹两半烧为粉 龙骨壹两半 续断壹两 肉苁蓉二两

酒浸一宿刮去皺皮炙乾遠志一兩去心黄耆一兩剉鹿茸一兩去毛酥塗炙微黄肉桂去皮半分⊙醫心方桂心附子半兩炮裂去皮臍天門冬一兩半去心焙熟乾地黄二兩

右件藥搗羅為末鍊蜜和搗三二百杵丸如梧桐子大每日空心及晚食前以粥飲下三十丸同上葉百十一⊙據聖惠方輯

治虚勞小便白濁諸方

治虚勞小便白濁及夢泄尿精宜服兔絲子散方

兔絲子二兩酒浸三宿曝乾別擣為末 韭子二兩微炒 附子一兩

炮裂去皮臍 當歸一兩 芎藭一兩 桂心一兩 車前子二兩

白礬一兩燒為灰○聖惠方二兩

右件藥擣細羅為散，每於食前以煖酒調

下三錢聖惠方二錢二至三回攝聖惠方拈 類聚卷百四十七 諸虛門五

治虛勞小便餘瀝諸方

治虛勞羸瘦，五藏氣乏，腰脚痛，不能行，陰痿，

小便餘瀝，宜服杜仲散方

杜仲一兩去粗皮微炙剉 蛇床子 五味子半兩

乾地黃壹兩　肉桂叁分○聖惠方桂心　巴戟一兩去心○聖惠方無去心字

兔絲子一兩未酒浸叁宿曝乾別擣爲末　牛膝一兩去苗

肉蓯蓉二兩酒浸一宿刮去皺皮炙乾　鹿茸一兩去毛塗酥炙微黃

車前子一兩　天雄壹兩○聖惠方作石竜芮

右件藥擣細羅爲散每服食前以溫酒調

下二錢聚類卷百四十七諸虛門五葉十八至十九○據聖惠方輯

治虛勞小便淋澁方

治虛勞膀胱氣滯腰中重小便淋澁宜服澤

瀉散方

澤瀉壹兩 牡丹叁分 桂心叁分 甘草叁分炙微赤剉 榆白

皮三分剉 白朮叁分 赤茯苓一兩 木通一兩剉

右件藥搗粗羅為散聖惠方作搗為末 每服三錢

以水壹中盞煎至六分去滓食前溫服類聚

卷百四十七諸虛門五
葉十二⊙據聖惠方輯

治虛勞小便淋澀莖中痛宜服車前子散方

車前子三分 王不留行半兩 冬葵子半兩 生乾地

黃一兩 肉桂半兩○聖惠方桂心 甘草壹分炙微赤剉 木通

半兩剉 石韋半兩去毛 滑石三分

右件藥擣細羅爲末（聖惠方羅爲散）每服食前以

粥飲調下二錢（聖惠方輯）同上葉十三日撰

治虛勞四肢逆冷諸方

治虛勞四肢逆冷心腹氣脹脣青吐逆宜服

木香丸方

木香三分　蓽澄茄三分　附子一兩炮裂去皮臍　乾薑半兩炮裂剉

吳茱萸半兩湯浸七遍焙乾微炒　肉桂三分〇聖惠方桂心

訶梨勒皮一兩　硫黄三分細研　陳橘皮一兩湯浸去白瓤焙

舶上懷香子半兩〇聖惠方無

右件藥擣羅爲末錬蜜和擣三二百杵丸如梧桐子大每服不計時候以棗湯下十丸 同上葉五十九 ◎摘聖惠方輯

治虛勞夢與鬼交諸方

治虛勞夢與鬼交精洩不止四肢羸瘦少力心神虛煩宜服鹿茸丸方

鹿茸壹兩去毛塗酥炙微黃 ◎聖惠方三分 韮子壹兩微炒 栢子人壹兩 澤瀉半兩 兔絲子壹兩酒浸二日曝乾別擣爲末 茯神半兩 石斛半兩去根剉 天門冬壹兩半去心焙 黃耆一兩

炮 巴戟一兩去心聖惠無去心 竜骨壹兩〇聖惠方三分 附子壹兩
炮裂不去皮臍 麝香半兩細研入鍾乳粉壹兩 杜仲
半兩去皮炙〇聖惠方有石龍芮半兩露蜂窠三分微炙無鍾乳粉杜仲
右件藥搗羅為末煉蜜和搗三二百杵丸
如梧桐子大每服空心及晚食前以溫酒
下三十丸 同上葉六十一至六十二〇據聖惠方輯

治虛勞陰萎諸方

治虛勞陽氣不足陰萎小便滑數宜服鹿茸
散方

鹿茸壹两去毛涂酥炙微黄○圣惠方一两半 肉苁蓉壹两酒浸一宿刮去皱皮炙干 钟乳粉壹两 蛇床子三分 远志三分去心 续断壹两 薯蓣三分 干熟地黄壹两○圣惠方有桑螵蛸壹两微炒

右件药捣细罗为散每服食前以温酒调下二钱 以上摘圣惠方辑 多房室倍蛇床欲坚倍远志欲大倍鹿茸多精倍钟乳尤佳 本书目上叶六十八至六十九

治虚劳阴萎藏腑乏弱面无颜色肢体俱瘁宜服熟干地黄丸方

熟乾地黄壹兩半○聖惠方壹兩 蛇床子半兩 薯蕷半兩 牡蠣粉二分○聖惠方三分 天雄二分炮裂去皮臍○聖惠方三分 遠志半兩去心 桂心半兩 枸杞子二分○聖惠方三分 鹿藥半兩 巴戟去心二分○聖惠 五味子半兩 黄耆一兩剉 人參二分去蘆頭○聖惠方二分 杜仲一兩去麁皮炙微黄剉 鹿茸壹兩去毛塗酥炙微黄 車前子二分○聖惠方三分 覆盆子二分 ○聖惠方三分 磁石壹兩燒通赤醋淬七徧擣細研末飛過 雄蠶蛾半兩微炒 兔絲子壹兩半酒浸三日曝乾別擣為末 雄雞肝壹兩微炙 肉蓯蓉壹兩酒浸一宿刮去皺皮炙乾 石斛一兩半去根剉○聖

惠方壹两陽起石壹两半酒煮一日細研水飛過白茯苓二分○聖

惠方三分

右件藥擣羅為末鍊蜜和擣五七百杵丸

如小豆大每服食前以温酒下二十丸同上

葉六十九至七

十○腰聖惠方料

治虛勞陰腫諸方

治虛勞損腎陰腫疼痛宜服海藻丸方

海藻壹两半洗去鹹味○聖惠方一两　肉蓯蓉二分酒浸壹宿

刮去皺皮炙乾　牡蠣粉半两　蘹香子三分去苗○木聖惠方二分

香半兩沉香三分天雄三分炮裂去皮臍牛膝半兩去苗硫

黄半兩細研檳榔壹兩半○聖惠方無檳榔

右件藥搗羅為末入硫黄都研令匀煉蜜

和搗五七百杵丸如梧桐子大每服早晨

日午空心聖惠方每服食前以温酒下三十丸鹽

湯下亦得同上葉八十至八十一○摘聖惠方輯

治虚勞陰癩腫痛方本書

右取桃人去尖皮炒微黄為末以熱酒服

壹彈丸聖惠方服彈丸許日三四服即差

又方取雞翅燒灰以粥飲調服二錢參腫在左

取左翅在右取右翅

又方右取椒揀擇新好者令淨布於縣內令

厚以熏腫處須臾熱氣大通即效日再易

之同上葉八十一至八十二〇並據醫心方輯

治虛勞陰下癢濕生瘡洗方

治虛勞陰濕癢生瘡小浴方

川椒壹兩半 蛇床子壹兩半〇聖惠方此下有苦參一兩半 白

礬壹兩 香附子壹兩 桂心三分 白芷一兩 狗脊一兩 細

辛一兩

右件藥擣羅為散每用一兩江水聖惠方以水三升煎至二升去滓傾入盆子內但承熱氣坐盆子上熏之良久通手便洗患處甚者不過三五度効

又方烏梅十四枚 青錢十四文○聖惠方四十文 鹽三錢

右件藥以水酒各壹升半聖惠方各壹升於銅器中煎至一升半去滓看冷煖洗之立効同上

葉八十四至八十五

○五搗聖惠方軒

治陰熱勞

治陰熱勞四肢腫急蟯虫如菜虫生　中方

貫衆熬三枚　乾漆熬二兩　吳茱萸五十枚　杏仁十四

枚　蕪荑　胡粉　槐皮兩各一

右件為散平旦以井花水服方寸匕加至

一匕半　類聚卷百五十七痼治門二葉五十四

治風痼諸方

治風痼積年不差風瘀漸多得熱即發宜服

銀薄丸方

銀箔五十片　龍齒壹兩　麥門冬一兩半去心焙　烏蛇一兩
半酒浸去皮　鐵粉一兩細研　人參一兩去蘆頭　防風
一兩去蘆頭　犀角屑一兩　川升麻一兩　熊膽一兩　生乾
地黃一兩
右件藥擣羅為末，鍊蜜和擣三五百杵，丸
如梧桐子大，每服不計時候，以温水下三
十丸。聖惠方同　類聚卷百六十九　癲癇門二　葉九
治風癇積年不差，發即昏昏，須睡良久方惺，
宜服虎睛丸方

虎睛一對酒浸一宿微炙 鐵粉一兩細研 黄丹一兩 麦门冬

一兩去心焙聖惠方一兩半◯ 人参一兩去蘆頭 玄参一兩 沙

参一兩去蘆頭 苦参一兩剉 金薄一百片細研 銀薄一百

片細研 牛黄半兩細研 馬牙消二兩 黑鉛二兩 水銀一兩

与鉛二味結为砂子細研

右件藥擣羅為末都研令勻煉蜜和擣三

五百杵丸如梧桐子大每服不計時候以

温水下三十丸同上葉十至十一◎據聖惠方补

風癲癇方論

癲者精神不守言語錯亂甚則登高而罵詈或至狂走癇者發則仆地嚼舌吐沫手足搐搦或作六畜之声頃刻即蘇癲者邪入於陰經一曰陽併則狂癇者邪干於心其處方用藥亦皆相類

治風驚手足顫掉精神錯亂宜金箔散

金箔五十片細研　銀箔五十片細研　鐵粉細研二兩　人參

琥珀細研　犀角屑　酸棗人微炒各壹兩已上　龍齒

茯神　麥門冬去心已上各壹兩半　牛黃半兩研入　露蜂

房炙令黄附　黑参　防風　葳蕤各三分

右件為末入牛黄金銀箔更研勻一服壹

銀箔荷酒下

治風驚狂言妄語不得睡臥宜服鐵精丸

鐵精　龍齒　犀角屑　人參　防風

茯神各壹兩　生地黄　麥門冬各壹兩半　不菖蒲

三分

右為末鍊蜜和丸梧桐子大粥飲下二十

丸

治風驚心神不安宜服鐵粉散

鐵粉　光明砂　天竹黄　銀霜各半兩

右件都細研如麵無時以竹瀝調下半錢

治風癇積年不差發即昏昏須睡良久方惺十

方

天麻五兩　乾蠍二兩　白礬三兩

右為末以熟麵如饅頭裹之蒸令極透切作片子再焙杵為末酒和丸梧桐子大每服二十丸茶酒下同上葉二十一至二十三

食治風邪癲癇諸方

治風邪癲癇憂恚虛悸及產後中風癇恍惚

猪心羹方

猪心壹枚細切　枸杞葉半斤切　葱白五莖切

右以豉二合用水二大盞半煎取汁二盞

去豉入猪心等并五味料物作羹食聖惠方同

同上葉五十三

治風邪癲癇不欲睡臥自能驕倨妄行不休

言語無度安五藏下氣宜喫白雄雞羹方

白雄雞壹隻治如食法
右以水煮令爛熟漉出擘肉於汁中入葱
薑五味作羹空心食之 聖惠方同 同上 葉五十三至五十四

癲癇鍼灸

驚狂走癎灸手內內踝上三寸近後動脈上
同上葉五十九

治口臭諸方

治口臭桂心散
桂心一兩 木蘭皮一兩 芎藭壹兩半 沈香壹兩 陳橘

皮半兩湯浸去白麩炒

右件藥擣細羅為散每於食前以煖酒調

下壹錢類聚卷百六十九諸臭門葉八十五○據聖惠方輯

治口臭去熱毒氣調和藏腑含香丸方

雞舌香壹兩 藿香半兩 零陵香三分 甘松香半兩 當歸半兩 桂心半兩 木香三分 芎藭壹兩 香附子十枚 肉荳蔻五枚去殼 白檳榔五枚去殼○聖惠無去殼 白芷半兩 青木香半兩○聖惠方青桂香 丁香壹分 麝香壹分細研聖惠無細研

右件藥擣羅為末入麝香研勻鍊蜜和丸

如楝實大常含壹丸嚥津 ⊙同上葉八十三 ⊙摘聖惠方輯

肺癰

桔梗湯治欬胷中滿而振寒脉數咽乾而不渴時時出濁唾腥臭久久吐膿如粳米粥是為肺癰者方

桔梗三兩 甘草一兩 ⊙千金方二兩

右二味㕮咀以水三升煮取壹升去滓分二服必吐膿血也一方有款冬花一兩

類聚卷百七十二癰疽門三葉五 ⊙摘千金方輯

治肺癰方

寸口脈數其人病欬口中反有濁唾涎沫出此為肺萎之病若口中辟辟燥欬者胷中隱隱痛脈反滑數此為之肺癰也欬唾其脈數虛者為肺萎實者為肺癰寸口脈微而數微為風數為熱微則汗出數則惡寒風中於衛呼氣不人熱過於榮吸而不出風傷皮毛熱傷血脈風舍於肺其人則欬口乾喘滿咽燥而渴多吐濁沫時時振寒熱之所過血為凝

滯搗結癰膿吐如米粥始萌可救膿成則死寸口脈滑而數其人飲食起居如故此為癰腫病醫反不知而以傷寒治之膿在胷中者為肺癰其脈微緊而數膿為未成其脈緊甚但數膿為已成也肺膿喘不得臥宜葶藶大棗瀉肺湯主之胷脇脹一身面目浮腫鼻塞清涕出不聞香臭咳逆上氣喘鳴迫塞方

葶藶二兩炒令紫色

右件搗成丸以水三升煮大棗二十枚取

二升去滓内麻黄五味子各半两取壹升
顿服令尽三日服壹剂可服四剂此先服
青竜汤壹剂乃進之

青竜汤方

麻黄 芍藥 细辛 桂心 甘草各三两
五味子 半夏各半两升 生薑五两
右以水壹斗先煮麻黄減二升下藥煎取
三升分三服渴者去半夏加栝蔞三两喘
者加杏人半升

補肺傷肺氣不足胸腹滿欬嗽喘逆上氣乾嘔兼膿血胸背痛手足煩热驚悸耳鳴

白石英 麥門冬 五味子各三兩 桂心 欵冬花 乾薑炮 鍾乳各二兩 桑白皮壹斤 粳米五合 大棗壹百枚

右件以水壹斗煮桑白皮取九升去滓下藥煮取三升分為三服 類聚卷百七十四癰疽門五葉十六至十八

瘻瘤方論

瘿有二種有氣瘿有石瘿氣瘿因憂恚氣結而成石瘿由飲沙水而成硬如石也或血或瘜肉結成也氣瘿可針石瘿可破瘤者不在頸下初起如梅李漸長大者乃椀盞治如瘿法類聚卷百八十一瘿瘤門 葉九十三

治瘿氣諸方

治瘿氣結腫胸膈不利宜服昆布散方

昆布 一兩洗去鹹味　海藻 一兩洗去鹹味　松蘿 半兩　細辛 半兩

半夏 一兩湯洗七遍去滑　海蛤 一兩細研　甘草 壹兩炙微赤剉　白

飲壹兩 竜膽二兩去蘆頭 土瓜根壹兩 檳榔壹兩

右件藥搗細羅為散每於食後以塩酒服患

方酒 温調下二錢不得用力勞動同上葉百三至百四

◎攝服患方輯

治瘤諸方

治肉中腫起生瘤如梅李子大漸漸長大宜

用此方

芎藭 白蘞 當歸 川大黃 黃連

黃芩 赤芍藥已上各壹兩聖惠方各半兩 ◎ 吳茱萸壹分

白歛壹兩

右件藥擣細羅為散每用時以雞子黃調

塗於故帛上隨大小貼之同上一葉百十至百十一◎撥聖

惠方軒

諸痔方論

痔有五種其名不同其證亦異肛邊生鼠乳

者名牡痔出血而生瘡仍腫痛者名牝痔肛

邊生核疾痛下血腫硬或不消令人寒熱者

名腸痔肛邊或痛或痒乃生瘡時時下血者

名脉痔因便而清血隨出者名血痔五痔所發皆本傷於風濕飲食過度房室勞損血氣流溢滲入大腸衝發於下而成痔也又有氣痔酒痔若藏府虛冷或憂怨勞傷陰陽不和風邪之氣壅積腸間澁不通血逐便下或即脫肛者名曰氣痔飲食過度傷於脾胃肛邊腫痛時時下血斷酒即止飲酒又發者名曰酒痔治法各隨形候爲之方也治五痔有氣痛寒濕勞即發蛇脫主之牡痔生肉如鼠乳

在孔中頭見外妨於更衣鼈甲主之酒痔從孔中起外腫五六日自潰出膿血蝟皮主之腸痔更衣挺出久乃縮母猪右足懸蹄甲主之脉痔更衣出清血蜂房主之藥皆下篩等分隨其痛倍其主藥爲三分且以井花水服半方寸匕病甚者暮服之亦可四五服禁冷食猪肉生魚房内唯得食乾白肉病差之後百日令通房内又用藥導之下部有瘡内藥瘡中無瘡内孔中及用野葛末刀圭内藥

中服藥五日知二十日瘥愈痔病通忌葷菜

也類聚卷百八十二痔瘺門一葉二十⊙至二十一面

五痔

治陽風積年不差羸至甚宜服此方本書取

鯉魚腸三具以火炙令香綿裹內穀道中

圭食久虫當出食魚腸數數易之盡三具

瘥圭方灸腸令香坐上蟲出經用有効驗

卷百六十二葉三十七至三十八⊙攟千金方輯

治五痔下血疼痛裏急不可忍蝟皮丸方

蝟皮二兩炙令焦黄　槐子人二兩微炒　龍骨二兩　槲葉一兩微炙

乾薑半兩炮裂剉　熟乾地黄一兩半〇聖惠方一兩

當歸一兩剉微炒　黄莁根三分挫　大川烏一兩炮〇聖惠方附子炮裂去皮臍

芎藭半兩　檳榔一兩半〇聖惠方一兩　黄耆一兩剉

吳茱萸半兩湯浸七遍焙乾微炒

右件藥擣羅為末煉蜜和擣五七百杵丸如梧桐子大每於食前以粥飲下三十丸

同上葉四十七至四十八〇據聖惠方輯

治痔肛边生核寒热諸方

治痔肛边生结核腫硬疼痛發歇寒熱葫荽
子散
葫荽子壹两微炒 枳殼壹两麸炒微黄去瓤 當歸壹两剉微炒
皂荚子人壹两微炙去黑皮令赤○聖惠方微炒 郁李人壹两
湯浸去皮微炒別研入
右件藥搗細羅為散每於食前以粥飲調
下二錢同上葉五十加○攜聖惠方軒
治痔疾肛边有结核寒熱疼痛日夜不歇皂
荚九方

皂莢四挺去黑皮及子 蟾蘇壹枚 蝟皮二兩 白礬二兩

右件藥都剉碎入瓷瓶子內燒令煙盡次

了研為末鍊蜜和丸如梧桐子大每於食

前以溫水下二十丸 聖惠方同 上葉五十九 同

治肺藏虛寒勞損腸中生痔肛邊有結核疼

痛發作增寒壯熱腸多挺出良久乃縮方 又

砒霜二分研〇聖惠方一分無研 甜葶藶二分微炒令香〇聖惠方

一羌良一兩微炙 分虫蜋取腹下肉

右件藥都研為末鍊蜜和丸如蓮子大綿

裹壺丸内下部中覺急通但且忍之待苦
急可上盆子瀉下惡膿去病根本 同上葉六十一
◎攝聖惠方輯
治痔疾生瘡腫下血方之右塗熊膽於痔瘡上
日三五度神効 聖惠方同 同上葉六十五
諸痔方
治五痔下血不止衆治無效露蜂房丸方
露蜂房微炙黃 槐實 黃耆炙半兩 石楠 貫
衆微炙 大川烏炮去皮 黃礬火煅枯 亂髮灰 枳

殼麸炒黄去瓤已上各壹两　烏蛇三两酒浸去骨酥塗炙黄　蝟皮壹枚燒灰

右件為末煉蜜杵丸如梧桐子大每服三十丸煎桑枝湯下空腹及晚食前服

治痔疾下部癢痛肛边生肉结如鼠乳腫硬疼痛宜槐白皮膏塗

槐白皮五两剉　赤小豆五合杵碎　白芷　甘草

木鼈人各二两　槐子　練子　當歸各三两

右件細剉以猪膏壹斤半以慢火煎數候一白

芷黃赤色，綿濾去滓，取滓塗摩痔上

治痔肛边生鼠乳及大腸疼痛坐卧不得鼈甲丸方

鼈甲（去裙襴肉，用醋炙令黃） 附子（炮）赤不脂 烏蛇（酒浸，去皮骨，炙黃。已上各二兩） 黃耆 枳殼（去白麸，炒黃色） 當歸

桂心 槐耳（微炙） 槐子（微炒） 蝟皮（炙令焦黃） 檳榔

川大黃（剉，炒。已上各一兩） 麝香（半兩，研入） 皂莢（十挺，不蚛者，湯浸去皮，酥炙黃）

右為末，煉蜜和丸梧桐子大，空心食前以

溫衛飲下三十丸

治痔疾生瘡腫痛下血不止地黃丸方

生乾地黃 白蒺藜去刺炒二兩 黃耆 兔絲子酒浸一宿別杵各二兩 枳殼去白麩炒令黃 檳榔各一兩半 烏蛇酒浸去皮骨用肉炙黃秤二兩

右為末煉蜜丸如梧桐子大每服十丸食前以溫衛飲下

治氣痔脫肛腸胃久冷腹脇虛脹不思飲食

木香散

木香 桂心 桃人湯浸去皮尖麩炒黃 陳橘皮湯浸去白 厚朴去皮薑汁塗炙香各三兩 肉豆蔻去殼 赤石脂各半兩 大附子炮三分 皂莢半兩去皮子酥炙令黃

右件為末，每服二錢，以粥飲下，食前服。

治酒痔大腸中久積熱，每下血疼痛，葛花散方

葛花 赤小豆花 黃耆 生乾地黃已上各一兩焙 白斂 赤芍藥 黃芩 當歸剉炒各三分

右件擣羅為末每服二錢煎槐子人湯調下食前服

治酒痔風熱壅滯大腸下血疼痛宜服黃耆丸

黃耆　蝟皮炙令黃　葛根　檳榔　大麻人已上各壹兩　烏蛇酒浸去皮骨炙令黃　枳殼去穰麩炒黃各二兩　白蒺藜炒去刺　川大黃微炒各三分　皂莢子人炒黃半兩

右為末煉蜜和勻丸如梧桐子大每服三十丸煎桑白皮湯下食前服

治痔疾有頭數年不差宜用此方

鰻鱺魚頭炙黃　木香　猬脚研　白礬燒令枯已上各壹兩　砒霜研入壹分　麝香研入壹錢　猪牙皂莢三分炙令黃

右件擣羅為末鍊黃蠟和丸如蓮子實大

用緜裹壹丸內下部中覺腹內欲轉但且

忍之待忍不及即上盆子當下惡物每日

用之以痔頭消為度

治痔肛邊生結核發寒熱疼痛不止蛇脫散

蛇脫皮燒灰　蝟皮炙令黃　猪後懸蹄甲炙焦各壹兩

丹參　露蜂房(炙)　鱉甲(醋炙令赤)　當歸(炒微)　木香

各三分

右為末每服二錢煎黄耆湯下食前服

治腸風積年不差羸弱至甚宜服此方

蒼耳子(壹兩淘去浮者後即量之)　生薑(半斤擣取汁)　熟乾地

黄(半斤末)

右曬乾蒼耳子杵羅為末与薑汁相和銀

鍋中以無灰好酒二升用文武火煎如稍

減即旋添酒都約五升已來熬丸餳即止

次入乾地黄末相和丸如梧桐子大食前
以温粥飲下十丸
又用槐柳湯洗痔上更以艾灸七壯出傳信
方昔王及郎中充西川安撫判官入駱谷
痔疾大作主郵者傳此法灸七壯覺壹道
熱氣入腸中因大轉瀉鮮血非常有穢甚
痛楚遂愈類聚卷百八十三痔漏門二葉十三至十七

治五痔下血方

治五痔下血黄蓍粥方

黄蓍六兩細切〇食醫心鑑剉六分剉粳米二合〇食醫心鑑米三合

右以水二大盞食醫心鑑水三升煎黄蓍取壹盞

半食醫心鑑一升去滓澄清著米煮粥空心食

之聖惠方備預百要方同〇據食醫心鑑料

治五痔瘻瘡殺諸蟲鰻鱺魚炙方右以鰻鱺

魚治如食切作炙塩椒蔥白調和食之食醫

心鑑聖惠方同 類聚卷百八十四

[redacted]痔漏門三、葉七十三 二十七 十四

食治五痔諸方

治五痔及瀉血赤餇餅方

赤餬餅三枚市買者胡荽五兩洗擇入少醋拌

右空腹以餬餅夾胡荽食之不用別喫物

主兩服血止聖惠方同上葉七十五同

痔漏鍼灸

商丘 復留主痔血泄厚重 陽陵泉主頭

面腫痔病同上葉八十

神巧萬全方卷九

妊娠諸病

治妊娠胎動晝夜叫呼口噤唇搴肘後方及唇青下重痢不息方艾葉㕮咀以好酒五升煮取四升去滓更煎取壹升服口閉者格口灌之藥下即瘥千金聖惠方同　類聚卷二百二十二婦人門十七葉二十五至二十六

子頃時時服竹瀝隨多少取瘥止千金聖惠方同　類聚同上葉二十九

治妊娠心痛方 白蜜二兩〇千金方叁兩 羊脂八兩 青竹茹壹升

右三味合煎食頃服如棗核大三枚日三

同上葉三十〇據千金方輯

治妊娠傷寒服湯後頭痛壯熱不歇宜用此湯拭其身

麻黃半斤 竹葉切壹升 石膏二升為末〇千金方叁升

右三味以水五升煮取壹升去滓冷用拭身体又以故布搨頭額胸心燥則易之患

瘧者加恒山五兩同上葉三十四◎據千金方輯

妊娠惡阻嘔吐不食方

療妊娠三四月嘔吐不食惡聞食氣方

橘皮各二青竹茹貳兩○産寶貳兩 生薑三兩 茯苓三兩

白朮一兩○産寶二兩

右以水六升煎取二升分溫三服忌食如前同上葉五十六◎據産寶輯

妊娠胎動不安不常處方

療妊娠因夫所動困絶方右以竹瀝飲壹升

立愈（産寶同 上葉六十一 同）

療墮胎忽因倒地忽擧動擎重促積腹中不安及子死腹中方

芎藭（壹兩）

右擣爲末服寸匕（肘後方酒服方寸匕）須臾三服即出（産寶同 上葉八十壹 同）

治姙娠嘔逆不下食諸方

治姙娠心膈氣滞嘔逆不下飲食心神虛煩四肢少力枇杷葉散方

治妊娠胎動不安諸方

治妊娠胎動不安心神虛煩腹內疼痛阿膠散方

阿膠二兩（搗碎炒令黃燥口聖惠方壹兩） 白茯苓三分 麥門冬（叁分去心） 柴胡（叁分去苗） 甘草（半兩炙微赤剉） 黃芩半兩 當歸（半兩剉微炒） 芎藭一兩 人參二兩（口聖惠方无人參）

右件藥搗篩為散每服四錢以水壹中盞入生薑半分棗三枚煎至六分去滓不計時候稍熱服

類聚卷二百弍十三婦人門十八 葉五十二至五十三 ◎

續聖惠方輯

治姙娠胎動不安心腹刺痛鯉魚臛方

鯉魚壹斤修事淨切　阿膠壹兩搗碎炒令黃燥　糯米貳合

右件藥以水二升入魚膠米煮令熟入葱白生薑橘皮鹽各少多更煮五七沸食前喫如有所傷且喫五七日効　上葉五十六　聖惠方同　同

治姙娠胎月動煩悶不安甚者方右取生地黃擣絞取汁每服壹小盞煎令沸入雞子白壹枚攪令勻頓服之　上葉五十七　聖惠方同　同

治妊娠胎動下血諸方

治妊娠傷動腹痛下血心煩卷柏散方

卷柏半兩 阿膠半兩，擣碎，炒令黃燥 龍骨半兩 當歸半兩，剉，微炒 熟艾半兩，微炒 熟乾地黃半兩

右件藥擣細羅為散，每服不計時候，煎黑豆湯調下二錢。一方用熟乾地黃末，以三指撮，酒調服。此書方无一方以下字，同上上葉六十至六十一

治妊娠胎不長養胎諸方

治妊娠胎不長，宜服安胎和氣，思食，利四肢

黃耆散方

黃耆剉叁分 白朮叁分 人參叁分去蘆頭 麥門冬叁分去心 陳橘皮叁分湯浸去白穰焙 芎藭半兩 白茯苓叁分 前胡叁分去蘆頭 甘草半兩炙微赤剉

右件藥搗篩為散每服三錢以水壹中盞入生薑半分棗三枚煎至六分去滓每於食前溫服 聖惠方同 上葉六十五至六十六 同

治姙娠胎間水氣子滿體腫諸方

治姙娠氣壅身体腹脇浮腫喘息促大便難

小便澁澤瀉散方

澤瀉壹兩　桑根白皮剉壹兩　木通剉壹兩　枳殼一兩麸炒微黄去瓤　赤茯苓壹兩　檳榔一兩

右件藥搗麁羅為散每服四錢以水壹中盞入生薑半分煎至六分去滓每於食前溫服以稍利為効聖惠方同　同上葉八十二至八十三

治妊娠身体浮腫心腹脹滿小便澁喘息促

檳榔丸方

檳榔半兩　赤茯苓壹兩　白术叁分　郁李人壹兩湯浸去皮

尖微炒　桑根白皮壹兩剉　枳殼叁分麩炒微黃去瓤　甜葶藶壹兩隔紙炒令紫色

右件藥搗羅為末，鍊蜜和搗三二百杵，丸如梧桐子大，每於食前以粥飲下二十丸。

聖惠方同　同上葉八十五至八十六

治妊娠僵仆胎動腹痛下血諸方

治妊娠從高墮下腹痛下血煩悶乾地黃散方

生乾地黃壹兩　益母草壹兩　當歸半兩剉微炒　黃耆

右件藥擣羅為散每服四錢以水壹中盞
入生薑半分煎至六分去滓不計時候溫
服聖惠方同上葉八十七同

妊娠逐月養胎主療諸方

治妊娠十月滿足入月預服甘草散方
甘草一兩炙微赤剉 黑豆一兩炒熟 乾薑半兩炮裂剉 糯米壹兩 吳茱萸半兩湯浸七遍焙乾微炒 大麻子壹兩 白茯苓半兩

右件藥擣細羅為散每於食前以煖酒調

下二錢若未八月不得輒服 聖惠方同 同上葉九十八至九十九

治姙娠驚胎諸方

治姙娠數月已來卒重驚胎小腹疼痛不可忍熟乾地黃散方

熟乾地黃 阿膠搗碎炒令黃燥 艾葉微炒 芎藭

杜仲去皺皮炙微黃剉 當歸剉微炒已上各一兩

右件藥搗麤羅為散每服四錢以水壹中盞入棗三枚煎至六分去滓不計時候溫

服聖惠方同上葉一百同

治胎上逼心諸方

治胎上逼心煩悶方右取葱白不限多少濃

煮汁飲之聖惠方同上葉百二同

治妊娠墮胎後血下不止諸方

治妊娠損動血下不止方

甘草壹兩炙微赤剉阿膠壹兩搗碎炒令黃燥○聖惠方壹兩雞子

壹枚

右件藥以水二大盞煮甘草取壹盞三分

去滓次下雞子及膠候膠銷盡攪不計時候分溫三服（同上葉播百四 ◎擴聖惠方輯）

治姙娠數墮胎諸方

治懷胎數落而不結實者此是子宮虛冷所致熟乾地黃散方

熟乾地黃（壹兩） 吳茱萸（半兩湯浸七遍焙乾微炒） 乾薑（半兩炮裂剉） 甘草（半兩炙微赤剉） 芎藭（壹兩） 人參（壹兩去蘆頭剉） 白朮（一兩） 當歸（壹兩剉微炒） 黃耆（壹兩剉）

右件藥擣細羅為散每服食前以溫酒調

下二錢醒惠方同上葉百八同

姙娠食治

治初姙娠心中憒悶嘔吐不下食惡聞食氣

頭重目眩四肢煩疼多卧少起增醒惠方作惡寒

汗出疲乏宜食羊肉臛方食醫心鑑作羊肉索餅方

羊肉四兩切炒○食醫心鑑作臛麵半兩食醫心鑑半升

右作索餅於生薑豉汁中煮和臛食之右字

以下十五字據本書及醒惠方類聚二百二十七婦人门土七七葉三十三

治安胎及風寒濕痺腰腳痛方

烏雌雞一隻治如食糯米三合食醫心鑑紅米

右煮雞熟切肉於豉汁中心鑑無於豉汁中和米

煮粥著鹽椒薑葱調和空心食之作羹及

餛飩索餅食之撮食醫心鑑輯

治養胎藏及胎漏下血心煩口乾丹雞索餅

方

丹雄雞一隻治如食作臛麵壹斤

右溲麵作索餅熟煮和臛食之食醫心鑑同

治妊娠下血不止名曰漏胞胞乾胎死宜食

地黄粥方右取地黄汁三合先糯米叁合心鑑无作粥煮熟投地黄汁攪令匀空腹食之地黄汁煖酒和服亦佳同上葉三十四⊙掇心鑑輯

治姙娠腰痛方黑豆二合右以酒二大盞煮取壹盞去滓食前分溫三服黑豆以下二十二字掇聖

東方輯同上葉三十五⊙掇心鑑輯

禁水法欲産時貯水呪曰

南無三寶水 水在井中為井水 水在河中為河水 水在甖中為甖利剎為方作淨

水 水左法中為真水 自知犯真莫當

真水 以淨持濁 以正治邪 日殺月

殺 五土將軍 青龍白虎 朱雀玄武

招搖天狗 軒轅女妭 天吞地吞 魑

尸閑肚 六甲禁諱 十二神王 土符

伏神 各安所在 不得動靜 不得忌

干 若有動靜 若有忌干 頭破七分身

不完具（外臺方無此八字） 施以神呪當（作攝）汝形阿尼

法尼阿毗羅莫多梨婆（外臺方作娑） 地利娑訶（同上）

葉七十三⊙擇

和劑局方輯

逆生

治逆生方以塩塗兒足底又可魚爪搔之千金

金方同類聚卷二百二十八
門妙產難一葉七十

治逆生及橫生不出手足先見者方右燒蛇

蛻皮末酒服之效右写心下十字擷醫壘
方輯葉七十⊙擷千金科

治產難諸方

治難產胎不轉動者宜速服葵子散方

葵子壹合　桂心壹两半　甘草半两炙微赤剉　滑石叁分　榆

白皮剉壹兩

右件藥擣麤羅為散每服四錢以水一中盞煎至六分去滓溫服 聖惠方同 上葉八十六

治難產方

水銀半兩 兔腦十二月者

右件藥以兔腦研為丸如梧桐子大不計時候以溫水下五丸 聖惠方同 同 上葉毋八十八

又方右取桃人分破書一片作字可盡片作出字懸前還合令母吞之便下即此是天

真法神驗上葉九十三 聖惠方同 同

又方 母子旦生 母子早娩

右收五方氣飲氣書此符二道用茅香湯

香之立效 聖惠方同 上葉九十四 同

治數日不產法方

治三月不產方書攄本 右燒龜甲成灰研以新

汲水調下一錢立効 同上葉九十九 回攄聖惠方輯

治難產數日不生子死腹內方右取金州耕

二斤分為二分盛之以布裹更采熱熨產

婦臍腹下死胎便出（聖惠方同）

治難産宿夜不生方右取馬嚙一枚覺痛即令産婦左手把之甚效（聖惠方同）

治難産或經三日五日不分娩兒子死腹中方

歸當（三分剉微炒搗末）　龜甲（參分塗酥炙令黃搗末）

右件藥先取産婦人髮半兩燒為灰細研入當歸末以水壹大盞半煎取八分然後下龜甲末煎五七沸分為三服服後

如人行四五里更服 聖惠方同

治逆產諸方

治生產不順手足先出口噤欲死方右以葵子

炒令黃搗羅為末溫酒調下三錢 聖惠方同

治逆生手足先見方右以小針刺之兒痛驚

掣入則順出 聖惠方同

又方右以朱書兒左足下作千字右足下作

里字手出者亦效 聖惠方同 葉百至百二 同上

治橫產諸方

治橫倒生手足先出法右以牛屎塗母腹上即便順生聖惠方同

倒産法橫倒逆産條目雖多方藥之類可參酌相當隨意救之若兒先出脚即以鹽和塩塗之并塗母腹塗兒脚後急以手摻之兒生手出取烏雞血塗於手掌上書天制順此三字相連成一符名産不出常書朱書腹上并書紙上水吞之聖惠方同　同上葉百三至百四

治胞衣不出方

雞子黃以井花水和黃服之類聚卷二百二十九婦人门二十四葉七十八

又方生男吞小豆七枚生女者十四枚即出

千金方同上葉七十八同

胞衣不出方

療半產胞衣不出方牛膝一兩去苗葵子一合右件藥搗碎以水一大盞半煎至一盞去滓分溫二服効產寶同上葉八十二同

治胞衣不出備方

治已產胞衣不出方

朱砂末一錢　膩粉壹錢

右件藥細研為散煎滑石葵湯酒調下二

錢聖惠方同

治胞衣不出若腹滿則殺人方右取黑豆一

合炒令熟入醋壹小盞煎三五沸去滓分

溫三服聖惠方同　同上葉八十四至八十五

治胞衣不出腹內疼痛不可忍心頭妨悶四

肢昏沈不欲言語方

右取生地黄汁壹大盏酒一小盏同暖分温三服立效 聖惠方同 上葉八十六 同

產後血暈悶絶方

經効產後忽悶冒汗出不識人方

鷄子三箇

右碎而吞之便醒不醒者可灌男子小便入腹即醒若久不醒忽時時發者此為有風因產血氣暴虚風行脉中若產去血多者尤甚 產寶同 類聚卷二百三十一 婦人門二十六葉八十七至八十八

哯疑哯

産後乳結癰方

治産後始乳乳硬欲結腫以鹿角於石上著水磨取白汁旋旋塗於上乾即又塗仍令大人哯却妳中黄汁差 同上葉九十四至九十五

療産後水利

療産後水利方

神麯五合 枳殼 白术 乾薑各六分 赤石脂十二分

右為散以粥飲調方寸匕 産寶引許仁則秘方 葉百

痃當作眩

療産後下膿利方

附子 乾薑 甘草各六分 白朮七分 黄蓍四分

右為散以粥飲調服 産寶引許仁則方同 同上葉一百至百一

産後驚悸方

類要云有人傳授經効者方類自曾修合實有大功於人遂刋于卷末普傳天下咸濟急亂

治産後血暈血氣并及滯血不散便成癥瘕兼瀉面色黄腫嘔逆惡心頭痛目痃口吐清水四肢痿弱五藏虛怯常日睡多喫食減少

漸覺偷瘦年久變為勞疾如此者患偏宜服
餌澤蘭丸方 產寶名金勝丸
澤蘭四分 當歸 芍藥 蕪荑 甘草 芎
藭各叁分 石膏 桔梗 細辛 茱萸 柏
子人 防風 厚朴各貳分 乾薑 桂心各貳分
半分烏頭 白微 枳殼 南椒各貳分 白朮
白芷 人參 藁本 青木香各壹分半 金釵
石斛 石領 蒲黃 茯苓各貳分
右以二十八味並州土分兩無差擣末煉

蜜丸如彈子丸有所患熱酒研壹丸入口便愈大忌腥膩熱麵豉汁生葱冷水菓子等死胎不下胎衣在腹並已炒塩酒研服如未退更進壹丸神効 類聚卷二百三十二婦人門二十七

葉八 産寶同

傳効理産後壹切疾烏金散 産寶名黑散子

鯉魚皮 叁两半燒灰〇産寶叁两 當歸 没藥 各壹两

鉄墨 丈夫髮灰 各半两 芍藥 貳两 桂心 好墨 巻栢 青木香 麝香 各壹两 蒲黄 貳两

右以一十二味並依分兩擣為末以乾坩器盛密封勿失氣每產後以好酒調重錢匕頓喫如血暈衝心下血不盡臍下攪刺疼痛不可忍血塊血癖疼甚日加兩服無効不勤時候便服切忌冷物菓子粘食產寶

同 同上
葉九至十

治產後血運諸方

治產後血運及辟風除血防熱紫湯方

黑豆三合炒令煙絕 生薑二兩爛研○聖惠方无生薑

右以清酒二升沃之，盛取汁，不計時候，溫盡小盞服。或不能酒，入童子小便同煎。聖惠方无或字以下十一字。類聚卷二百三十婦人門二十八葉五十二○攢聖惠方輯

治產後血運悶絕諸方

治產後血運煩悶，不識人，或狂言亂語，氣欲絕，荷葉散方

荷葉三片 蒲黃二兩 甘草壹兩，炙微赤，剉○聖惠方二兩 當歸壹兩半○聖惠方无當歸

右件藥搗篩為散每服三錢以水壹中盞

煎至五分入生地黄汁壹合蜜半匙更煎

三五沸去滓不計時候温服（同上 葉五十）

治産後惡血腹内疞刺疼痛諸方○據聖惠方輯

治産後惡血衝心或不散攻刺腹脇疼痛硇砂

丸方

硇砂（細研） 當歸（剉微炒） 京三稜（炮裂剉 聖惠方） 乾薑 沒

藥 芫花（醋拌微炒） 蓬莪茂（已上各半兩 聖惠方各壹錢）○

右件藥搗羅為末研入硇砂令勻内在狗

胆中以線子繫懸在灶邊候令乾取出更研

以醋煑麪糊和丸如菉豆大不計時候以熱當歸酒下五丸同上 葉七十三至七十四⊙據聖惠方輯

治產後惡露不下諸方

治產後惡露不下方 右取益母草擣絞取汁每服一小盞入酒一合煖過攪勻服之同上 葉八十七⊙聖惠方同

治產後惡露不絕諸方

治產後惡露不絕心腹疼痛不思飲食阿膠散方

阿膠壹兩炙令燥　芎藭壹兩　艾葉半兩微炒　當歸一兩剉微炒　桂心壹兩　地榆壹兩　甘草半兩炙微赤剉　厚朴二兩去麤皮塗生薑汁炙令香熟

右件藥搗篩為散每服三錢以水一中盞入棗二枚煎至六分去滓不計時候溫服

聖惠方同　同上葉八十八至八十九

治產後蓐勞諸方

治產後蓐勞或增寒壯熱四肢疼痛心煩黃耆散方

黄耆三两剉 桂心半两 当归半两剉微炒 白术半两 ○聖
惠方 桑寄生 白茯苓半两 白芍药半两 人参半两去芦头
熟干地黄半两 麦门冬半两去心焙 牛膝三分去苗 鼈
甲壹两涂醋炙令黄去裙襴 甘草半两炙微赤
右件药捣粗罗为散每服用獖猪肾一对
切去脂膜先以水一大盏入生姜半分枣
三枚煎至七分去滓下散五钱更煎至四
分去滓每日空心及晚食前温服之 同上 葉百
◎摄聖 惠方辑

各疑名之误

全漢三國六朝唐宋方 一

治產後傷虛下寒下熱其狀如瘧者 曰蓐勞

宜服猪腎湯方

獖猪腎壹兩切去脂膜 香豉半兩 白粳米半兩 蔥白七寸

切 薤白叁分切 生薑壹分切 白芍藥一兩 人參壹兩

去芦頭 當歸壹兩剉微炒 桂心半兩 黃耆叁分去芦頭 白

朮叁分○聖惠方二分 大棗四枚擘破 已前六味以水二大盞煎至

壹盞去滓用煎後藥

右件藥搗麤羅為散每服半兩入前藥汁

中盞至七分去滓食前分溫二服 同上葉百二 ⊙

摘醒集
方軒

治產後虛羸諸方

治產後虛羸脾胃之弱四肢無力全不思食

心腹氣脹人參散方

人參芦頭□兩去黃耆剉一兩白朮半兩當歸半兩剉微

炒厚朴壹兩去粗皮塗生薑汁炙令香熟白茯苓半兩木香

半兩紫蘇半兩草荳蔲壹兩去皮白芍藥半兩訶黎勒

皮叁分桂心半兩附子壹兩炮裂去皮臍陳橘皮叁分湯浸

去白麩焙甘草半兩炙微赤剉高良薑叁分剉

右件藥擣麤羅為散每服四錢以水壹中盞入生薑半分棗三枚煎至六分去滓不計時候溫服聖惠方同　類聚卷二百三十四婦人門二十九葉一至二

治産後虛羸腹痛宜服黃雌雞湯方

小黃雌鷄壹隻去頭足翅羽腸胃洗剉　當歸半兩剉微炒　白术半兩　桂心半兩　黃耆半兩剉　熟乾地黃半兩

右件藥擣篩為散先以水七升煮雞至三升每服四錢以鷄汁壹中盞煎至六分去滓溫服聖惠方同雞下多日三服三字　同上葉六

治產後風虛勞損諸方

治產後風虛勞損，四肢疼痛，心神虛煩，不欲飲食，枸杞子丸方

枸杞子一兩　牛膝一兩，去苗　熟乾地黃二兩　漏蘆三分　甘菊花二○聖惠方作漏蘆三分　當歸二分，剉，微炒　○聖惠方三分　酸棗人二分，微炒　○聖惠方三分　○人參一兩，去蘆頭　防風二分，去蘆頭　○聖惠方三分　羚羊角屑二分　○聖惠方三分　桂心二分　○聖惠方三分　白茯苓一兩　黃耆一兩，剉　羌活二分　○聖惠方三分　○麥門冬一兩半，去心，焙　五加皮二分　○聖惠方三分　白朮二分　○聖

東方三分　芎藭二參分○聖惠方參分　甘草半兩炙微赤剉

右件藥擣羅為末鍊蜜和擣參二百杵丸

如梧桐子大每服不計時候以溫酒下三

十丸荊芥湯下亦得　同上葉十五至十六◎摘聖惠方輯

治產後乳無汁下乳汁法方

治產後乳無汁蘇藪散方

蘇藪根一兩　漏蘆一兩　枳殼參分麩炒微黃去瓤　赤芍藥

參分　甘草○三分炙微赤剉聖惠方二分　桑根白皮剉三分　黃

芩參分　木通剉一兩

右件藥搗羅為散每服四錢以水壹中
盞煎至六分去滓不計時候溫服 同上葉十九至
二十〇擇 聖惠方輯

治產後乳汁不通神效方

葵子壹分 土瓜根壹兩 漏蘆半兩

右件藥搗細羅為散不計時候以溫酒調
下二錢 聖惠方同 上葉二十二 同

又方 猪蹄四隻剉 葱白切壹握 木通剉二兩

右件藥以水三大盞煎取壹盞半去滓分

溫四服壹日服盡神効 聖惠方同 上葉二十三 同

治吹妳諸方

治吹妳因兒鼻中氣吹著妳房更遇停熱結聚或如桃李核疼痛者宜服此連翹散消之即免作膿方

連翹壹兩半 犀角屑壹兩 川大黃壹兩半剉碎微炒 川射干壹兩 木通壹兩剉 赤芍藥壹兩 黃耆壹兩剉 黃芩壹兩 川芒消二兩

右件藥擣篩為散每服三錢以水壹中盞

入淡竹葉二七片煎至六分去滓不計時

候溫服聖惠方同同上葉二十四

治吹妳不痒不痛腫硬如石方

右以無子皂莢刺壹斤且火燒候火著撤

蔓荊子四兩在內待熄為灰取細研每服

以熱酒調下二錢服下便按妳三二十下

不過再服效同上葉二十七至二十八聖惠方同

治妬乳法方

治産後妬乳乳硬欲結膿方右以鹿角於石

上著水磨取白汁旋塗於上乾即又塗仍同
令大人吮卻婦牛黃汁差聖惠方同上葉三十一

治產後心腹痛諸方

治產後冷氣攻心腹疼痛四肢不和少思飲
食白朮散方

白朮三分 附子三分炮裂去皮臍 當歸三分剉微炒 陳橘
皮三分湯浸去白瓤焙 人參三分去蘆頭 桂心半兩 薑乾半兩
炮裂剉 木香半兩 檳榔半兩 赤芍藥半兩 吳茱萸一分湯
浸七徧焙乾微炒 芎藭三分 厚朴三分去麤皮塗生薑汁炙令香熟

甘草壹分炙微赤

右件藥搗麤羅為散每服三錢以水壹中

盞入棗三枚煎至六分去滓不計時候稍

熱服 聖惠方同 同 上葉三十八至三十九

茯神散治產後血邪心神恍惚言語失度睡

臥不安

茯神三分去皮○婦人大全良方壹兩 人參 琥珀研

研 赤芍藥 黃耆 牛膝各三分去苗○大全方無去苗

生地黄壹两半 桂心半两 麥门冬去心一两半 大全方无麦门冬

右㕮咀每服叁錢水一盞煎至六分 婦人大全良方七分

不拘時去滓溫服 類聚卷二百三十五婦人門三十四 葉六十三

攝婦人大全良方輯

產後食治

療產後諸痢方煮薤白食之唯多益 肥羊

肉炙食之唯多好 羊腎脂炒薤白空腹

食之佳 產寶方同 類聚卷二百三十八婦人門三十三 葉七十六

神巧萬全方

小兒變蒸

治小兒變蒸壯熱黑散子方麻黃半兩去根節川大黃一分剉杏仁半兩湯浸去皮尖双仁右件藥並炒令黑都研令細每服以溫水調下半錢服了且令煖抱兒令汗出良久以粉粉之勿使見風更量兒大小加減服之聖惠方同類聚卷二百四十一小兒門三葉四十四至四十五

治小兒解顱諸方

治小兒解顱方蛇蛻皮壹兩燒灰細研 豬頰骨中髓壹分

右件藥調為膏塗於顱上日二塗之聖惠

方同同上
葉百二十三

治小兒解顱顖大身有痼熱頭汗出腹脹咳

嗽上氣肩息胸塞乏交三歲不行皆治之磁石

石丸方聖惠方名鍾乳丸方

磁石〇火煅醋淬七遍細研飛過聖惠方鍾乳粉壹分 防風壹分去蘆

頭 熟乾地黃壹分 牛黃細研壹分 甘草壹分炙微赤剉 漆

乾炒令煙出〇聖惠方漆花壹分

右件藥搗羅為末入研了藥更研令勻以

大腦髓和丸如麻子大每服以粥飲下三

丸早晨午間日晚各壹服量兒大小以意

加減 類聚卷二百四十弍小兒

門四葉一 ◎ 據聖惠方輯

治小兒顱不合法方

治小兒腦長頭大顱開不合臂脛小不能勝

頭三歲不合熨藥方

半夏壹兩（湯洗七徧去滑） 芎藭一兩 細辛二兩 桂心壹兩 川

烏頭五枚（炮炙去皮臍）

右件藥細剉以酒四升漬壹宿緜裹入鐺
中煮令微熱溫熨兒顖門上朝暮熨二三
十遍極効 聖惠方同 上葉二 同

治小兒顖陷諸方

夫小兒顖上陷者此謂顖陷不平也由腹內
有熱氣熏藏藏熱則渴引飲而小便洩利者
則腑藏血氣虛弱不能上充髓腦故顖陷也
治小兒藏腑壅熱氣血不榮致顖陷不平者
生乾地黃散方

生乾地黃二兩 烏鷄骨壹兩塗酥炙令黃

右件藥搗細羅為散不計時候以粥飲調

下半錢 聖惠方同上葉三

治小兒頭瘡諸方

治小兒頭瘡晝開出膿夜即復合者宜用此方

亂髮一團如梨大 鷄子黃五枚 膩粉少許外入聖惠方无膩粉

右件藥相和入銚子中以炭火熬令髮消

以緜濾過用瓷合盛塗於瘡上同上葉十據聖惠輯

治小兒軀背諸方

夫小兒龜背者由坐而稍早爲客風吹著脊骨風氣達於髓使背高如龜之狀也

治小兒龜背宜服麻黄丸方

麻黄三分去根節　桂心　獨活　防風去蘆頭　赤芍藥　川大黄剉微炒　枳殼麩炒微黄去瓤　松花已上各半兩

右件藥搗羅爲末煉蜜和丸如菉豆大每服以粥飲下五丸聖惠方同又聖惠方此下又有月三服量兒大小以意加減　類聚卷二百四十三

小兒門五葉三十三

治小兒心痛諸方

治小兒心痛但覺兒將手數數摩心腹即啼是痛不可忍宜服芍藥散方

赤芍藥　人參去芦頭　白朮　黃芩　川大黃剉微炒　當歸已上各一分

右件藥搗羅為散每服一錢以水一小盞煎至五分去滓不計時候量兒大小分減溫服聖惠方同月上葉六十七同

治小兒飲乳後吐逆諸方

毋當是母

治小兒飲乳後吐不止丁香丸方

丁香壹分 藿香半兩 人參三分去蘆頭

右件藥搗羅為末鍊蜜和丸如黍米大每服以粥飲研下三丸 聖惠方同 數量兒 二百四十四 葉三十一

治小兒吐乳不定枇杷葉散方

枇杷葉壹分拭去毛微炙黃 母丁香一分

右件藥搗細羅為散以吐着乳頭上塗壹字令兒咂便止 聖惠方同 葉三十二 同上

治小兒吐乳令乳毋服此方

人參壹兩去蘆頭 陳橘皮半兩湯浸去白擣焙 生薑半兩切炮

乾

右件藥擣篩為散每服三錢以水一中盞煎至六分去滓分溫二服服了良久令兒飲乳大効聖惠方同 同上葉二十二至二十三

治小兒咳嗽法方

治小兒咳嗽壅不欲乳食蟬殼散方

蟬殼微炒 桔梗去蘆頭 陳橘皮湯浸去白瓤焙 人參去蘆頭 甘草炙微赤剉已上各壹分 半夏半分湯洗七遍去滑

右件藥搗細羅為散每服用生薑粥飲調

下一字聖惠方同又按聖惠方此下有日三五服量兒大小以意加減類

聚卷二百四十五葉三十四至三十五

治小兒咳嗽咽喉不利狀似呀者貝母散方

貝母壹分煨微黃　麥門冬半兩去心焙　甘草半兩炙微赤剉

麻黃陸分去根節　紫菀壹分洗去苗　杏人半兩湯浸去皮尖雙

人麩炒微黃

右件藥搗麤羅為散每服一錢以水一小

盞煎至五分去滓量兒大小以意分減溫

治小兒哺露方

治小兒哺露失衣當風濕冷水浴
苦腹大時時痢或寒熱如瘧不欲
食縱食不生肌肉或不消化四肢
羸瘦人參丸方
人參六銖去蘆 麥門冬去心焙 半夏湯洗七遍
黃耆剉 川大黃剉碎微炒 白茯苓去皮
柴胡去苗 黃芩已上各三分 訶梨勒一兩煨用
甘草半兩炙微赤剉 鱉甲一兩塗醋炙令黃去裙
黃連去鬚半兩
枳殼麩炒黃半兩
右件藥搗羅為末煉蜜和丸如
麻子大一二歲兒每服以溫粥飲下三丸
四五歲兒服五丸日三服 類聚卷二百四十六
小兒門小葉十九
據聖惠方同
和

治小兒宿食不消方
治小兒宿食不消氣心腹脹悶五
靈脂丸方

服 聖惠方同
上葉三十六 同

治小兒丁奚腹大乾瘦諸方

治小兒丁奚腹頭大頸細手脚心熱唯喫
冷聖惠方作令水此是脾藏內疳大黃丸方
川大黃去皮剉碎微炒 蛇蛻皮二條燒灰 蟬殼三七枚 乾
蝦蟆一枚塗醋炙令黃 聖惠方塗酥炙令黃 巴豆霜霜字聖惠方 鉛霜半錢
細研 皮巾子灰有孔子處取半錢
右件藥搗羅為末都研令勻煉蜜和丸如
菉豆大三歲兒每服空心以粳米粥飲下

五靈脂壹兩　代赭石壹兩　巴豆霜壹分
右件藥搗羅為末，入巴豆霜同研令勻，用麵糊和丸如黍米大。每壹歲以溫水下壹丸，加至三丸，不可添也。聖惠方同　數原卷二百四十六小兒門八葉二十二

三丸後，以桃柳湯泣拭乾，以青衣蓋良久，有蟲出為妙。量兒大小，以意加減服之。類聚卷二百四十六小兒門八葉二十七　○據聖惠方輯

治小兒乳癖諸方

治小兒乳癖結實，或有滯惡停積不散，令兒日漸羸瘦，面色萎黃，春夏多發，不欲乳食，京三稜散方

京三稜半兩，微煨剉　枳殼壹分，麩炒微黃去瓤　川大黃半兩，剉碎微炒　鱉甲半兩，塗醋炙令黃去裙襴　檳榔半兩　赤茯苓半兩

粘

右件藥擣羅為散每服壹錢以水壹小
盞煎至五分去滓分為二服日三四服逐
下惡物為効 聖惠方同 同
上葉六十五
治小兒乳癖脇下結塊不消膩粉丸方
膩粉一錢 雄雀糞壹分微炒
右件藥都研令勻以棗瓤和丸如粟米大
每服以新汲水下壹丸取下積滯惡物為
效量兒虛實大小以意用之 聖惠方同 同
上葉六十八
積聚鍼灸↓

凡針瘰癧須當病上當中及上下左右針之然不可遠針假如可花針三五處初且針畫兩處亦不令太深候針了不痛即次日增其處所仍更深之復於之三里及三陰交瀉之候氣現散又於針處灸三五十壯五積并癥瘕一同其法 同上葉百十五至百十六

治小兒癖諸方

治小兒軟癤有膿不穴宜用此方

巴豆一粒 豆豉五十粒 蔥白一寸

右件藥同研令爛塗在瘡上別以醋麵糊封之聖惠方同　類聚卷二百四十六　小兒門十葉三

治小兒熱瘡諸方

治小兒熱瘡生於身体黃芩散方

黃芩三分　川升麻壹兩　石膏壹兩　甘草半兩炙微赤剉　玄參半兩　柴胡壹兩去苗　川大黃壹兩剉碎微炒

右件藥搗麁羅為散每服壹錢以水壹小盞煎至五分去滓放溫量兒大小分減服之聖惠方同　同　上葉二十七

治小兒一切丹諸方

治小兒一切丹毒大赤腫身體壯熱狀如火色服諸藥未効宜服藍青散方

藍青半兩 寒水石一兩 石膏一兩 犀角屑一兩 柴胡一兩去苗 知母半兩 杏仁半兩湯浸去皮尖雙人麩炒微黃 黃芩一兩 梔子人半兩 甘草半兩炙微赤剉 赤芍藥三分 羚羊角屑三分

右件藥搗篩羅爲散每服一錢以水一小盞煎至五分去滓入竹瀝及生葛等汁共

棗合煎盃三兩五 聖惠方三兩 沸放溫不計時候，

候量兒大小分減服之 類聚卷二百四十九小兒門十一葉

二十至二十一 ◎據聖惠方輯

治小兒一切丹徧身体熱方又 右以藍澱塗之

熱即更塗 聖惠方同 上葉弍十三 同

治小兒久痢脫肛諸方

治小兒久痢脫肛不入龜頭散方

龜頭一枚枯者 炙令燋黃 竜骨壹兩

右件藥擣細羅為散 乾貼一錢於脫肛上

治小兒陰癩方

治小兒陰㿗癩日夜疾痛桃人各等

桃人叄分湯浸去皮尖双人微炒 川大黃半兩剉微炒

赤芍藥半兩 防葵半兩 半夏湯浸七遍去滑 桂心 川椒去目及閉口者微炒去汗

赤茯苓半兩

右件藥搗羅為末鍊蜜和丸如菉豆大三歲兒每服以溫酒下五丸看兒大小以意加減 類聚卷二百五十二小兒門二十九 十四葉二十四 聖惠

同方

授

授授内之 聖惠方同 類聚卷二百五十一小兒門十三葉二十六

治小兒蛔蟲諸方

治小兒蛔蟲咬心疼痛四肢逆冷乾嘔不吐

而色青宜服化蟲乾漆丸方

乾漆一錢〇聖惠方二錢 膽子礬壹錢

右件藥搗羅為末用蔥白湯煮麪糊和丸

如麻子大二三歲兒以石榴皮湯下二丸

日三服三四歲兒三丸 類聚卷二百五十一小兒門十四葉

六十六回攫

聖惠方斡

治小兒腎急疳蝕口內及
齒齗作瘡宜傅蚺膽散方
蚺蛇膽細研 甜葶藶炒令紫 莨菪子
炒令微黑 蝦蟆灰 人糞灰 白
礬灰 麝香細研 蘆薈細研各
黃連去毛細研已上
右件藥搗細羅為散都研
令勻如有瘡處宜傅之
如鼻癢即取少許逐日吹
鼻中三兩遍以差為度 聖惠
卷二百五十三小兒门十五
葉七十五至七十六 摘聖惠方
輯

治小兒無辜疳諸方

治小兒無辜疳頸細肚大毛髮乾燋 聖惠方 作鱉甲
作穗鱉甲散方
鱉甲三分塗醋炙黃去裙襴 檳榔三顆 沉香 漏蘆
牛蒡子微炒 使君子 赤芍藥 訶梨勒皮
甘草炙微赤剉已上各半兩
右件藥搗羅為散每服一錢以水一小盞
煎至五分去滓不計時候量兒大小分減
溫服 類聚卷二百五十三小兒门十五葉八十式

方疑分之誤

治小兒一切無辜疳黃瘦腹痛或痢有虫於之与热恚主之朱砂丸方

治小兒一切無辜

朱砂一分細研　雄黃一分細研　乾蟾一枚塗酥炙令黃　菖蒲壹兩　漏蘆壹兩　麝香一分細研○聖惠方壹兩

右件藥搗羅為末都研令勻用粟米飯和丸如麻子大每服以粥飲化下二丸空心午後各壹服隨兒大小以意加減同上葉八十三

○據聖惠方輯

治小兒無辜疳或閃癖或頭髮乾燥生瘡瘰癧四肢黃瘦食物不成肌膚精神失儲大黃丸方聖惠方大黃丸煎丸

川大黃五兩

右件藥搗羅為末以米醋二升相和藥末置銅梳中於大鐺內著水浮於水中以炭火煮之又以竹篦攪藥候堪丸乃丸如㮈子大於瓷器中密貯壹二歲空心及晚後以粥飲下二丸三四歲每服三丸量兒

大小以意丸臧背下青黄膠為驗若不下稍增之以差為度同上葉八十六◉擿聖惠方輯

治小兒無辜疳肚脹或時瀉痢冷热不調宜服漏蘆散方

漏蘆壹兩

右擣細羅為散每以猪肝壹兩散子壹錢鹽少許同以水煮熟空心頓服粥飲下之聖惠方同同上葉八十六至八十七

治小兒無辜疳針烙法并諸方

治小兒針無辜核後宜鍊沈香膏貼之方

沈香剉壹兩　黃丹六兩

右件藥以清麻油壹升先下沈香煎候香燋黑漉出下黃丹不住手攪以慢火煎之候滴於紙上成黑錫無油侵引即膏成每貼治以篦子於爛帛上攤膏令稍厚貼之壹日壹換勿令風吹著針處聖惠方同此下有為妙二字　同上葉八十八

治小兒無辜針烙後宜服消腫利氣麝香犀

角散方

犀角屑 琥珀細研 蘆薈細研 木香 醋石榴皮 訶梨勒皮已上各半兩 龍齒三分細研 黃連去鬚 麝香細研 檳榔 乾薑炮裂剉已上各一分

右件藥擣細羅為散每服以粥飲調下半錢日三服看兒大小以意加減聖惠方同葉八十九

治小兒慢驚風諸方

治小兒慢驚風及天瘹驚搐保命丸方

牛黃半分細研 乾蝎半分微炒 白殭蠶微炒○聖惠方口口 蟬殼半分微炒 天麻一分 天漿子麩炒令黃去殼○聖惠方口令

黄
□白附子一分炮裂 蟾酥半两研入 犀角屑壹分 天南星壹分炮裂 青黛壹分细研 朱砂壹分细研 麝香一分细研 龍腦壹分研入 東方无龍腦⊙壁

右件藥搗羅為末用猪猪膽汁和丸如菉豆大不計時候用薄荷湯下三丸又以水化二丸滴入鼻中令連連嚏後再服更在臨時量兒大小增減 類聚卷二百五十六 小兒门十八葉九十

三日擂 壁 東方輯

治小兒急驚風諸方

治小兒急驚風神効蠍尾散方

蠍尾二十壹枚生用 白附子尖二十七个生用聖惠方二七箇 ○

膩粉壹錢研入 附子尖二七枚生用 半夏底壹七枚湯洗去

滑 天南星底壹七枚生用 烏頭尖壹七枚去皮生用

右件藥擣細羅為散每服以薄荷湯調下

半字若兒在百日內者壹字可分為四服

如要作丸即以棗肉和丸如菉豆大以馬

蘭草湯下壹丸臨時更量兒大小加減類聚

卷二百五十七小兒門十九

葉四 ⊙ 據聖惠方輯

治小兒急驚風壯熱吐涎紅丸子方

朱砂半兩細研水飛過 蝎尾半兩微炒 膩粉一分 巴豆五枚去皮心紙裹壓去油

右件藥研為末，用麵糊和丸如黍米大，不計時候，以桃人湯下二丸，量兒大小加減服之。聖惠方同 上葉八至九同

治小兒急驚風，心胸痰涎擁悶，口噤，手足抽掣，水銀丸方

水銀壹分入少棗肉研令星盡 膩粉壹分 天南星一分炮裂

乾蠍壹分 微炒

右件藥搗羅爲末同研令勻用棗肉和丸

如黍米大不計時候煎乳香丸下五丸

聖惠方同惟此下又有量兒大小以意加減 同上葉十至十一

治小兒一切癇疾方

治小兒二十四種驚癇壯熱掣手足咽逆夜

啼睡卧不安驚癇虎睛丸方

虎睛一對 微炙細研 牛黃半兩 細研 梔子人半兩 白茯苓

半兩 人參壹兩 去蘆頭 黃芩壹兩 生犀角屑一兩 釣藤

壹兩蛇蛻皮壹分微炙聖惠方曰分○川大黃壹兩剉碎微炒

右件藥搗羅為末細研令勻鍊蜜和丸如

梧桐子大一二歲兒每服以藍水研破壹

丸服之三四歲兒每服二丸以粥飲下六

得更隨兒大小以意加減同上葉四十至四十一⊙擄聖

東方軒

治小兒諸癇驚惕聲癡及中客忤宜服牛黄

丸方

牛黄半兩細研　人參半兩去蘆頭　細辛半兩　蚱蟬七枚去翅

足微炙 川大黃壹兩剉碎微炒 赤芍藥半兩 當歸半兩剉微炒 蛇蛻皮五寸炙令黃色 甘草三分炙微赤剉 菰蔣根半兩 防風半兩去蘆頭 巴豆三十枚去皮心研如膏 麝香壹分細研

右件藥擣羅為末入巴豆研令勻鍊蜜和擣三二百杵丸如麻子大初生一月至百日兒每服壹丸壹歲至三歲服兩丸四歲至五歲兒每服三丸並用薄荷湯下令快利為度 聖惠方同 上葉四十二 同

治小兒風癇諸方

軟

治小兒心藏久積風熱發癇或遍身壯熱多饒瘈瘲睡卧驚悸手足抽掣軟銀丸方聖惠方同

一名水銀丸

水銀半兩 黑鉛半兩同水銀於銚子內慢火結沙子細研 乾蠍二拾枚頭尾全者微炒聖惠方二拾壹枚〇半夏壹分湯洗七遍去滑 白附子壹分炮裂 天麻壹分 鬱金壹分 麝香壹分細研

右件藥搗羅為末都研令勻用糯米飯和丸如麻子大每服以薄荷湯下三丸量兒大小以意加減同上葉四十八⊙擣聖惠方軒

治小兒心藏壅熱變為風癇身体壯熱驚悸
不安心神煩悶多啼少睡犀角散方
犀角屑三分 羌活三分 川升麻三分 茯神半两 白鮮
皮半两 葛根剉半两 紫胡叁分去苗 蛇蜕皮灰一分 蚱
蟬叁枚去翅足微炒 石膏二两细研 甘草壹分炙微赤剉 釣藤
半两 麦門冬壹两半去心焙 川大黄壹两剉碎微炒 子芩壹两
右件藥搗麤羅為散每服壹錢以水一小
盞煎至五分去滓量兒大小以意加減服
之 聖惠方同 同上
葉四十九至五十

治小儿惊痫诸方

治小儿惊痫壮热心神不定犀角丸方

犀角屑半两 朱砂壹分细研 天竹黄壹分细研 麝香一分细研○圣惠方半两 牛黄壹分细研 天南星一分炮裂○圣惠方半分 乾蝎壹分微炒 人参壹分○圣惠方无人参

右件药捣罗为末水浸蒸饼和丸如菉豆大每服以薄荷汤下三丸日三四服量儿大小以意加减同上叶六十三○撷圣惠方辑

治小儿食痫诸方

治小兒食癇及驚風百癇虎睛丸方（喘息　瘛瘲　真珠）

真珠末壹分　天竹黃壹分　雄黃壹分　巴豆壹分去皮心壓

去油　杏人一分湯浸去皮尖双人研如膏　麝香壹分　丁頭代赭

一分擣羅為末

右件藥都細研令勻錬蜜和丸如黃米大

一二歲兒每服以溫水下五丸量兒大小

以意加減聖惠方同上葉七十一　同

治小兒乳食不消心腹結實壯熱煩悶摇頭

反目口吐涎沫名為食癇鉛霜丸

鉛霜壹分 膩粉壹分 巴豆五粒去皮心研紙裹壓去油

右件藥都研爲末，以糯米飯和丸如粟米大，每服以通草薄荷湯下壹丸，二歲已上加丸服之。聖惠方同

治小兒食癇墜痰涎金薄丸方

金薄五片細研 膩粉三錢 甘遂壹分煨微黃搗爲末

右件藥相和研令勻，以棗瓤和作劑子，以五片金薄裹上，更著濕紙裹，煻灰火煨，向熱候冷取研，丸如菉豆大，每服以人參湯

下二丸量兒大小以意加减聖惠方同上葉七十三至七十四

小兒夜啼

治小兒腹痛夜啼至夜輒劇狀似鬼祟交道聖惠方无此八字中土伏竜肝各半兩右件藥同研令細每服以溫水調半錢服之類聚卷二百六十小兒門二十二葉六十七回據聖惠方輯又按此方係附千金後

治小兒驚啼諸方

治小兒驚啼壯熱心煩不得穩睡宜服鈎藤

散方

鈎藤壹分 龍膽壹分去蘆頭 犀角屑壹分 茯神壹分 黄芩壹分 甘草壹分炙微赤剉

右件藥搗細羅爲散每服壹錢以水壹小盞煎至五分去滓量兒大小分減頻服之

聖惠方同 同上葉

七十至七十一

治小兒夜啼諸方

治小兒腹痛夜啼方又 右取犬頭下毛以絳囊盛繫兒兩手臂上立止 聖惠方同

治小兒夜啼符法三道（聖惠方同）同上卷八十二

魑（符）此符左右手中貼之

（符）此符付臍中貼之

水魑（符）貼房門上

治小兒軀啼諸方

治小兒軀啼或吐瀉腹脹胷滿牡蠣散方

牡蠣壹分燒為粉 伏龍肝一分細研 甘草壹分炙令微赤 蒼术壹分剉炒熟 麝香半分細研

右件藥於木臼內擣細羅為散每服半錢研陳米泔澄清煎竹茹湯調服量兒大小

增減服之（聖惠方同 上葉八十二）同

治小兒客忤諸方

治小兒血脉盛實寒熱作時四肢驚掣發熱大吐兒若已能進哺中食不消壯熱及變蒸不解中客忤人鬼氣并諸癇等並宜服龍膽散方

龍膽（三分去蘆頭） 鈎藤（壹分） 柴胡（壹分去苗） 甘草（壹分炙微赤剉） 赤茯苓（壹分） 黃芩（壹分） 桔梗（壹分去蘆頭） 赤芍藥（壹分）○聖惠方此下有蜣蜋三枚去翅足微炒 川大黃（壹分剉碎微炒）

右件藥擣羅為散每服一錢以水壹小
盞煎至五分去滓量兒大小分減溫服日
四五服類聚卷二百六十一小兒门二十三葉十八至十九⊙摘聖惠方輯

治小兒客忤驚啼叫方

竈中黃土二兩研 雞子一枚去殼
右件藥相和入少許水調先以桃柳湯浴
兒後將此藥塗五心及頂门上同上葉二十一

治小兒卒中客忤林麝

[illegible]　[illegible]

右件符並朱書額上貼之　聖惠方同　上葉二十三同

小兒中客毒諸方

治小兒中惡心痛辟除邪氣雄黃丸方

雄黃半兩細研　真珠末半兩　麝香壹錢細研　牛黃壹錢細研

巴豆二十枚去皮心研紙裹壓去油

右件藥都研令勻入棗瓤及煉蜜和丸如粟米大每服以薄荷湯下三丸　聖惠方此下尚有量

量大小加減服之　同上

葉二十五⊙摘聖惠方輯

治斑豆瘡入眼諸方

治斑豆瘡入眼赤澀腫痛或生翳漸長宜服

真珠散方

真珠末壹分　琥珀壹分細研　牛黃一分細研　龍腦二錢細研

天竹黃半兩細研　羚羊角屑壹分　犀角屑半兩　人參蘆頭半兩去　川升麻三分　赤茯苓半兩　車前子半兩　赤芍藥三分　決明子半兩　甘草三分炙微赤剉

右件藥搗細羅為散入研了藥拌令勻每

於食後溫竹葉湯調下一錢匕忌炙煿熱麵

聖惠方同　類聚卷二百六十四

小兒門二十六葉十五至十六

治小兒胗豆瘡諸方

凡斷乳嬰孩童子生胗豆疾候初覺多似傷寒面色與四肢俱赤壯熱頭痛腰背疼乏多厥冷眼睛黃色脉息但多洪數絕大不定小便赤少大便多秘諸覺四肢色候及脉息雖是胗豆疾未攻皮毛出者便可以服解句和藏腑疎泄逐下若胗已結在皮毛穴處微

猶似出即不可踈瀉也或胗出大盛實穴膿
水者却可踈利也或未与踈轉下且急服紫
草飲子方
紫草二兩
右件藥細剉以百沸湯壹大盞沃便以物
合定勿令紫草氣出放冷人体量兒大小
温温服半合至一合服此藥瘡子雖出亦
當輕爾 聖惠方同 同上葉十八至十九
治小兒胗豆欲令速出宜用胡荽酒方

胡荽三兩

右細切以酒二大盞煎令沸沃胡荽便以物合定不令氣出候冷去滓微微從頂已下噴背膂及兩腳胸腹令遍勿上(聖惠方作噴)於面

同上葉十九至二十⊙據聖惠方輯

治小兒胗豆瘡出盡後宜服大黃散方

川大黃半兩剉碎微炒　黃芩半兩　玄參半兩

右件藥擣粗羅為散每服一錢以水一小盞煎至五分去滓放溫量兒大小分減服

治小兒風熱方

治小兒風熱心胸煩悶牛黃散方

牛黃一分細研　鬱金末半兩　人參末一錢　馬牙消一分研○聖惠方無馬牙消

右件藥都研令勻每服以新荼湯調下半錢日三四服量兒大小以意加減　類聚卷二百六十五小兒門二十七葉七十一

◎摘聖惠方輯

之聖惠方同　同上葉
二十三至二十四

治小兒壯熱諸方

治小兒壯熱驚悸大小便赤澁釣藤散方

釣藤一分　犀角屑半兩　赤茯苓半兩　天竹黃細研一分
龍膽半兩去蘆頭　川大黃三分剉碎微炒　地骨皮一分　川芒消半兩　甘草半兩炙微赤剉　茯苓半兩○聖惠方無茯苓

右件藥擣篩羅爲散每服一錢以水一小盞煎至五分去滓量兒大小分減溫服　類聚卷二百六十五小兒門二十七葉七十五至七十六◎摘聖惠方輯

蔔

治小兒壮热心烦眠卧不安生地黄煎方

生地黄汁一升 白蜜三合 生麦门冬汁三合 酥二合

右件药于银锅中以慢火熬如稀饧每服

以温水调下半茶匙 聖惠方同 上葉七十八 同

治小兒热渴不止诸方

治小兒热渴久不止有葛根半两细剉

右以水一中盏煎至六分去滓不计时候

分减温服 聖惠方同 上葉八十六 同

治小兒骨热诸方

治小兒骨熱煩躁黃瘦飲食無味胡黃連丸
方
胡黃連壹分 人參壹分去蘆頭 柴胡半兩去苗 羚羊角
屑一分 麥門冬半兩去心焙 鱉甲半兩塗醋炙令黃 地骨
皮壹分 秦艽半兩去苗 黃耆壹分剉 木香壹分 犀角屑
壹分 甘草壹分炙微赤剉 葳蕤壹分
右件藥擣羅為末煉蜜和丸如菉豆大每
服以溫水下七丸日三服更量兒大小增
減服之 聖惠方同 同 上葉八十九

治小兒骨熱宜服胡黃連丸方

胡黃連（三分） 乾蟾（三个酒浸，去骨微炙） 麝香（壹分，細研）

右件藥搗羅為末，都研令勻，煉蜜和丸如菉豆大，每服以粥飲下五丸（一聖惠方此下有日三四服），更量兒大小以意加減。（同上藥九十⊙據聖惠方輯）

治小兒百病諸方

治小兒百病宜服加減四味飲子方

當歸（孩子體骨多熱多驚，則倍於分數用之） 川大黃（先蒸二炊飯久，薄切焙乾，或孩子小便赤少，大便多熱，則倍用之） 赤芍藥（細剉炒，孩子四

肷多熱多驚大便多　甘草孩子熱即生用
瀉青黃色宜倍用之　孩子寒多泄多
即炙
倍用
右件藥平常用即等分各細剉和勻每服
壹分以水壹中盞煎至五分去滓溫服半
合日三四服量兒大小以意加減同聖惠方類
聚卷二百六十六小兒門二十
八葉八十五至八十六

十月二十三夜晨一時了記
乙亥應九月十四日